北宋医王庞安时

范恒　编著

中国中医药出版社

·北 京·

图书在版编目（CIP）数据

北宋医王庞安时／范恒编著．—北京：
中国中医药出版社，2020.6
ISBN 978-7-5132-5895-1

Ⅰ.①北… Ⅱ.①范… Ⅲ.①庞安时—传记 Ⅳ.①K826.2

中国版本图书馆 CIP 数据核字（2019）第 275941 号

中国中医药出版社出版

北京经济技术开发区科创十三街 31 号院二区 8 号楼
邮政编码　100176
传真　010-64405750
河北品睿印刷有限公司印刷
各地新华书店经销

开本 880×1230　1/32　印张 10.75　彩插 0.25　字数 273 千字
2020 年 6 月第 1 版　2020 年 6 月第 1 次印刷
书号　ISBN 978-7-5132-5895-1

定价　59.00 元
网址　www.cptcm.com

社 长 热 线　010-64405720
购 书 热 线　010-89535836
维 权 打 假　010-64405753

微信服务号　zgzyycbs
微商城网址　https：// kdt. im/LIdUGr
官 方 微 博　http：// e. weibo. com/cptcm
天猫旗舰店网址　https：// zgzyycbs. tmall. com

如有印装质量问题请与本社出版部联系（010-64405510）
版权专有　侵权必究

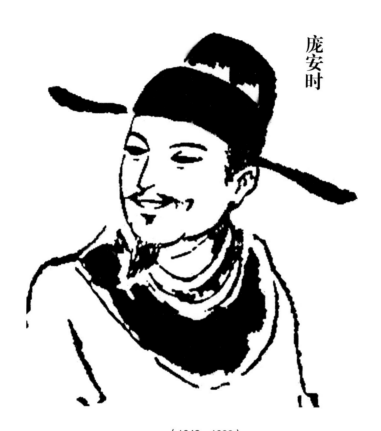

庞安时

（1042—1099）

北宋醫王

後世楷模

闻玉梅题

中国工程院院士闻玉梅题字

作者简介

范恒，主任医师、三级教授、博士生 (后) 导师，华中科技大学同济医学院附属协和医院中医科（中西医结合科）主任、中医教研室主任，同济医学院中西医结合系副主任，医学博士、博士后，为第三批全国优秀中医临床人才，湖北省及武汉市中青年知名中医，国务院学位委员第八届中西医结合学科评议组委员、全国高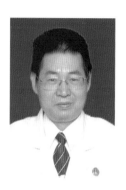等学校中西医结合专业教学指导委员会委员、国家自然科学基金评审专家及科技部重大专项评审专家。担任中华中医药学会亚健康专业委员会副主任委员、世界中医药学会联合会综合医院中医工作委员会副会长、中国中药协会亚健康药物研究专业委员会副主任委员、湖北省中医药学会亚健康专业主任委员、湖北省中医师协会消化病专业委员会主任委员等职。主持国家及省级课题10余项，包括主持国家自然科学基金面上项目5项。获湖北省人民政府颁发的湖北省科技进步二等奖（排名第一）等科技奖项。近几年发表学术论文80余篇（SCI收录30余篇），编写著作和教材14部（主编8部），其中包括主编全国高等医药院校《中医学（案例版）》《伤寒论讲义》《金匮要略讲义》《中医诊断学》等教材，参与编写国家卫生健康委员会"十三五"规划教材《中医学》和全国中医药行业高等教材《温病学》等。现主要从事中西医结合内科（中医科）临床、教学、科研工作，擅长中西医结合诊治各种内科疑难杂症（包括老年病）、胃肠和肝胆疾病及肿瘤、心脑血管疾病等，善用经方治疑难病症，特别是对慢性结肠炎的诊治有深入独到的研究。

序

范恒先生，华中科技大学同济医学院附属协和医院（下文简称"协和医院"）教授、主任医师、博士生导师、中医科主任。从事中医临床科研教学工作多年，业绩斐然。先生出生于湖北浠水（古称蕲水）县农村，与宋代名医庞安时先生同乡。自幼聪慧隽颖，为乡邻所重，老师称贤。或因熟听庞氏治病救人、疏财重道，与苏东坡高朋相交之类的故事长大，而心有所动，于1985年以优秀成绩考入湖北中医学院（湖北中医药大学前身），1990年中医本科毕业。其后在临床工作三至四年，再行考试，入学攻读，至2003年取得该校中医临床基础学科博士学位，2004年进入华中科技大学同济医学院博士后流动站，出站后，作为协和医院引进人才而入职。学海泛舟，风急浪高，步步艰辛，绝非易事。先生与笔者会面较多，或研讨学术，或交流心得，甚为融洽，亦师亦友也。

先生著述颇丰，自2003年以来撰写学术论文80余篇（SCI收录30余篇），编写教材14部（主编8部）。主持国家及湖北省部级科研课题10余项（其中主持国家自然科学基金5项），获湖北省人民政府等所颁发的科技进步奖共4项（其中省科技进步二等奖2项）。数字易写，而实事难做，若非焚膏继晷，焉能如斯?!

尤为可喜者，先生主持协和医院中医科，集临床、科研、教学工作于一身。在如此高端之西医学府，中医人能立稳脚跟，尚且不易，何况各项考核指标，不亚于其他科室，或某方面略胜一筹，是功在中医学，功在先生矣。因而叹曰：蛰伏乡野沙汀之雏鸿，必能高飞；置身琼楼玉宇之志士，不觉其寒，壮哉！

先生有新作《北宋医王庞安时》杀青，笔者有近水楼台之便，先睹为快。庞氏主攻伤寒，著有《伤寒总病论》等书，乃"唐宋伤寒八大家"之一，时贤誉为"医王"。庞氏对《伤寒论》多有发挥，尤其创导"寒毒"理论，实开温病与时行温疫之先河。其理论阐述与治法方药，依故创新，活人无数，誉满江淮（湖北、安徽、河南、江西），名垂《宋史》。笔者曾赞庞氏曰："聪明可对伤寒语，隽颖堪扬扁鹊风。"

《北宋医王庞安时》一书，以"医家少年，聪颖好奇"开篇，至"精心论著，影响深远"而终，共计十章。总括庞氏豪放归正，宗儒家之精华，兼道家之上善，承家学三世，而成一代巨匠的成才之路，对当今莘莘学子多有启迪。本书对庞氏学术贡献，作提要钩玄之笔，示人锁钥，指点迷津，以少胜多；对庞氏格物致知，灵思妙用，恒以故事体裁，寓至理于趣味之中，令人喜读。但凡一代名医，必与社会文化息息相通，因而是书自岐黄至北宋之医学发展，以及其社会背景，如数家珍，尤其是当时之鸿儒名士，如苏东坡、黄庭坚等，与庞氏之文墨交往，诊疗事迹，搜罗甚详，是促然难得者。由此观之，是书亦医亦文亦史，若非巨擘，可得者呼！故为之序。

国医大师 梅国强

2019 年 9 月

前 言

PREFACE

庞安时（1042—1099），字安常，自号蕲水道人，宋代蕲水人（今浠水县麻桥龙井村人）。出生于中医世家，为北宋名医，医术高超，"医能启扁鹊之所秘，法元化（即华佗）之可法"，为人治病，"愈者十有八九"。庞安时医迹遍布江淮（湖北、安徽、河南、江西等）各地，并誉满江淮，当世就已称庞安时为"医王"。北宋诗人、苏门四学子之一张耒写七律诗为证："德公本自隐襄阳，治病翻成客满堂。懒把穷通求日者，试将多病问医王。"

庞安时自幼聪颖好学，读书过目不忘。熟读医术，通晓医理，常悟出新意。虽18岁时患病耳聋，其志弥坚，仍然刻苦钻研《灵枢》《素问》《针灸甲乙经》等经典医籍，融会贯通"经传百家"所涉及的医理，医术精湛。庞安时医德高尚，能急患者之急，行医不谋私利，还在家乡浠水县龙井村创设"病坊"，对远道病重登门求医的患者，腾出房间让他们居住，亲侍汤药，悉心护理，治愈后才允其回家。有研究者认为，这是世界上最早的"住院部"，视庞安时为世界上住院部的创始人。

庞安时与宋代大文豪苏东坡及有"苏门四学子"之称的张耒、黄庭坚交往密切、交情甚深，佳话流传甚广，其事迹在相关史料及文学作品中多有记载。他们都称道庞安时医术高明，并在多处记有庞安时的医迹。苏轼贬官到黄州，患上左手臂肿的疾病，听说蕲水麻桥庞安时善医，慕名而去，发现庞安时虽耳聋，但聪慧过人，两人以手画字，未尽数字，庞安时已全懂其意，苏轼戏语说："余以手为口，君以眼为耳，皆一时异人也"。庞安时用针灸疗法，一针而疾愈，从此两人成为好朋友。两人曾同游浠水清泉寺，寺中有东晋书法家王羲之的洗笔泉，泉水甘甜，下临蕲水西之兰溪，水西流！二人吟诗豪饮，尽兴而归，苏东坡就作了一首《浣溪沙·游蕲水清泉寺》："……谁道人生无再少？门前流水尚能西！休将白发唱黄鸡。"记载的是他与鄂东名医庞安时的一段友谊佳话。苏轼曾评说庞安时"精于伤寒，妙得长沙（指汉代名医张仲景，相传曾任长沙太守）遗旨"；张耒说："淮南人谓安常能与伤寒说话"，可见当时庞氏的医术医道之高深。尤其是苏轼写下了不少与庞安时和蕲水相关的诗词、文章，这些不仅在中国文化史上留下了不可多得的诗文墨宝，而且也有助于庞安时的声名远播、千古留芳。当地人感于庞安时的业绩，曾于浠水县城内建有药王庙（亦名"洞天福地"）、妙华庵（庙内设庞安时泥塑像），可惜均已被毁。

庞安时还善著书，著有《难经辨》《主对集》《本草补遗》《伤寒总病论》等书籍，惜仅存《伤寒总病论》一书，该书为中医学的重要著作。他精于《伤寒论》，以善治伤寒闻名当世，参考诸家学说，结合亲身经验，撰成《伤寒总病论》六卷，对仲景思想做了补充和发挥。在药理、医理、医疗诸多方面，为中医学留下了宝贵的财富。

庞安时《伤寒总病论》的学术思想主要体现在：对仲景伤寒进行补亡，力倡寒毒学说，但尤重于"毒"；提出经方运用须重视三因制宜加减；倡导辛凉解表，增补妇儿伤寒证治，开创方论先河；重视体质因素，提出"春夏养阳，秋冬养阴"须兼顾体质因素，强调服药剂量、剂型、煎煮方式、用药原则等亦须兼顾体质状况；提倡伤寒六经经络学说，强调脾土功能决定预后转归；力倡寒温分治，区分一般温病与特殊温病（天行温病）的不同，提出"异气""乖气"致温观点，指出呼吸道为温疫传播重要途径，明确天行温病有大、小流行之分；并意识到温病有非伤寒三阴三阳传者。此外，推崇治温运用寒凉药物，尤好重用石膏，且注重以清热解毒、表里双解及养阴生津之法治温，并倡导辨证使用煮散。庞安时《伤寒总病论》的学术思想对后世医家影响较大，如后世余师愚重用石膏治温、吴又可"戾气"病因说、刘完素火热论、朱肱经络学说及三因制宜说，以及吴又可、叶天士、薛生白温邪从口鼻而入的观念等，与庞安时《伤寒总病论》的学术思想均一脉相承。尤其是庞氏着意阐发温热病，主张把温病和伤寒区分开来，提倡寒温分治，为后世医家治疗温病跳出伤寒框架奠定了重要基础，对后世温病学派的形成和发展有重要影响，为温病学的创始人之一。

庞安时注重师承学习，他的学生众多，达六十多人，据宋·罗愿《鄂州小集》记载："张扩……从蕲水庞安时游，时同学六十人。安时独喜扩。"弟子中，不少成为医学大家，其中有名可查、名气较大的当属张扩（字子充，新安学派代表人物）、王实（字仲弓，信阳太守）、胡桐薇（字道士，江西名医）、李百全（字几道，安徽桐城名医）、魏炳、杨可、熊觉、王寔、栾医生（栾仲实之父）、屠光远、庞瑾（庞安时长子）、庞琪（庞安时次子）等人。

我作为湖北浠水籍人，全面介绍、宣传庞安时，使他的学术成果、医术、医德发扬光大，义不容辞。同时我也为我们家乡有这样一位北宋时期就已成为医王的伟大的医学家感到无比骄傲。20世纪80年代中期，我在湖北中医药大学上学时，就了解到庞安时的医学贡献，当时已经非常崇拜和仰慕，那时就产生了一个写庞安时传的冲动和想法，可惜没有条件实施。到后来考上了硕士、博士研究生，有机会进一步学习，随着对庞安时医学贡献认识和理解的增多，这个愿望也愈来愈强烈，可是，三十多年过去，由于各种主客观原因，这一愿望始终都未实现。直到2017年，在湖北省、黄冈市领导和浠水县委书记黄强胤的支持和关怀下，在省市县多位领导的帮助下，我决心开始实现这一愿望。于是我就率领我们的研究团队采集素材，包括教授、博士、硕士等一起，抽出时间多次进行实地考察，查阅和参考了大量有关庞安时的历史文献和有关学术研究资料，开始进行汇集、编写，对庞安时的一生及对中医发展所做的贡献做了全面的回顾，其中对庞安时的出身家世、童年生活、读书学习、从医经历、成长及成才之路、医案故事、授徒教学、著书立说及与当世名家苏轼等的交往都做了描写，很多故事、医案鲜为人知。值得说明的是，本书所写内容均基于历史事实或历史资料，我们希望通过此书的详细记述，凸显出庞安时作为一个著名古代医学家的光辉形象，同时为我们如何成为一名中医名师提供借鉴和学习的榜样。

当前，我国中医药发展正处于"天时、地利、人和"的大好时机。习近平总书记在"十九大"报告"实施健康中国战略"中提出"坚持中西医并重，传承发展中医药事业"。党的"十八大"以来，习近平总书记多次对中医药发展做出重要指示，国务院《中医药发展战略规划纲要（2016—2030年）》与《中华人民共和国中医药法》的颁布实施，标志着中医药发展成为国家战略，中医药进入全面发展新时代。我们要响应国家号召，抓住时机，加快发展中医药健康服务和养生产业，充分发挥中医药在治未病中的主导作用、在重大疾病治疗中的协同作用和在疾病康复中的核心作用。大力弘扬庞安时优秀传统中医药精粹，是弘扬中华民族健康文化的重要行动，有利于弘扬中华民族传统文化，促进民族文化认同，建设民族共有精神家园，推动中医学研究和中医药事业发展，为保障人民的健康事业做出更大的贡献。

此书的编写参考了叶贤恩的《庞安时传》，熊传海的《鄂东四大名医》，毛德华的《庞安时史料汇编》《浠水文化》等多部书籍和期刊，对此表示感谢！还要感谢为编写此书不辞辛苦做出贡献的人员：唐庆教授、段雪云教授、李红卫院长、刘星星、张丽娟、刘与进、喻婷、吴慧、楚思、朱凤、高菲、冷雪媛、何红霞、王景博、董亚兰等博士、硕士的不辞辛苦！同时感谢王炳田、段雪梅、龚浩然三位老师的审阅，提出了不少的宝贵意见！更要感谢国医大师梅国强教授在百忙之中抽时间为本书写序。

由于作者水平有限，本书可能存在不足之处，欢迎读者提出宝贵意见，以便再版时修订。

华中科技大学同济医学院附属协和医院　范恒
2020 年 4 月

目 录
CONTENTS

第一章 医家少年 聪颖好奇

身世之谜

话说中国唐代玄宗末年至代宗初年（公元 755 年 12 月 16 日至 763 年 2 月 17 日），中国历史上发生了著名的"安史之乱"，从此之后，唐朝政权内部矛盾不断加剧，同时也扩大了藩镇割据、宦官专权及朋党之争的局面，大大削弱了唐王朝的政治力量，一度强盛的唐朝帝国日渐病入膏肓。直至唐朝末年，土地兼并疯狂至极，"美地农产，尽归豪奸"，赋税极端苛重，吏治极其腐败，政治一片黑暗，社会危机急剧加深。山南东道节度使、襄州刺史于頔是当时统治集团腐败的突出代表，他"专有汉南之地"，公然聚敛钱财，恣意虐杀百姓。百姓难以生存而不得不铤而走险，张旗结党，打家劫舍，杀富济贫。唐朝灭亡以后，代之而起的是五代十国，中国历史进入了一个多政权并存的分裂割据时期。这种纷争割据状况长达半个多世纪，而当时的湖北地区，分别为几个政权控制，真正可谓九州离析，荆楚破碎，盗贼蜂起。

当时，在湖北襄州有一户人家，户主名叫庞惬，苦读儒家典籍，以教书行医为职业。通过多年的积累，家境慢慢富裕，日子过得还不错。庞惬胸怀远大抱负，遵从儒家"穷则独善其身，达则兼济天下""致君尧舜上，再使风俗淳"之训，儒和医是一对孪生兄弟，儒是医的基础。他利用自己的有利文化主攻中医学。

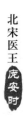

他广泛涉猎各种医书，汲取精华，尤其对《黄帝内经》《神农本草经》《针灸甲乙经》《脉经》《伤寒论》《备急千金要方》《千金翼方》认真研读，反复品味。对中医药学有一定的积累和体会后，遂开始悬壶济世，治病救人。

庞愷既开药店，又做医生。他一边认真钻研医学，一边进行医学临床实践，通过不断地总结经验，在短时间里很快成为襄州一位有名的医生。由于求诊的患者越来越多，加上他善于经营药店，慢慢赚了一些钱，添置了一些田产，就在庞愷苦心经营，日子过得比较红火的时候，家里突然遭强盗光顾。家里值钱的东西几乎被抢走殆尽，包括药店的人参、灵芝等贵重药物无一幸免。这次巨大的经济损失给庞愷以沉重的打击。

这些年来，庞愷通过不断的打拼，好不容易有一些积蓄，日子才刚刚过得好一点。谁能料想，如今突然发生此番变故，今后的生活怎么过下去啊！连续几天，全家人都无心开业，大门紧闭。每天来求医问药的人，拍拍门之后，见里面无人应答，不知何故，只好悄悄离开。就这样，庞愷在家里呆坐了整整三天三夜。毕竟他是一个知识渊博和有想法的读书人，只要能静下心来思考，还是能想出办法渡过难关。通过三天的静坐深思，他终于痛下决心，离开此地另谋出路。他不想在此地再待下去了，要走得更远一些，希望到偏僻的地方去，到民风淳朴的地方去，到能让他有所作为、有所发展的地方去。那到哪儿去合适呢？思来想去，符合这些条件的地方在湖北只有蕲州之地。

蕲州是湖北最偏远的地方，在荆楚大地它又算得上是一块酣睡的土地，当时经济、文化都很落后。有人对唐代末期的情况做过不完全统计：唐代荆楚地区，所见到的散文作者共 34 人，其中襄州 17 人，荆州 12 人，鄂州 2 人；诗人 45 人，其中襄州 15 人，荆州 18 人，鄂州 5 人，蕲州全系空白。但社会民情却较荆襄为好。杜牧曾有诗云："在大江之侧，云梦泽南，古有夷风，今尽华俗……风俗谨朴，法令明具。"

庞憨的决心下定了，他想在迁居之前，首先要到该地实地考察一下，但这件事暂时不能让其他人知道。于是他跟夫人说："我要出去几天，如果有人这时来找我，就说我被人请去看病去了。"

第二天一大早，他出发来到蕲州蕲水县（今湖北浠水县，1933 年由孔庚提议中华民国政府将蕲水县改名为浠水县，以后"浠水县"之名，一直沿用至今）。到这个地方一看，果真是个好地方，蕲水县地处江淮腹地，土壤肥沃，气候温和，物产丰富，适宜种粮和采药，交通也很便利，上可入川，下可通海，左淮右江，四通八达。但住在这里的乡民有些陋习急需破除，他们迷信算命、卜卦、看相、看风水，无论农村还是市镇都缺医少药。庞憨觉得像他这样的医生，来到此地一定会大有作为。经过一番考察，蕲水县麻桥龙井村又是蕲水最好的安身立命之处。他认为，选择的居住地最好在离城不远，相对偏僻，但交通便利、人流较多的地方，麻桥就自然而然成了他的最佳选择。

从明朝《蕲水县志》记载，可以看出庞憨当时的这种想法。《蕲水县志》载，麻桥古时又称麻桥港，水路往三台方向可直接与浠水河主航道相通，陆路又处于蕲水县城至黄州的交通要道上，且距蕲水县城仅十五里路程。麻桥地带还丘陵多山，盛产天然药材，这样的地理环境十分方便患者就医并有利于药材业发展。

一个月以后，蕲水之地传出有个姓庞的医生已落户在蕲水麻桥龙井村，但谁也不知道他是从哪里来的，不过听说来的是一个医生。在那个缺医少药的时代，对当地人来说，确实是个好事。于是，大家喜上眉梢、奔走相告，加上庞医生态度和蔼可亲，医技高超，慢慢地庞医生的名声就传开了。

相传，麻桥龙井村可是了不得的地方。从前，秦始皇赶南山填东海，东海龙王带着九个太子逃难至此，被飞虎山的飞虎拦住。龙虎相斗，龙王为护子被飞虎所伤，躲进村里避难，村里有个老药农给龙王敷了草药，并安排在村口石洞养伤，直至痊愈。龙王为了报答药农救命之恩，便和药农结为八拜之交，并让龙王太子认药农为义父。这地方原本是缺水的，药农之前为了给人治病，常常要跑到十几里外的大河里取水熬药。龙王听说后，下令九个儿子，变出九口水井，并从五湖四海采集清水，供药农和附近的乡民饮用。可是到了汉朝，有一天，村里有个妇人起大早来到井里取水，突然发现井里有龙头闪动。她慌忙跑开，到另外一口井去取水，看到的情形也是一样。就这样，她连跑七口井观看，结果七口井所见情形一模一样。这个妇女惊魂未定，就喊来村里的众人观看，大家看后，觉得这样的事不吉利，于是把七口井都填了，只留下现在的两口井。

当然上面所讲的不过是一个相传的神话故事，但是，近千年来这两口水井确实存在着一个谜：传说村里有九口水井，原来称为九龙井，随着时代的变迁，有些水井慢慢地毁坏了，到现在还剩下两口井，这些井水还真是很神奇的：一是不管天旱多长时间，舀多少水出来，就溢出多少水，井水总干涸不了；二是井口终年清晨雾气弥漫，井水冬暖夏凉，清凉甘醇；三是井水煮中药，药汁质量特别好，喝了用它煎的药，疗效非常好。据说这个水井有医疗作用，几百年来，龙井村的人，无一人因为水质而患病，更没有罹患后世所说的癌症，人们便不得不相信这一传说了。也就因为井水比较神奇，龙井村村民对它特别钟爱，一直保护它，并使用至今。

自从当地人知道，外地来龙井村的庞憨是一名医生，患者就陆续找上门来，求医问药。庞憨对上门求医的人都热情接待，并认真诊治，对症下药，一个个患者都取得较好的效果，非常高兴，并奔走相告。从此，他的名声就传开了。

但是有一次，有两个患者拿到药方后在那里坐着不走。庞憨感到奇怪：药单开给他了，怎么还坐着不去抓药呢？

于是他就走过去询问何故，一名患者急忙起身对庞憨说："先生给我开的单子上的药，有一大半我们这个地方买不到，能不能换一下别的药物代替？"

庞憨一愣，说："我开的方子都是根据你的病症而来的，怎么能随便替代？那样会影响疗效的。"患者听后，不知所措地坐着那里直抓头顶。

庞憨问："你拿药的药店在哪里，能否带我去看一看？"于是，庞憨就随患者来到附近的药店。原来这里的药店就在麻桥镇不远的地方，庞憨看了看药店里的中药品种，总共才不过三四十种，庞憨刚开给患者的单子上十种药就缺了六七种之多，庞憨叹了口气说："这么少的药物品种，怎么能治好不同的病呢？"

庞憨走过去介绍自己，然后把他开的药方给药店的老板看了看，说："像我开的这些药，要到哪里才能买得齐全呢？"

店老板说："要到邻县的蕲州去买才可以。"

庞憨问："那蕲州药店离我们这里多远？"

店老板回答说："五六十里。"

庞憨转身对患者说："你能去蕲州吗？"

患者答道："药方没有配齐，病治不好，没有办法，那只有去了。"

一周后，患者来到庞憨家，说："感谢庞先生，我吃了你开的药，病已经完全好了。"

俗话说："工欲善其事，必先利其器。"庞憨心想：这里附近

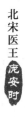

要是有能够保证患者用药的药店该多好啊。于是，庞憨开始盘算如何解决患者的用药品种和药材的问题。

正当庞憨冥思苦想之时，有人雪中送炭了。过了几天，县太爷的千金小姐被一个衙役和一个丫鬟送来了。

来人说："庞先生，我家小姐得了一种怪病，不发热，不思茶饭，形容日渐消瘦。四处求医诊治，都不见好转。现在全家急得没有办法，听说龙井村来了个庞医生，老爷特命我等把小姐送来诊治，希望庞医生给予治疗。"

庞憨摸过小姐脉搏，查看了面容，又看了看舌苔，接着询问病情。正在庞憨了解小姐的饮食起居情况时，丫鬟在一旁说道："小姐最近常常茶饭不思，就是最爱嗑瓜子，一天嗑一堆瓜子。有时只吃瓜子，不吃饭。"

庞憨听了，思忖了一下，回道："吐的瓜子壳还在么？"

丫鬟说："在。"

庞憨叫患者休息一下，请衙役回去把瓜子壳拿过来。

庞憨看了看那些瓜子壳，灵机一动，高兴地说："好，就拿着瓜子壳煮水喝，一日三次当药吃。"

小姐本不愿意，但为了治好病，她只得依从。

几天以后，一堆瓜子壳用完了，小姐的病也奇迹般的好了。县太爷非常高兴，亲自上门感谢，还和庞憨拉起了家常。了解到庞医生惦记解决患者用药品种和药材的问题，县太爷便极力支持并愿意帮助庞憨开办药店。不久，庞医生的药店在龙井村开张了，而且品种齐全，患者拿药方便多了。

从此，庞憨名声大振。庞家的医疗事业也开始进入了一个新的时期。

庞憨自从迁到龙井村后，经过多年的努力奋斗，事业顺利，生意兴旺发达，家庭和睦，瓜瓞绵绵，子承父业，他的儿子庞震、孙子庞庆全都继承家学，从事家传中医工作。从庞愷开始到庞震，再到庞庆，行医已历经三代。他们医术虽各有千秋，各有特色，但都饮誉一方，在当地都有一定的影响。经过几代人的积累，家业也慢慢扩大了。

到了庞家第三代，庞庆继承父业，继续学医。从庞庆的祖父庞愷，到父亲庞震，以及他自己，虽然都有学识和医术且受人尊重，但都不乐仕进，远离官场。

自宋朝开始立国（960）后，中国逐步结束了唐朝以后五代十国分裂的局面，国家逐渐统一起来。从开国后不久，国家开始重视文化事业的发展，政府下诏整理了很多古籍包括医书。嘉祐二年（1057），国家还专设"校正医书局"，由当时著名医学家林亿、孙奇、高保衡和其他学者，有组织地对历代重要医籍进行搜集、整理、考证、校勘，陆续刊行，颁行全国。这一机构堪称世界上最早的国家卫生出版机构。这种做法，致使当时的士人们都比较重视文化、家教，涵养家风，令德性和技艺可以子孙承继，世代维系。

庞庆一家当然希望他们的祖业不断发扬光大。他们以传承中医为己任，并深以此为荣。庞家特别信奉张仲景《伤寒杂病论》原序上说的话："怪当今居世之士，曾不留神医药，精究方术，上以疗君亲之疾，下以救贫贱之厄，中以保身长全，以养其生，但竞逐荣势，企踵权豪，孜孜汲汲，惟名利是务；崇饰其末，忽弃其本，华其外，而悴其内，皮之不存，毛将安附焉？"所以，庞家自始至终都注重中医的传承，当好良医，不想入仕为官。正如北宋号称"一代之师"的名臣范仲淹（989年10月1日—1052年6月19日）所说："不为良相，便为良医。"

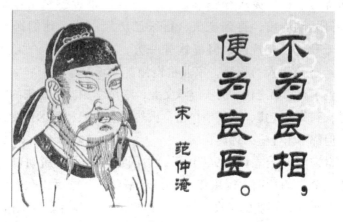

范仲淹画像

《礼记·曲礼下》上载："君有疾饮药，臣先尝之；亲有疾饮药，子先尝之。医不三世，不服其药。"东汉郑玄注："三世，自祖至孙。"从汉代开始，对于"医不三世，不服其药"这句话，意思是，作为医生没有三代传承的历史，就不可轻易服用他所开的药。从爷爷庞憍开始到庞庆这一代，已是第三代，所以庞家更没有理由不继承家学、为良医救人。不过，也有人认为"医不三世"并不是指父子相传之意，而是指"三世之书"，包括黄帝三部《针灸甲乙经》（或《内经》）《神农本草经》《素女脉诀》等。当然，我们认为没有必要一定要三代行医才能开药，这是不可能，也是不现实的。但有一点是肯定的，为医者必须有扎实的中医根底，学好重要的医学经典，方能当好一名中医。在宋代，庞家三代为医，肯定是有优势的，庞家也未尝不是这样想的。所以，庞庆矢志为医，一心只想把祖业发扬光大。

庞庆在父亲庞震的指导下，从小就开始学医。他学医是比较勤苦的，自觉性很强。通过多年的学习和父亲的言传身教，他已广泛涉猎各种医籍，博学经典，加上悟性比较高，等到他出师时，中医的十八般武艺，他都学得差不多了。不久，庞庆就可以独立行医了。他行医、用药、治病，比起他祖父庞愷、父亲庞震来开拓精神要强得多，他几年之内治好了许多重病、难病，治疗疾病处方也很有特色。没过多久，他的名声就传开了。这得益于他爷爷、父亲将多年积累的医术毫无保留地传给他，加上他的文化功底比较扎实，又有悟性，所以较好，更胜父辈一筹，被当地称为高明的医生。方圆数十里的患者，对他治病的评价是一个"高"字，也正因为这样，他比爷爷庞愷和父亲庞震有更高的声望，可惜他身体比较虚弱，平素多病。有时患者太多，因为身体原因，他都难以应对。随着他年龄的增长，体质更差一些，"年老且病"。

于是，庞庆开始着意培养下一代，希望把他的医术传承下去。由于自己的努力，子女的勤勉，终于，他在教育子女上取得了巨大成功！他培养出了北宋医王庞安时，"青出于蓝而胜于蓝"，这也是庞庆一生引以为傲的。

成长之路

话说到了北宋中期，宋仁宗（赵祯）庆历二年（1042），蕲州蕲水（今湖北浠水县）麻桥庞家的当家人庞庆在四十岁时，夫人好不容易怀上了孩子，欢喜之情自不必说。夫人怀孕时常感觉"颇有异"，十月怀胎过后，终于喜添贵子。庞庆中年得子，医有传人，全家上下无不欢欣鼓舞，恨不得告诉全蕲州的人：庞家终于有后啦！儿子一出生，就取名为安时，字安常（长大后自号蕲水道人），希望他一生平平安安。庞安时出生时，从庞愷到庞震再到庞庆，都是三代单传，到第四代，父亲庞庆中年终于添了这个儿子，全家当然喜出望外！从此再也不用担心庞家祖传的中医后继无人了。当时庞家在蕲水当地也算是名门望族，书香门第，中医世家，家底比较殷实，庞家当时的房子也很多，正如同时代的文学家黄庭坚说，庞家"家富多后房，不出户而所欲得"。庞

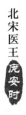

家主楼是一进三重，有两层楼房，中间有天井。这里到处都留下庞安时年幼时天真浪漫、无拘无束的记忆。

北宋庆历七年（1047），庞安时已经六岁，虽然他好动不安分的天性比较突出，但小小年纪非常聪慧。

有一天，他的母亲陈氏教他学习孟浩然的《春晓》（春眠不觉晓，处处闻啼鸟。夜来风雨声，花落知多少）和王之涣的《登鹳雀楼》（白日依山尽，黄河入海流。欲穷千里目，更上一层楼）陈氏只教了庞安时两遍，他都记得，并能倒背如流。他母亲很是惊讶，将此情况告诉父亲庞庆。庞庆听后也很高兴，但他认为，记忆效率的高低不仅取决于记忆的速度和准确性，还取决于记忆的东西在头脑中保持时间的长短。他要夫人对儿子进行测试和培养：将教给他的诗，在一周之后再要他背诵，看他是否能记住。

一周之后，母亲再考庞安时，结果他仍然能背诵。

庞庆知道后，很是高兴，说："好记性是成为学识渊博者所必需拥有的，儿子现在记得快、记得牢固，这是好事，此乃先天优势，为以后学习和举业提供了便利，我们只要加以调教，他将来必定能成大器。"

从此，庞庆把家族发扬光大的希望寄托在儿子身上，开始注重对他的全面培养。

也就是在这一年，父亲选择了当地比较有名的魏老师（魏渊的祖父）作为庞安时的启蒙老师，将小安时送入乡塾学习。

北宋庆历八年（1048），庞安时七岁，在乡塾魏老师的教育和指导下，他一年的时间除了熟读四书外，还将四书全部背诵下来。接着两年之内又熟读了五经、《史记》等书籍。

光阴似箭，日月如梭。几年后，庞安时进入了少年时代，虽然他从小就比较聪明，但性格还是比较外向和豪爽。时常特立独行，豪纵放任，事无所不为，争强好胜，聪颖好奇，特别是对斗鸡走狗、蹴鞠击球、博弈音技，样样爱好和精通。庞安时聪明好奇和好强的特点，使他不管玩什么，一看就迷，一学就会，而且水平也都超过别的孩子。

庞安时十一岁的时候，也就是北宋皇祐四年（1052），他在私塾读书已四年了，学习了不少的中国传统文化书籍，打下了一定的文化基础，思想也得到了一定的熏陶。由于庞安时比较聪明，老师布置的学习任务，很快就会完成，经常有更多的空余时间和村里小伙伴出去玩耍。

有一天，从淮河岸边来了两个专门表演斗鸡的人，每人挑一担鸡笼，里面装了三四对斗鸡，这些斗鸡都是经过专门训练的，看起来特别漂亮。庞安时一看，高兴得不得了，早把上学的事抛到九霄云外，径直走到鸡笼前，就要他们把斗鸡放出来斗一斗，让他看看鸡之间是怎么搏斗的。

斗鸡的人说："那可先说好，看斗鸡可以，但要出钱的，每看一次出一次钱，如果有一方鸡斗败了，就要开始收钱；如果斗鸡斗死了，观看的人还要加倍付斗鸡的钱。"

小安时急切想看到斗鸡，无心顾及其他，没有先把斗鸡的价钱和对方讲好，那人看他也是一个有钱的公子，也没有刻意去说钱的事。

一会儿，斗鸡的人把一对雄鸡放出来，斗了一个回合之后，那人看到这个小伙子余兴未尽，找他付钱，他却意犹未尽地说："还没斗完呢！请它们继续斗吧"。

斗鸡的人为了吸引这个少年，又放出一对雄鸡。这次斗起来很是激烈，斗鸡斗得激烈之时，双双表现得更加凶猛，只见雄鸡上下翻飞，煞是好看，小安时看得又是鼓掌，又是大声叫好。周围有许多人也都凑近来看热闹，吆喝声、鼓掌声此起彼伏。可是，斗着、斗着，斗到最后，终于有一方鸡斗败了，而且斗败的一只鸡突然倒毙。

这时，斗鸡的人郑重提出，要庞安时付钱，并来一个狮子大开口。小安时一时哪里拿得出这么多钱来？斗鸡的人就不依不饶，跟在庞安时后面，要同他一起到他家去，找他的父母要钱。

可就不巧，这一天，父亲庞庆患了感冒，正发热躺在床上休息。当安时带着斗鸡人准备进家门时，母亲眼尖，一下子看到庞安时带陌生人回家，便向庞安时招手，将他拦住，说："你父亲正生病在床，不要去叨扰他。"可是，斗鸡的人不去理会这些，大声逼着要给钱，否则绝不会走人。于是他母亲走过来，小声问了缘由，但一听数额较大，想讲一下价钱，可斗鸡人毫不让步，弄得他母亲很是窘迫。但是他母亲又怕他父亲知道后会生气，加重他的病情，于是母亲心头一横，避开他父亲，把家里的存银拿出来给了斗鸡的人，这事才算了结。

那个时候，踢球运动也是小安时特别爱好的活动，他不仅对此产生了浓厚的兴趣，而且水平也很高，当地的小伙伴们都踢不过他。十二岁那年，他经常离开学校到外面踢球，有时带着几个小朋友到蕲州踢球，甚至玩得整天都不想回家。毕竟还是小孩的脾气，有时听不进魏老师的话，可能确实也抗拒不了踢球的吸引力，他依旧我行我素。魏老师感觉到自己批评收效甚微，便不得已将这事告诉他父亲庞庆，父亲听后，十分生气，担心儿子这样下去会玩物丧志，一事无成。晚上等小安时一回家，父亲狠狠地训斥了他一顿，小安时自知理亏，不敢吭声。然后他父母亲一起继续对他耐心说服和教育，他也意识到这样下去会荒废学业，领悟到"勤有功，戏无益"。于是小安时就向他父母做了一个应诺。自此以后，小安时才开始对踢球等业余活动有所收敛。

除此以外，小安时有时也像农村其他儿童一样顽皮，喜欢爬树、取鹊蛋、掏雀窝。但是，这些事情太危险，稍有不慎，就有摔伤甚至丧命的危险。庞家四代单传，就他一个宝贝儿子，全家不知对他有多么疼爱。听说他上树掏鸟窝，全家人都心惊肉跳，担心他会摔伤，想方设法制止他，但有时又无法完全控制他。

　　庞安时十三岁时，有一天，他在放学回家的时候，又爬上一棵树去取鹊蛋，这棵大枫树在村子的右边，树粗壮高大，也是全村男女老少夏天歇阴乘凉的好地方。他不顾旁人的劝阻，坚决要爬树。可是这一次小安时就没有那么幸运，他还没爬到鸟窝处，不小心一失手，竟掉到树下的池塘里去了。幸亏在这里乘凉的人较多，很快把他救了起来。但由于塘中横放着一棵小树，丫枝划伤了小安时的左腿，鲜血染红了衣衫，小安时也被摔成重伤，痛得哇哇直叫。人们赶快将他送到家里去，父母一听小孩从树上摔下来受伤，母亲吓得差点昏过去。父亲庞庆急忙过来查看伤情，通过检查后，发现总算没有性命之忧，心里稍微宽松一些。父亲立即开始为庞安时上外用药和包扎伤口，同时又为他开几剂内服中药治疗。在父亲的悉心治疗、母亲的精心照顾下，经过一个多月的时间，庞安时的疾病才慢慢痊愈。

　　这一次，父亲庞庆抓住机会，苦口婆心地对他又进行了一番教育，并要他保证以后不再做这样危险的事。可他性子很倔，就是不愿表态。父亲看他倔着不说话的样子，厉声训斥之后，就要棍棒伺候，还是在一旁的母亲心软，不忍心儿子再受皮肉之苦，上前拦住正在气头上的父亲，并趁机把小安时推走了。小安时虽然倔强，但天姿聪颖，很快便理解了父母的良苦用心，再也没有做爬树这样危险的事情了。

　　庞安时十四岁时，端午节前夕，他同村子的两个小伙伴相约准备去罗田九资河观看端午节竞赛。

　　临行前，母亲询问他："你人生地不熟，如何吃住？"

　　他说："我们同行的小威的舅舅在罗田，不用担心。"

　　母亲知道这个情况后，认为让他出去历练一下也可以，随后母亲叮嘱一番，要他们注意安全，并塞给他一些盘缠，目送他出门去了。

　　小威的舅舅是江西人，宋仁宗宝元元年（1038）初迁到湖北

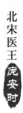
罗田。舅舅是个教书先生，家里藏书几万册。迁来此地时，藏书就运了四竹簏之多。由于当地地处大别山贫穷落后地区，读书的人很少。他觉得他既可以发挥自己教书的长处，又可以让当地的孩子有书读。于是他便在此地办起了私塾学校，校址就设在九资河衙门畈。

同村的三个小伙伴来到小威舅舅家。小威跟他舅舅说："我们是来九资河玩一玩的，既想欣赏这里的山区风景，也想见见世面。"

舅舅说："好哇！读万卷书，行万里路。读书是学习，行路也是学习。欢迎你们到我这里来。"

于是，舅舅给三个小伙子安排了两项活动：一是让表兄带着他们游览当地风景；二是参观当地一个竞技活动。

第二天天刚亮，表兄带领他们三人来到岐岭河和风井河的汇合处，这里也是鄂、豫、皖三省交界之处，从这里近可到达衡山巅、青苔关、薄刀峰等地，远可通武汉、黄州、麻城、金寨、黄山、霍山，是罗田北部的交通枢纽。

小威问表兄："表哥，这个衡山有多大啊？"

表哥告诉他们说："衡山在罗田的东北部，北接安徽金寨县，东连黄山县，系长江、黄河的天然分界线，是湖北巴水、浠水和安徽淠水的发源地，主峰是天堂峰。"

他们兴奋地边走边看，衡山真是漂亮，山高林密，溪谷幽深，云雾缭绕。正像当地人说的"一山分四季，百步不同天"。在当时没有空调的情况下，夏天在这里生活非常舒服。

向前走了一会儿，看到面前凸起一块石头，活像一个棋盘，庞安时站在一旁，惊奇地说："你们看，这块石头像不像个棋盘？"

表兄说："你说对了，它就叫棋盘石。"

小威问："它是怎么形成的呢？"

表兄答道："听父亲说，这是经过亿万年的地壳变动和风霜雨雪的不断侵蚀慢慢形成的。"

安时问："这山上还有别的怪石吗？"

"有，多的是。"小威表兄继续带领他们前行。

"啊呀，这个像什么？"安时惊叫起来。

小威表哥走近石头告诉他们："这个石头叫盐罐石。"

大家围观后说："真像，真像！"

小威表哥又走近另一块小一点的石头，告诉他们说："这一块石头叫油罐石。"

接着表哥给他们讲起了盐罐石、油罐石的故事：这盐罐石、油罐石坐落在笔架山下，两石之间相距较近。盐罐石较大，长、宽、高均三米左右，油罐石稍小。传说盐罐石、油罐石原来每天自然流出油、盐，当地田元殿僧人要天天去取，供寺庙内僧俗人员的当天食用，流出的量不多不少。后来寺僧起了贪心，想要获取更多油、盐，免得天天去取太麻烦，就请石工将罐口凿大。从此以后，油罐石、盐罐石洞门紧闭，再也不流出油、盐了。

表哥讲得神乎其神，这三个小伙伴听得不亦乐乎，兴致正浓。

小威表哥说："今天你们也像我第一次跟父亲来这里一样，样样感到新鲜，处处感到惊奇。再向前行，我带你们去看瀑布。"

衡山山势陡峭，云峰插天，境内悬崖飞瀑，随处可见。夏天雨水季节，到处飞瀑流泉，雄伟壮观。比较有名的有啸水河瀑布、鹞子坪瀑布、白布河瀑布、道人崖瀑布、百丈岩瀑布、龙飞寺瀑布、头险瀑布、二险瀑布、三险瀑布、卧龙沟瀑布、凤井河瀑布、响水河瀑布、泻水岩瀑布等。

因龙飞寺瀑布距此地不太远，而且还是罗田有名的五大瀑布之一，小威表哥就带他们去欣赏这个大瀑布。

龙飞寺瀑布位于龙飞寺背后，发源于钵盂尖，到达大竹园以后，两山壁立，深谷悬岩，溪水奔腾直下，一落千丈，特别是到龙飞寺后三百米处，谷口狭窄，岩石陡峭，瀑布垂空直泻，水花四溅，雾气团团，气势磅礴，声如雷吼。三个小伙子看到这场景，一个个都惊呆了，随即情不自禁地鼓起掌来。

安时高兴地说："这里真是太美了！"

小威说："我也是第一次看到这惊心动魄的场景！"

小威表哥看到时候不早了，就带领他们说："我们回家吧！以后有机会再过来玩。"于是，他们只好恋恋不舍地离开了这里。

转眼到了夏历五月初五，鄂东一带叫"小端阳"，五月十五叫"大端阳"。当地习俗非常重视的是"小端阳"。节日期间，各地举行各种各样的活动。其中有插蒲艾、吃"角粽"、龙舟竞渡等。

"佬表"西迁后，鄂东又兴起了一种竞技比赛活动，就是通过集会的方式，举行弓射、弹射、田猎。因为在这里地处大别山区，无大河大湖，龙舟竞渡没有办法进行。从活动的本身意义讲，也是百姓为了纪念伟大的爱国诗人屈原，应该具有一种浓郁的悲伤气氛。但随着时代的变迁，举行龙舟竞渡，开展弓射、弹射、田猎等活动，场面都是欢快热闹的，这便演绎成为一种体育活动，借以纪念屈原。年深月久，约定俗成。

小威的舅舅也叫几个小伙子暂时不要返回家去，一起去参观这项活动，他们自然非常乐意。

自从小威的舅舅迁来这里以后，连续几年这样的活动，他们从未缺席。

今年端午活动会场就设在衙门畈。一大早，雾气还未散去，当地人早早就来到了会场，还有许多四面八方的人汇集到这儿，热闹非凡。

所有报名参加弓射、弹射、田猎的选手，都按不同的项目分别站在一起，待活动开展后，随叫随到。

首先开展的一项活动是弓射。

在一棵布满枝条的高高的枫树上，挂十个鸡胃（吹成气球形），每个射手对准鸡胃射一次，以打破为赢，再对准挂鸡胃的绳索射一次，以射断为赢。每个射手在比赛之前，一要先就位，二要等放铳三响后进行。此时衙门畈人山人海，有鼓掌、有喧笑、有吆喝，极其热闹。

当弓射结束时，十位选手有三位选手全赢（两项都达到标准），七位选手半赢（有的射穿了鸡胃，未射断挂绳；有的射断挂绳，未射穿鸡胃）。当裁判宣布结果的时候，全场响起经久不息、震耳欲聋的掌声。

第二项活动是弹射。弹射与弓射略有不同，是在同一树枝上取下鸡胃，挂上酒壶，每个射手射两次，以打破酒壶为赢。开始时，射手需要先就位，再放铳三响，然后顺次进行。十个射手全部完成操作后，裁判宣布：弹射两发两中的四人，两发一中的五人。结果宣布后，全场又一次响起雷鸣般的掌声。

两项活动足足花了半天时间。

下半晌开展田猎。田猎是以获取猎物的数量和价值为标准进行评奖。选手也有十人。开始之前，放铳三响。这时的观众，有一部分跟着猎人上山去观察，大部分留在会场上面游乐场边等待。

规定时间到，十位猎手无一空手，都获得了猎物。大家无一不欲先睹为快，霎时人潮汹涌，说笑声，吆喝声，响彻衙门畈。一会儿，裁判宣布，十个射手，都分别获得优胜等级。

全场竞技评定后，即宣布放铳，连放十响后即给各赢家授奖，全场沸腾起来了。

小威、安时等三个小伙子，参观这一天的竞技活动后不知有多高兴，同时也深感受益匪浅。

晚上，他们围着小威舅舅一起谈论白天的趣事，余兴未了。

小安时一阵沉思后说："我们蕲水怎么不搞这些活动？端午节我们过得很平静，各家只吃点角粽就完事了。"

舅舅说："端午节活动是为了纪念屈原大夫的，我们身为楚国人，一定要知道楚国的历史、楚国的文化。楚国历经八百年，文化内涵极为丰富，如果不一代一代的传下去，就会使我们楚国人逐渐变得没有知识，没有朝气和斗志，没有爱国情怀，继而就会使我们汉民族衰败。"

接着小威舅舅给他们讲述屈原的故事。

不知不觉夜深了，舅舅就对他们说："你们今天都累了，早点睡吧！明天我再跟你们继续讲。"

小威说："我们原打算明天回去，那就不回去？"

舅舅说："你们不是觉得到这里能学到一些东西吗？明天我跟你们讲讲楚文化，不是更增加你们的新知识？"

庞安时站起身来对小威舅舅说："那就按舅舅的意思办，感谢舅舅！"

第二天吃过早饭，三个小伙子就急不可待地走进小威舅舅的书房，认真聆听舅舅讲说楚文化。

舅舅说："八百年的楚文化的内容太丰富了，三天三夜也说不完，今天就将过端午节要开展竞技活动的事儿，向你们讲一讲。"

他接着说："春秋战国时代，楚人竞技不仅以项目齐全播扬于列国，更以水平高超闻达于诸侯。它从一个侧面反映出楚人筚路蓝缕的志向、犯艰历险的勇气和创新开拓的精神。今天的竞技，在上古就是一种武娱。它包括带有军事性质的体育活动和医学健身运动，形式多种多样。"

舅舅将楚国文化早已烂熟于心，讲起来如数家珍，娓娓动听。他说，以弓射来说，这是"六艺"之一（就是孔子的教学内容：礼、乐、射、御、书、数）。孔子的身材高大。他的父亲叔梁纥是当时鲁国数一数二的武林高手，曾把千斤闸门一下子托举了起来。所以，他在教育孔子认真读书的同时，也教育孔子练习射御。本来孔子是个十分谦和的人，但对自己的高强武艺不回避。像他的学生子路，是春秋列国人人皆知的"武强人"，可孔子在子路面前仍以武林高手自诩。

在列国中善射的还是楚国人。像号射、弩射、弹射，楚国一普及，上至国王，下至平民，无不酷爱。弓的种类也有多种，著名者有大屈弓、繁弱弓等。楚人中最善射者是养由基和蒲且子。传言养由基的射击技术达到出神入化的程度。史书上对他的高超射技有三次记载：《战国策·西周策》载，养由基对着百步远的柳树叶子，百发百中。这是从静的方面来说的；而在《尸子》上记载的是对动的物体的射击，说荆王一行外出，看到一只飞着的蜻蜓，左右劝荆王射，荆王不干，令养由基来射，养由基一拉弓，掀去了蜻蜓的左翼；还有《吕氏春秋·博志篇》说，荆廷有一只白猿，荆之善射者都未能中，荆王请养由基来射。养由基矫弓操矢前往，矢未至而括先中。这可能有些夸张。但这种夸张不是随便说出来的，而是建立在养由基射技达到炉火纯青地步的基础上。

楚国的另一个善射者是蒲且子。《淮南子·览冥训》说他能信手射中飞翔的鸟鹊。有一次，他在外，看到百仞之上有两个飞着的鸟鹊，他一拉弓，即有一个栽到地上。楚人不仅善于弓射，而且善于弹射。在楚倾襄王时，倾襄王爱此事而忘记问政。公子王孙为搞弹射而废寝忘食。一些忧国忧民的大臣、官宦时时搔首，不断进谏。可见楚国君臣、公子王孙沉迷于弹射达到何等程度！这些历史故事深深地吸引着他们。

小威舅舅继续说："你们今天看到的田猎，这原是最初人类为生存而从事的一种劳作。随着人类文明的发展，又逐渐演变成一种武娱，即带有浓厚军事色彩和礼仪习俗的竞技项目。史书、子书都记载了此事。"

《左传·昭公十二年》记有楚灵王"狩于州来，次于颍尾"；《说苑·至公篇》说"楚共王出猎，而遗其弓"；《新序·义勇篇》还载"司马子期猎于云梦，载旗之长拽地"，被芊尹文"拔剑齐诸轵而断之"，理由是司马子期田猎用旗的长度与其身份不符。这说明楚人对田猎还有着一套严格的礼俗规定。楚庄王时，他还通过田猎来发现和选拔各种各样的人才。《说苑·君道篇》记载，楚庄王酷爱田猎，大夫规劝说："晋楚敌国也，楚不谋晋，晋必谋楚。今王无乃耽于乐乎？"庄王答曰："吾猎将以求士也，其榛藜丛刺虎豹者，吾是以知其勇也；其攫犀搏兕者，吾是以知其劲有力也；罢田而分所得，吾是以知其仁也。因是道也而得三士焉，楚国以安。故曰：苟有志则无非事者，此之谓也。"可见，楚庄王不是把田猎看成单一的武娱活动，而是看成一种政治活动，一种为安邦定国挑选人才的活动，意义重大。

小威舅舅讲得太好了！他引经据典，通俗易懂，使几个小伙子感到比在学堂里听先生讲四书五经过瘾得多，也从中懂得了很多，大受启发和感悟。从此，安时特别喜欢听历史故事。

短短三天，他们个个都玩得很高兴。要回龙井村了，庞安时在路上想了一肚子话，等见到父亲好好地说一说。这次出行，他感到最有意义的是，小威舅舅说的"读书、行路"都是学习，它可以扩大知识面，丰富知识宝库，提高认知能力。历史故事还可以使人深受启发，激励斗志，现在要是找到这样好的老师教自己，那自己的学习一定会进步得更快。这一次真是受到了地地道道的传统文化教育。

不知不觉，回到了家乡。安时一进门，就看到了父亲，他正坐着跟母亲说话。安时一见他，就高兴地喊："父亲！孩儿回来了！"

可父亲一看到他，顿时显出一脸怒气，一句话不说，扭头走了。

母亲知道情况不好，赶快向安时招手，叫他不要吱声。然后把安时叫到里房，问安时："你又跑到哪里去了？怎么这么多天不回家？你没有想到父母在为你担心吗？耽误了这么多天也不着急，像你这般没有计划、虚度光阴，将来如何立业？"

安时分辩道："母亲，这次出去，您是知道的。我们这次出去收获可大了！特别是受到一次好的传统文化教育，激发了我以后的学习热情和干劲！父亲应该让我跟他解释一下，可是我一回家，他老人家没头没脑地向我发脾气，这太让我伤心了！"

母亲说："现在你什么也不要讲了，等他缓过气来，我再找机会说吧。你看，你走了这几天，他在万分繁忙的情况下，跟你开了这样两张单子，他要我交给你：一张是要你把古圣先贤珍惜时间的诗词佳句写下来，并认真体会；另一张是要你抓紧把要读的书目找出来，深入研读。你先好好看看两张单子，其他的，以后再谈。"

庞安时走进他的书房，把两张书单放在桌上，从头到尾细细地看了一遍。

第一张单子是关于理解背诵珍惜光阴的格言警句：

《杂诗十二首之一》曰："盛年不重来，一日难再晨。及时当勉励，岁月不待人。"

《晋书·陶侃传》云："大禹圣者，乃惜寸阴；至于众人，当惜分阴。"

唐朝李白《将进酒》："君不见，高堂明镜悲白发，朝如青丝暮成雪。"

唐朝杜甫《赠卫八处士》："少壮能几时，鬓发各已苍。"

唐朝白居易《花下自劝酒》："莫言三十是年少，百岁三分已一分。"

唐朝杜荀鹤《题弟侄书堂》："何事居穷道不穷，乱时还与静时同。家山虽在干戈地，弟侄常修礼乐风。窗竹影摇书案上，野泉声入砚池中。少年辛苦终身事，莫向光阴惰寸功。"

另一张单子是要庞安时以后自学的书目：

除四书五经外，还有《史记》《汉书》，诸子书，包括《晏子》《荀子》《孔丛子》《新语》《新书》《盐铁论》《新序》《说苑》《扬子法言》《白虎通》《潜夫》《申鉴》《文中子中说》《管子》《邓析子》《韩非子》《六韬》《孙子入吴子》《司马法》《尉缭子》《阴符经》《老子》《列子》《墨子》《鬼谷子》《吕氏春秋》《淮南子》《论衡》《山海经》等。

这些书在庞家虽一应俱全，但庞安时过去除了私塾魏老师教的四书五经、《史记》等外，其他的书，他很少去翻看。通过这次父亲的批评和外出参观学习的心得体会，从此以后，安时便在家里认真读起书来。

庞庆已经冷落了儿子四五天。通过安时母亲的周旋和安排，终于有一个机会，让安时跟父亲当面沟通了一下。

一天晚上，庞庆因终日为患者治疗，比较劳累，吃过晚饭后，夫人向他书房送了一杯茶，摆了一张请柬在他桌上，对他说："王学堂的儿子，前天你给他诊好病后，他很感激，今天他送来了一个请柬，明日中午在麻桥里仁斋请你吃宴，以表谢意！"

庞庆看了看说："生老病死是任何人也抗拒不了的规律，救死扶伤，是任何一个医生应该尽的职责。医生，每个家庭都需要的，'救人一命，胜造七级浮屠'。人是有感情的，一个医生能使人解除痛苦，能推迟死亡，谁还不尊重他呢？可是我们的安时对当医生没多大兴趣，只晓得蹉跎岁月，虚度韶华，这可怎么得了！"

夫人说："这几天，我观察安时经常去翻看你跟他开出的两个单子，不断翻看书架上的一些书籍，并在认真地读。看来，他这回出去游玩，可能有所触动吧！"

庞庆说："有触动就好。"

夫人试探地问："我现在把他叫过来，你跟他谈一谈。"

庞庆点了点头。

安时进房后，庞庆要他坐下，然后问："我给你开的两张单子，你看了吗？"

安时答道："我看了。"

"我为什么叫单子，就是医生给患者开治病的药单一样，不知能不能对你产生效果？"

安时说："我懂。第一张单子，你是劝勉我领会古圣先贤珍惜时间的格言，把它用到学习上去。第二张单子，你是要我阅读这些书籍，将来成为一名贯通古今的成功人士。"

庞庆说："我就是这个意思，你说得不错。"

然而，安时不以为然，故意分辩说："你不是要我学医吗，你的这个书目，都不是医书，岂不是把时间浪费了？"

庞庆说："你这是什么糊涂话？古有儒医之称。'儒'与'医'是有密切联系而不可分割的。要追根溯源，这个分离起源于孔子，儒原是古代从巫、史、祝、卜中分化出来而专为奴隶主贵族相礼的一些文人。孔子开始从事这类职业，后来招收门徒讲学，宣扬他的学说，逐渐形成了一大学派，号称儒家，后来成为读书人的通称。儒医就是指读书的人来行医，不读书没有中国文化的底蕴，医学知识也是学不好的，怎么能行医呢？看看我国的医学史，所有好的医生、医学家，起初都是一些饱读诗书的文人，然后才走上医学道路的。

"晋代的针灸学家皇甫谧（214—282），字士安，安定朝那（今甘肃平凉西北）人，东汉太尉皇甫嵩（？—195）的曾孙，过继给叔父为子，随叔父迁居新安（今浙江淳安西）。年二十，不好学，游荡无度，终日无节制，有人以为他痴呆。而他得到的瓜果往往都奉献给叔母任氏。任氏说：'《孝经》上说：三牲之养，犹为不孝。你现在年过二十，目不存教，心不入道，无以慰我。'因而叹道：'从前孟母三徙以成仁，曾父煮猪以存教，是我居不择邻，教有所缺吗？何以你如此鲁钝？！修身笃学，是你自己得益，对于我们有何好处？！'说完，她泪流满面。皇甫谧受到感动，于是到同乡人席坦处学习，勤读不倦。他家很贫穷，就亲自耕作，常常带经书务农，博学典籍，通读百家著作。在十余年的时间里，他终于成为一个大儒，著成《帝王世纪》《玄晏春秋》等史学名著，成为著名的史学家。四十多岁时，因得风痹疾而发愤学医，犹不释卷。精心研究《灵枢》《素问》和《明堂孔穴针灸治要》三部经典后，著成《黄帝三部针灸甲乙经》。该书全面系统地总结了西晋以前的针灸学成就，是我国现存最早的针灸学专著，而且包括了古代生理学、病理学和诊断治疗学诸方面的内容，对后世中医学的发展有深远影响。

"唐代著名医学家孙思邈认为当医生必须具备渊博的知识，坐井观天、孤陋寡闻是绝对不行的。他在《千金要方·大医习业》中说：'凡欲为大医，一定要涉猎群书，为什么呢？不读五经，不知有仁义之道；不读三史，不知有古今之事；不读诸子，睹事则不能默而识之；不读《内经》（指佛典），则不知有慈悲喜舍之德；不读《庄》《老》，不能任真体运，则吉凶拘忌，触涂而生。至于五行休王，七耀天文，并须探赜。若能具而学之，则于医道无所滞碍，尽善尽美矣。'孙思邈在此对医生的知识结构做了全面的分析，认为一个高明的医生，除了认真学习医学专业知识之外，还必须博览经、史、子、集各种文献，文、史、哲、数、理、化、天、地、生等各方面的知识，都应当懂一些，因为各门知识是互相渗透的。只有这样，才能达到'于医道无所滞碍'。诊断治疗，就能得心应手，左右逢源，高瞻远瞩，见微知著。否则，只能头痛医头，脚痛医脚，想让自己的医术达到高深的层次，是不容易的；要想让中医学进一步发展，更是极其困难。"

庞安时对父亲讲的事例饶有兴趣，于是他要求父亲点出重点书籍，指点迷津，他说："您讲的大道理我基本懂得了，但能不能具体说说哪一本书，对我当医生有多大帮助。"

庞家已三代业医，从曾祖庞恺开始，祖父庞震，再到父亲庞庆都是从小开始学习儒家书籍，旁及释、道、墨诸子百家，然后才读医书的。

此时庞庆想，自己是七岁开始读儒家书籍，父亲庞震要我一直读到十八岁，深感十分有用，儿子既然有这个愿望，一定要借此机会，好好对他说道说道。庞庆说："只要你愿意学、愿意听，我会将毕生所得体会都告诉你。希望你做好记录，认真领悟。"

父亲接着一一道来。

他说道，古代儒者为什么能很快地在医药上取得突出的成就呢？究其奥秘，就在这个"儒"字上。自汉代董仲舒提出"罢黜百家，独尊儒术"之后，历代封建王朝皆以儒家学说为正统思想。于是七岁儿童一进儒学，为儒生；读儒经，优则仕，为儒臣；有些不达者，便"不为良相，便为良医"。从医者必读医家典籍，而医家典籍皆文简、意博、理奥、趣深，因此只有具备深厚的儒家素养的儒生，才能阅读和理解医家典籍。这便是俗话所说的"秀才学医，笼中抓鸡"的道理。

比如《易经》，它是我国古代文化的集大成者，是中国传统文化的主干。我国大思想家孔子对《易经》极为推崇，称之曰"易与天地准""神无方而易无体"。《四库全书总目提要》说："易道广大，无所不包，旁及天文、地理、乐律、兵法、韵学、算术，以逮方外之炉火，皆可援易以为说。"先秦时期，哲学界异军突起的《老子》巨著，其许多精湛的哲学观点也无不出自于《周易》。汉代杨雄的《太玄》又吸收了《周易》及《老子》之长，是较之其他哲学著作高出一筹的时代性哲学著作。《周易》

影响之深远可见一斑。所以，大医学家孙思邈说："不知易，便不足以言知医。"

《周易》分为《易经》及《易传》，其中《易经》又称为本经，是我国西周末年的一本古代自然科学的典籍，是殷商到周朝自然科学、社会、历史、哲学的总结，是一部自然科学与哲学密切结合的伟大著作。中医学是自然科学的一部分，《内经》中的重要基础理论，如阴阳学说、藏象学说、气化学说，即递嬗于《周易》。

《周易》还蕴藏着丰富的医学史料，包括十四种疾病的记载，八种药草名称，以及许多生理解剖名称，如婚嫁不育、心理治疗等。研究《内经》的人，要求其本源，就必须读《周易》。《内经》成书年代和《易传》较近，但稍后于它，《易传》成书于春秋至战国时期，《内经》成书于战国至西汉时期，故深受《周易》的影响。《周易》的许多哲理、易理都渗入《内经》，《内经》汲取了《周易》的精华，又创造性地发展了《周易》的许多理论，从而成为一部集汉代以前医学大成的巨著。有不少理论，在《内经》中已经进行了升华。《内经》不仅是一部医学经典书籍，而且是一部集合了天文学、气象学、心理学、历算学、生物学、地理学、人类学、哲学、逻辑学等多种学科的伟大科学文献，和《周易》交相辉映。

从《易经》衍生的两大流派中，以孔孟为代表的儒家，首举《易经》乾卦，贵阳刚健，重视社会发展和伦理道德。以老庄为代表的道家尊《易经》坤卦，崇坤阴柔顺，蔑视鬼神，发展唯物自然观，对中国的哲学、文化、自然科学都有很深刻的影响。孔孟、老庄学派分别为中国儒学和道学的支柱，二者的哲学观念都各有其长，对中国文化产生着深刻的影响，并深入渗透于中医学，对中医学理论的形成和发展，从不同角度起到了积极的推动作用。

中医经典著作《内经》，即受《易传》和《道德经》的双重影响，充分吸收了其中的哲理，并创造性地和医学相结合，最终成为了融哲理与医理为一炉的光辉巨著，对中医学的形成和发展起到了巨大的推动作用。

老子《道德经》第一章曰：

道，可道，非常道。名，可名，非常名。无名，万物之始也，有名，万物之母也。故常无欲，以观其妙；常有欲，以观其徼。此两者同出而异名，同谓之云。玄之又玄，众妙之门。

它的意思是："道"如果可以用言语来表述，那它就不是永恒的"道"；"名"如果可以用文辞去命名，那它也就不是永恒的"名"。我们用"无"来表述天地混沌未开之际的状况，用"有"来命名宇宙万物之本原（母）。因此，从永恒的"无"中去观察领悟天地的奥妙；从永恒的"有"中，可以推知万物的极限。无与有这两者，来源相同而名称相异，都可以说是玄妙的道理，极深极远，是宇宙天地万物之奥妙的总门。它的主旨是说明宇宙的起源，其目的是去寻找万物的"始"和"母"。道为万物之母，众妙之门（万物之源）。

《道德经》第二十五章曰：

有物混成，先天地生。寂兮寥兮，独立而不改，周行而不殆，可以为天地母，吾不知其名，字之曰道，强为之名曰大。大曰逝，逝曰远，远曰反。

《道德经》第二十一章曰：

道之为物，惟恍惟惚……其中有物……其中有精……其精甚真，其中有信。

即言道为一种宇宙本体，阴阳未判之前，道为一混沌东西，即认为"道"是物质的，万物源于道，所谓"道发自然"。本句是《道德经》最为光辉的部分，指出了宇宙万物来源于道，道是一种物质，而非什么神灵所创。道为何以生万物？

《道德经》第四十二章曰：

道生一，一生二，二生三，三生万物。万物负阴而抱阳，冲气以为和。

进一步说明道生阴阳，阴阳再生万物。与《周易》一阴一阳之谓道，太极生两仪，两仪生四象，四象生八卦理义相同。但《道德经》的"道生一"，它在探讨宇宙本体问题上是比较深入的。其中"道法自然"，强调了道化生万物要遵循一定的自然规律，这是很不简单的。

《道德经》所说的"道"，是指一切存在的根源，是自然界最初的发动者，具有无限的潜在力量和创造力，天地间万物蓬勃的生长都是道的潜藏力不断创发的一种表现。作为《道德经》核心之一的"德"的含义亦博大精深。"德"一是指自然秉力，即为大自然赋予宇宙的力量，是不以人们意志为转移的大自然神力，相当于佛学中的自然业力。"德"能蓄养万物，说"万物莫不尊道而贵德"。"德"的另一种含义指品德，即对自然规律的态度，认为遵奉自然规律、不妄为之，属于上德；反之，凡违反自然规律而妄为之则属下德。总之，顺乎自然便是德。

《内经》充分发展了《道德经》"道"的正确观点，并出色地应用在医学上，其表现在《素问·阴阳应象大论》中最为显著。该篇曰：

阴阳者，天地之道也，万物之纲纪，变化之父母，生杀之本始，神明之府也，治病必求于本。

《内经》认为阴阳运动变化是万物化生之母，并且认为道是一种自然规律，理应遵行，不能违背。故曰"道者，圣人行之，愚者佩（违背）之""从阴阳则生，逆之则死，从之则治，逆之则乱"。《素问·四气调神大论》说："谨道如法，长有天命。"足见《内经》的"道"与《道德经》的"道"其理是一致的。

《内经》运气七篇对"道"应用更为精湛，如《素问·五运行大论》曰："候之所始，道之所生，不可不通也。"把道作为万物运动的规律并充分认识到天道规律的深奥莫测。

《周易》非常重视德，无论《易经》和《易传》都把"德"放到了极高的位置。《周易》认为德即德力，是一种神力，是大自然的神用。这种天地自然的力量，是非人力的，并且没有赋予任何神灵的意志，以人而言，也是阴阳合德而产生的（阴阳合德，刚柔有体）。两千年以前即有这样的认识，真是难能可贵。

《周易》的德强调了刚健的一面，如《易·大有·象》曰"其德刚健"，体现于人的品德方面，而《道德经》的"德"则突出《易经》柔顺的一面。

《道德经》继承了《周易》的德，又做了充分的发展，《道德经》的"德"和《周易》的"德"是一致的，皆为大自然的神力，赋有长养万事万物的作用。但《周易》的"德"主要体现大自然乾元离火阳刚生发的神力，而《道德经》的"德"则着重于表达大自然坤阴坎水温柔含蓄的活力。在人的品德方面，《周易》的"德"同样注重于人的刚健向上的品质，而《道德经》的"德"则贵在人的柔顺厚道禀赋，《道德经》充分发展了"德"的另一方面。

《内经》汲取了《周易》及《道德经》，并通过德的论述，充分体现了人与大自然的密切关系。

《内经》把德的作用称为"德气"和"德化"。德在人体的自然神力称为德气，所谓"天之在我者德也，地之在我者，气也，德流气薄而生者也"。其作用为产生人的精、神、魂、魄、心、意、志、思、虑、智、言，即人体的一切生理功能皆为自然德力的作用。

自然界的德化是一种莫测的力量，包括促使万物生、长、化、收、藏的自然赋力，此外，《内经》还认为德化有一定的纲纪制约，包括气候之间的自调机制，如运气七篇把"自然界六气

（风、雹、虚、热、燥、火）"之间的调节拮抗机制称之为德化之常。如《素问·六元正纪大论》曰：

> 厥阴所至为风生，终为肃（金克木）；少阴所至为热生，中为寒（水克火）；太阴所至为湿生，终为注雨（土克水）；少阳所至为火生，终为蒸溽（水克火）；阳明所至为燥生，终为凉；太阳所至为寒生，中为温（寒胜热），德化之常也。

此外，在人的品德方面，《素问·上古天真论》讲的德，则是要求治病养生皆顺应自然，不违背大自然规律，即淳德全道，也就是说要"和于阴阳，调于四时"。

《内经》是在《周易》及《道德经》的基础上把"德"充分地应用在医学上，并做了发展，给丰富中医理论起到了一定的作用。

所以，学好中医，也一定要懂《周易》。正如唐朝著名的医学家孙思邈说："不知《易》，不足以言太医。"《周易》中的阴阳二元论要与医术相结合才能领悟到更高深的理论。

庞安时边聆听，边作记录，感触很深，有时陷入深思之中。

庞庆接着说："我跟你开的读书单子中有诸子百家的书，这也是必须认真阅读的。诸子百家的学术思想，都对中医学有影响。"然后，他举出了一系列的事例。

"比如墨家是我国古代先秦诸子学派的重要流派，仅次于儒、道家，曾与儒学并称显学，在中国历史上曾经显赫一时，对我国古代自然科学（包括中医学）的影响是很深远的。"

墨家是以墨子（墨翟）为创始人的学术派别，兴盛于战国时期。其政治观点是"兼爱""尚贤"，主张"用人唯贤"而不是"用人唯亲"。在认识论上，墨家突出强调感性经验，轻视理论。

墨子重实践经验的认识论、方法论对中医学有直接的影响。中医学是经验医学，中医学体系靠长期积累实践经验而成，脉学、辨证论治、中药学、针灸推拿学所取得的经验，都是经过长期实践总结出来的。

庞庆接着又介绍了法家。他认为，法家敢于创新的精神，对中医学也产生过深刻的影响。

法家是中国学术流派中的又一大派别。法家代表人物源自三晋大地，从中国第一部成文法典的著者李悝，到"礼法并重，刑德并举"的荀况，再到"刑过不避大臣，赏善不避匹夫"，提出权力制约理论的韩非，以及吴起、商鞅、慎到等。法家有三位始祖，分别是商鞅、慎到和申不害。商鞅强调"法"的重要性，慎到重"势"，而申不害主张"术"。这是法家思想的主要来源。法家发展于韩非，韩非将三位始祖的思想集于一身，成为法家思想的集大成者和法家学派的创始人。《韩非子》就是法家思想的集大成者。法家的核心思想体系是变革，主张创新，反对法古。法家这种理论的创立，就是汲取《周易》的变易理论。《易系辞》曰"易穷则变，变则通，通则久""变化者，进退之象也""生生之谓易"。生生不息，变化前进不已，就是"易"，变易是《周易》的精髓，是《周易》的灵魂。法家的变法思想，对一贯遵经崇典的中医学也发生了冲击，使中医学发生了重大突破。如汉代名医华佗大胆开创外科学，自创麻沸散麻醉患者施行手术治疗，就突破了中医长期以来只注重内科和针灸治疗的局限。

东汉医家张仲景在继承的基础上，熔医经医方为一炉，他将古人的医学成就，加以提炼、总结，结合自己大量的临床实践，创立了理法方药相统一的辨证论治原则，著成《伤寒杂病论》，打破了以往因药治病、对症下药的治疗原则。

唐朝孙思邈著的《千金方》，记载了许多有关房中术的内容，大胆地闯入了性医学的禁区。不仅如此，法家严格的法、术、势的法治体系影响了中医医疗体制的形成和建立，包括医政机构和医生的分科考核制度的形成和建立。《史记·扁鹊仓公列传》记载的医案二十五例，则是我国最早的诊籍文献。它包括姓名、性别、职业、病理、诊断、治疗及预后等各方面，比较客观地反映了当时的医疗水平，正式开辟了医案的先河。

庞庆说："阴阳五行家是以阴阳五行为主要思想体系的学派，对中医学理论也产生了一定的影响。阴阳五行家的代表人物是战国时代的邹衍。《内经》运气七篇就是在邹衍'五德终始'盛行时撰成的，实际上是'五德终始'的具体运用。"

《淮南子》是汉代淮南王刘安所著。《汉书·艺文志》把它归类为杂家，即是一个集众家之长的综合书籍，也是一个融自然科学和社会科学为一体的综合典籍，内容相当丰富，包括二十四节气，最完整、最科学的记载就在该书。它以西汉前期道家思想为核心，熔铸儒、法、阴阳思想各家为一炉。"牢笼天地、博极古今"的鸿篇巨制《淮南子》，蕴藏的哲理对古代自然科学和中医学都有很大的影响。在医学理论方面的精辟论述，主要记载在《精神训》《原道训》等篇之中。

首先，《淮南子·精神训》认为人由精气而生，如曰"烦气为虫，精气为人"，并且化源于阴阳运动，如曰"别为阴阳，离为八极，刚柔相成，万物乃形"。《淮南子·精神训》还进一步论述了人体怀胎十月的发育过程。书曰：

一月而膏，二月而肤，三月而胎，四月而肌，五月而筋，六月而骨，七月而成，八月而动，九月而躁，十月而生。

《淮南子·精神训》强调血气内藏与精神内守对人体的重要意义。故曰："血气者，人之华也，而五藏者，人之精也。夫血气能专于五藏而不外越，则胸腹充而嗜欲省矣。……则精神盛而气不散矣。精神盛而气不散则理，理则均，均则通，通则神，神则以视无不见，以听无不闻也，以为无不成也。是故忧患不能入也，而邪气不能袭。"强调指出"精神之不可使外淫也"，为养生之第一要义。反复指出"精神外淫"导致气越之危害性。说"五色乱目，使目不明；五声哗耳，使耳不聪；五味乱口，使口爽伤；趣舍滑心，使行飞扬。此四者，天下之所养性也。"

《淮南子·原道训》说：

夫喜怒者，道之邪也；忧悲者，德之失也；好憎者，心之过也；嗜欲者，性之累也。人大怒破阴，大喜坠阳，薄气发喑，惊怖为狂。忧悲多恚，病乃成积；好憎繁多，祸乃相随。故心不忧乐，德之至也；通而不变，静之至也；嗜欲不载，虚之至也；无所好憎，平之至也；不与物散，粹之至也。能此五者，则通于神明；通于神明者，得其内者也。是故以中制外，百事不废；中能得之，则外能收之。中之得则五藏宁，思虑平，筋力劲强，耳目聪明；疏达而不悖，坚强而不鞼，无所大过而无所不逮，处小而不逼，处大而不窕。其魂不躁，其神不娆。

这段话的意思是：大喜大怒是邪道，大忧大悲是失德，好憎是心的过错，贪欲是人性的拖累。人大怒破阴，大喜坠阳，阴阳二气相迫就发生喑哑，惊慌恐怖就会发狂，忧愁悲哀就会多怒，疾病于是增多，喜好厌憎繁多，祸害就随之而来。所以心不忧不乐是德性最高境界；通达而不变更是平静的最高境界；不要贪欲是虚无的最高境界；没有爱恶是平和的最高境界；不与外物一同散乱，是纯粹的最高境界。能做到这五样就能与神明相通，与神明相通的人，得到了内心的本真。所以用内心制约外在情欲，任何事都不会做坏，心能纯正，就能收养情欲。得本心就会五脏安宁，思虑平和，筋骨强健，耳聪目明，疏畅而不惑乱，坚强而不折断，无所大错而无所不及，处小能小，在大能大，他的精神不烦躁。这些内容与中医学所强调的心的君主作用，重视五脏与体表五官五窍的相互关系，突出精神七情对人体病理生理的作用是完全一致的。可见它的医学观点精湛而准确，与中医关系密切。

《淮南子·兵略训》有"善用轻出奇"一说，对中医用药有重要的启迪意义。世人多知"韩信用兵，多多益善"，而不知

"轻取"的巧妙权术。轻取是一种奇用，包括以少胜多的战术。《淮南子·兵略训》曰："剽疾轻悍，勇敢轻敌，疾苦灭没（灭没即无影无声），此善用轻出奇者也。"中医治病也是同样道理，中医用药也要善于抓住要害，在关键点上下力气，可以起到牵一发而动全身的作用。比如在大剂量利尿中药无效时，少佐以举肺叶之品——麻、杏，则利尿独见奇效。为什么？要契在于"病在下取之上"是也。又例如有名医常用小柴胡汤方治百病，小柴胡汤可谓平方轻剂，何以有此奇效？因为能调理枢机之故，枢机一转，气化随动，阴阳趋衡，脏腑渐调，百病皆没。

因此足见"用轻出奇"用药是对用药多多益善、开大处方、盲目加大剂量的挑战，中医主张立法严谨、用药精当、药少而效宏。

庞庆接着介绍说，《吕氏春秋》也是一部重要的典籍，含有丰富的朴素唯物主义及自然辩证法思想，无论从自然科学还是社会科学来说，都是一部十分宝贵的文献。该书为秦相吕不韦及其门徒集体编撰，成书于秦始皇八年（公元前239年）。载《汉书·艺文志·诸子略·杂家类》，共分为十二纪、八览、六论，共二十六卷，凡一百六十篇，共二十余万字。司马迁在《报任安书》中对此书做了极高的评价。他说：

盖西伯拘而演《周易》；仲尼厄而作《春秋》；屈原放逐，乃赋《离骚》；左丘失明，厥有《国语》；孙子膑脚，《兵法》修列；不违迁蜀，世传《吕览》；韩非囚秦，《说难》《孤愤》；《诗》三百篇，大抵贤圣发愤之所为作也。

吕不韦学术思想以尊儒学为主，秦始皇崇法家，与吕不韦格格不入，遂罢去相职，贬之于蜀。吕不韦在贬蜀途中自杀，加之秦始皇焚书坑儒，而使《吕氏春秋》这样一部极有价值的综合巨著一度处于低谷。

仅从医学角度看，《吕氏春秋》也是一部很重要的书。它的精气说对中医的精气学说起到了一定的促进作用，它以之解释人的生理、病理，强调精气流动的重要性，并突出它与人体寿夭、生理病理的关系。比如说"精不流则气郁""病之留，恶之生也，精气郁也。"

该书为了把这个问题讲透，还设立了《达郁》和《尽数》章，认为人的郁病的产生，其根源是精气壅闭所致，书曰：

水郁则为污，树郁则为蠹，草郁则为蒉……气郁则形病。郁处头则为肿为风，处耳则为揭，为聋，处目则为蔑，为盲，处鼻则为鼽，为窒，处腹则为张，为疛，处足则为痿，为蹶。

提出解决郁的办法有两个方面：一是运动，"流水不腐，户枢不蠹，动也"。二是节欲，人的欲望是无止境的，欲望不节，满足不了则易导致郁。这是很有道理的。

《吕氏春秋》的这些论述，对中医也有重要的影响，请看《素问》郁证之词，郁证就是指"气结"。如《素问·举痛论》云："思则心有所存，神有所归，正气留而不行，故气结矣。"气郁则可以导致血郁。对治郁问题，中医做了进一步的发展，创立了一套行之有效的方剂，如《金匮要略方论》中的半夏厚朴汤、《和剂局方》的逍遥散等。

此外，《吕氏春秋》还提出了节逸防郁观。它说，过于安逸也是导致郁的根源。"出则以车，入则以辇，务以自逸"，命之曰："招蹷之机"（即瘫病）。要有一定的劳动才能防郁。同时强调："声禁重，色禁重，衣禁重，香禁重，味禁重，食禁重"，即言要节制声、色、衣、食、住。这与《内经》所说的圣人养生的原理是一致的。正如《内经》曰：

圣人者，处天地之和，从八风之理，适嗜欲，于世俗之间，无恚嗔之心，行不欲离于世，被服章，举不欲观于俗，外不劳形于事，内无思想之患，以恬愉为务，以自得为功，形体不敝，精神不散，亦可以百数。

庞安时问："你还给我开列了《山海经》这部书，它荒诞不经，对我们学医又有什么益处呢？"

父亲又说："《山海经》也是我国先秦文化宝库中一颗璀璨的明珠，是我国神化的先驱，有着中华民族独特的神话原胚，是中国神话、寓言、幻想、浪漫文学的鼻祖，其中蕴含丰富的医学、植物、动物知识，是极为珍贵的文献。"

父亲还说："还有一部书，就是汉代王充撰著的《论衡》。《论衡》内容十分丰富，包括政治思想、伦理道德、自然科学（医学、天文、历法），在历史上的影响仅次于《淮南子》。

"王充的精气学说发展了《周易》《庄子》《淮南子》的思想，比它们论述得更全面更深入更明确。他说'人之所以生者，精气也'，把精气学说充分地应用于中医的理、法、方、药内，推动了中医理论的发展。中医对精气学说的应用，特色在于把精和气分开，与神三者共为人身三宝，并强调了三者的关系，即精为气之母，精为神之宝，精化为气，精气神三位一体，分之为三，合之则一；其体为精，其用为气神等。特别强调精为根本。王充还重视气与体质夭寿的关系，认为气是人体生命之本，故秉气的充盛与否和体质的强弱及人之夭寿有密切的关系，故强调人以气为寿，把人的寿命称为'气寿'。'夫秉气渥则其体强，体强则其命长；气薄则其体弱，体弱则命短，命短则多病，寿短。'"

庞安时听了父亲对古代诸多经典的介绍，深受鼓舞和启发，受益匪浅，破除了学医就是读医书，"读其他书何用"的误解，了解到中医学深深根植于中国的传统文化，认为父亲高明的医术，也一定是与他掌握的中国传统文化内容密切相关。父亲的这次全面讲解，也使他认识到中国文化的博大精深，同时对父亲渊博的知识也非常钦佩，充分激发了他学习这些书的积极性和好奇心。这时，学医的思想也在他的脑海里开始慢慢产生。

这次父亲耐心的教育，对庞安时启发很大，他开始把自己的聪明才智和精力完全用在学习上，从此以后，他博览群书，熟读经典，融会贯通。不仅把父亲指定的这些书认真研读，深入思考，而且一旦听说别人有不同的书，就急切地买回来，认真学习。有的书别人不卖，他就想方设法借来阅读，并日夜传抄，寒暑往来，风雨不辍，即使生病也未尝停止，加上祖上留下的书籍，藏书已过万余卷，他都一一涉猎，这些书籍的学习为将来成就名医打下了坚实的基础。

第二章　初出茅庐　涉足医学

嘉祐元年（1056），庞安时十五岁时，庞庆见儿子将诸子百家的经典著作都读得差不多了，就故意抽时间考核一下儿子，看看他到底将这些书学得怎样。他问了许多疑难问题，儿子都对答如流，他从中也看出儿子的记忆力确实很强，文化功底也尚可，掌握的知识面很宽广，基本具备做一名医生必备的传统文化基础，同时也看出了儿子学医的天赋。于是，他决定动员庞安时开始学医。

一天上午，他把安时喊进了自己的书房，对他讲："这两年我给你开的书目，你基本读了，收获颇丰。现在摆在你面前有两条可供选择的道路：一条是跟我学医，一条是参加科举考试，准备应考。不知道你愿意选择哪条路？"

庞庆虽然跟儿子讲了科举之路，但从内心上讲，他并不倾向于儿子走这条路，他希望儿子像自己当年一样，远离科举而从父学医。他真心实意要叫儿子学医，巧的是父子俩心有灵犀，安时也是这种想法，他对父亲说："你常要我博览经史，不就是做学医的准备么？我对科举根本没有兴趣"。

庞庆觉得儿子已经铁了心不参加科举要学医，非常欣慰。于是说："许多经史书籍你已经读了，从现在起就要正式读医学经典。当一名好的医生，不外乎两个方面：一个方面是师承，师徒相授；另一个方面就是学习医学经典。这两项，你现在都还没有开始，都要从头学起。"

师承的特点是学在临证，起初侍诊，随着学习的深入和悟识的深化，老师会逐渐增加对学生的教授内容，结合医学经典和相关医理讲授临证中的各种技能。

除师传外，就是读书，读中医经典。中医经典主要是《内经》（包括《灵枢》《素问》）、《难经》《针灸甲乙经》《神农本草经》和《伤寒论》等书籍。不熟读经典、掌握经典，就算老师传授了一些医学知识，学生也听不懂，学习也不会深入。

接着，庞庆还将《内经》《针灸甲乙经》《伤寒论》《千金翼方》《千金要方》等几本医学经典一一地向儿子做了具体的介绍，包括作者和源流、主要内容、重大贡献和巨大作用，希望儿子仔细阅读这些经典，反复学习，娴熟于心，融会贯通，然后通过临床实践，不断提高医术，争取做一个名医，做一个合格的庞家医学传人。

庞安时听完父亲的介绍非常激动，他觉得父亲非常了不起，父亲博闻广识，满腹经纶，古人用"才高八斗，学富五车"来形容有才之士，父亲真是当之无愧！按说，他是个医生，能懂得医学领域的知识，就已经相当不错，可他涉足的学术领域非常宽广，经、史、子、集，儒、释、道、医都很精通。原来只想到父亲用此教育自己，可没想到父亲早已做到这样了。他深深感到父亲是自己最好的学习榜样！

嘉祐二年（1057），庞安时十六岁时，开始专心致志地阅读这些医学方面的典籍。功夫不负苦心人，仅仅一年工夫，就大见成效。

一天，庞庆找他谈："我要求你读的几本医学经典，读熟了没有？"

安时答："读熟了。"

又问："读懂了么？"

答："懂了。"

庞庆叫儿子把《灵枢》递给他，然后打开《经脉第十》，说："你把这一篇第一段原文先背诵给我听听。"

庞安时应声背诵：

"雷公问于黄帝曰：禁服之言，凡刺之理，经脉为始，营其所行，制其度量，内次五脏，外别六腑，愿尽闻其道。黄帝曰：人始生，先成精，精成而脑髓生，骨为干，脉为营，筋为刚，肉为墙，皮肤坚而毛发长，谷入于胃，脉道以通，血气乃行。雷公曰：愿卒闻经脉之始生。黄帝曰：经脉者，所以能决死生，处百病，调虚实，不可不通。"

庞庆非常满意。接着又问："这段话的意思你完全理解了吗？记得你幼小的时候，老师要求你读四书，背诵并不太难，但实际意思当时并不懂得，直到后来多少年，你再回头细嚼时，才慢慢理解。读书就是这么回事，读得来，不等于记得牢，背诵得来，不等于完全理解。读医经，必须读得烂熟于心，同时要弄通弄懂，然后才能灵活运用。"

"父亲说的是，"庞安时说，"我读书，首先是仔细地看一遍，把字、词、句都弄通弄懂，然后才一遍一遍地读熟。我体会到，只有把字、词、句弄懂了，才能很快读熟，记得也牢。刚刚我背诵的这段文字大意是雷公问黄帝：禁服篇曾说过，针刺治病之理，首先应懂得经脉，掌握它营行的终始，知道它的长短，经脉内与五脏相联络，外与六腑相贯通，从而进行整体活动，但对其中的道理，愿意听你详尽地说一说。黄帝说：人在孕育初起，是先由男女之精媾合而成的，然后由精发育而生脑髓，此后逐渐形成人体，以骨为支柱，以脉道营藏血气灌溉周身，以坚劲的筋力约束骨胳，以肉为墙壁卫护内在的脏腑、筋骨、血脉，到皮肤坚韧之后毛发生长，人形而成。出生以后，凭借水谷精气的营养，脉道内外贯通，血气即可在脉道中循行不止，这就是成形始于精，养形在于谷的道理。雷公说：我希望能够了解经脉的起始循行情况。黄帝说：经脉不仅能运行气血，通调阴阳，而且对于诊治疾病、决断生死也有重要作用，所以是必须通晓的。"

庞庆点头说："差不多。"接着，他翻到《灵枢·邪客第七十一》第二段，要安时背诵。安时想了一下，随即背诵道：

"黄帝问于伯高曰：愿闻人之肢节，以应天地奈何？伯高答曰：天圆地方，人头圆足方以应之。天有日月，人有两目；地有九州，人有九窍；天有风雨，人有喜怒；天有雷电，人有音声；天有四时，人有四肢；天有五音，人有五脏；天有六律，人有六腑；天有冬夏，人有寒热；天有十日，人有手十指；辰有十二，人有足十指，茎、垂以应之，女子不足二节，以抱人形；天有阴阳，人有夫妻；岁有三百六十五日，人有三百六十五节；地有高山，人有肩膝；地有深谷，人有腋腘；地有十二经水，人有十二经脉；地有泉脉，人有卫气；地有草蓂，人有毫毛；天有昼夜，人有卧起；天有列星，人有牙齿；地有小山，人有小节；地有山石，人有高骨；地有林木，人有募筋；地有聚邑，人有䐃肉；岁有十二月，人有十二节；地有四时不生草，人有无子。此人与天地相应者也。"

庞庆听后，频频点头。庞安时接着又滔滔不绝地讲了自己对原文的理解。黄帝问伯高说：人的肢体怎样和天地自然相应呢？希望告诉我。伯高回答说：天是圆的，地面是方的，人体头圆足方和天地上下相应；天有日月，人有两目；大地有九州，人身有九窍；天上有风雨气候的变化，人有喜怒的情志活动；天有雷电，人有声音；天有四季，人有四肢；天有五音，人有五脏；天有六律，人有六腑；天有冬夏的相对变迁，人有寒热不同的表现；天有十干，人有手十指；地有十二辰，人有足十趾，加上阴茎、睾丸也是十二，女子除十趾之外，虽有不同，但能够怀孕；天有阴阳相交，人有夫妻配偶；一年有三百六十五天，人有三百六十五个主要穴位；地有高山，人有肩膝；地有深谷，人有腋窝和腘窝；地面上有十二条较大的河流，人体有十二条主要的经脉；地下有流动的泉水，人体有运行的卫气；地上生丛草，人身有毫毛；天有昼夜变更，人有起卧交替；天有罗列出来的恒星，人有排列整齐的牙齿；地上有小山丘，人体有小关节；地有山石，人有高骨；地面上有成林的树木，人体内有密布的筋膜；地面上有聚集的城镇，人体有隆起的肌肉；年有十二个月，人四肢有十二个关节；大地有四季草木不生，人也有终其一生不育。这些，就是人和天地相对应的现象。

庞安时解释完后，庞庆接着讲："你说的这一节强调了人与自然界相对应之理，但有不少牵强比附，实际上，未必尽然。孟子说，'尽信书，则不如无书'。自然有的现象，未必人身上就有，自然未有的现象，人身上也可能有呢！"

"不过，"庞庆说，"经典就是经典，经典的意义怎么强调也不过分，一定要记牢，还要理解透彻，融会贯通。"

关于经典的作用，父亲举例说："有一年，在离麻桥不远的夏凉村，有一个农民的左脚背被蛇咬伤了，半天时间之后腿开始自下往上肿。有个江湖郎中给他诊治，很快就把蛇毒治住了，使这位农民脱离了生命危险，很多症状也消失了，可就是有一点，伤口老不好。隔上一段时间伤口又腐烂，他再去找那个郎中，郎中又给了一些药，管上几个月，还是没有解决根本问题。因为咱家是几代人行医，积累了许多经验，我知道窍门就在忌盐，让患者几天不食盐，再吃上几剂解毒、生肌的药，伤口很快就可愈合，不再腐烂。"

"其实，这个窍门，就是《素问》讲的内容。《素问·金匮真言论》上说'北方黑色，入通于肾，开窍于二阴，藏精于肾，故病在豀，其味咸，其类水，其畜彘，其谷豆，其应四时，上为辰星，是以知病之在骨也。其音羽，其数六，其臭腐'。肾象的臭是腐，所以，凡属腐烂一类性质的病变，都与肾相关。肾病需要忌盐，'多食盐则伤肾'，这既是《内经》的条文，也是普通百姓都知道的常识，蛇伤引起的伤口腐烂，几天时间不吃盐，再吃几剂解毒的中药，伤口就自然愈合，这是一个神秘而又极其简单的道理，这就是经典的魅力。"

庞安时觉得父亲讲得很有道理，但又有些疑惑，说："医经的每句话、每个论断和结论，是不是都是正确的？是不是都不需要再检验呢？"

父亲说："你这个问题提得好！这就是我们学习经典需要注意的一点，或者说是学医的人需要具备的基本素质。经典的有些内容并不是永远正确，也不是一成不变的，需要通过临床实践不断检验、证实和完善，从而不断丰富和发展经典的内容，只有这样中医才能不断地前进。实际上，经典是不断充实、完善和发展而来的。比如说，张仲景就是通过学习《素问》《灵枢》《难经》等经典医籍，'精求古训，博采众方'，在《素问》热病三篇的基础上，结合自己的临床经验，不断完善和发展，终于写成《伤寒论》这一伟大著作。但是，学习经典首要的是态度问题，内心上要接受它，而且我认为，这个态度非常重要，这也是学好经典的前提。只有你接受它，完全地相信它，然后再按照经典的思想去奉行它。只有这样，经典才学得进，学得好，学习才会有收获。你想想，几千年来，哪部中医经典不是经过很长时间的实践和验证，才能流传于世；行医的人，哪个不是经典运用得好而成为名医呢？所以你的担心实际上是多余的。对于经典，你首先应该完全信守、奉行才对！"

为了培养儿子作为医生的医德和基本素质，首先他要求儿子认真学习唐代著名医学家孙思邈《大医精诚》篇，他指出，作为一个医生应当做到"精""诚"二字。"精"即医技要精湛，必须"博极医源，精勤不倦"；诚即品德要高尚，立志"普救含灵之苦"，证治要"纤毫勿失"，不得炫己毁人、"经略财物"。要求儿子背诵《大医精诚》：

> 凡大医治病，必当安神定志，无欲无求，先发大慈恻隐之心，誓愿普救含灵之苦。若有疾厄来求救者，不得问其贵贱贫富，长幼妍蚩，怨亲善友，华夷愚智，普同一等，皆如至亲之想。亦不得瞻前顾后，自虑吉凶，护惜身命，见彼苦恼，若己有之，深心凄怆，勿避险巇，昼夜寒暑，饥渴疲劳，一心赴救，无作功夫形迹之心。如此可为苍生大医，反此则是含灵巨贼。自古名贤治病，多用生命以济危急，虽曰贱畜贵人，至于爱命，人畜一也。损彼益己，物情同患，况于人乎？……其有患疮痍下痢，臭秽不可瞻视，人所恶见者，但发惭愧、凄怜、忧恤之意，不得起一念蒂芥之心，是吾之志也。夫大医之体，欲得澄神内视，望之俨然，宽裕汪汪，不皎不昧，省病诊疾，至意深心，详察形候，纤毫勿失，处判针药，无得参差，虽曰病宜速救，要须临事不惑，唯当审谛覃思，不得于性命之上，率尔自逞俊快，邀射名誉，甚不仁矣。又到病家，纵绮罗满目，勿左右顾眄；丝竹凑耳，无得似有所娱，珍馐迭荐，食如无味；醽醁（líng lù）兼陈，看有若无。所以尔者，夫一人向隅，满堂不乐，而况病人苦楚，不离斯须，而医者安然欢娱，傲然自得，兹乃人神之所共耻，至人之所不为，斯盖医之本意也。

庞庆说，这篇文章说的是医德规范，传诵了几百年。文章大意是说，凡是品德医术俱优的医生治病，一定要安定神志，无欲念，无苛求，首先表现出慈悲同情之心，决心拯救患者的痛苦。但凡有患者来求医生救治的，不管他贵贱贫富，老幼美丑，是仇人还是亲近的人，是交往密切的还是一般的朋友，是汉族还是少数民族，是愚笨的人还是聪明的人，一律同等看待，像对待自己最亲近的人一样。不能瞻前顾后，考虑自身的利弊得失，爱惜自己的身家性命。看到患者的烦恼，就像自己的烦恼一样，内心悲痛，不避艰险、昼夜、寒暑、饥渴、疲劳，全心全意地去救治患者，不能产生推托和摆架子的想法。像这样，才能成为造福苍生的好医生。与此相反的话，就是百姓的大害……如果有患者患疮疡、泻痢，污臭不堪，不忍直视，其他人都不愿看的，应表现出难过、同情、怜悯、关心的心情，不应产生一点不快的念头，这就是我的志向。一个德艺兼优的医生的风度，应能使思想纯净，知我内省，目不旁视，看上去很庄重的样子，气度宽宏，堂堂正正，不卑不亢。诊察疾病，专心致志，详细了解病状脉候，不得有一丝一毫的失误。处方用针，不能有差错。虽然说对疾病应当迅速救治，但更为重要的是临证不迷惑、慌乱，应当周详仔细地深入思考，不能在人命关天的大事上，轻率地炫耀自己才能出众，动作快捷，以争取名誉，这样做就太不仁厚了！出诊到了患者家里，纵使满目都是华丽的铺设，也不要左顾右盼，东张西望；琴瑟箫管之声充斥耳边，不能为之分心而有所喜乐；美味佳肴，轮流进献，吃起来也像没有味道一样；各种美酒一并陈设出来，看了就像没看见一样。之所以这样做，是因为只要家中有一个人生病，全家的人都会不快乐。更何况患者的痛苦，一刻也没有离身，如果医生安心无虑地高兴娱乐，傲慢地扬扬自得，大家都会认为其可耻，道德高尚的人不会做这种事。这些就是医生的基本品德吧。

庞庆根据儿子安时学习经典的情况，觉得他理论学得已经较为扎实，现在需要的是，让他跟自己上临床，多实践。于是这一年秋天，父亲要求庞安时跟自己去临证看病。

庞庆坐诊的地方在麻桥镇，每天南来北往的患者甚多。庞庆给患者治病十分认真，按照中医辨证论治的精神，对待任何患者，他不要患者讲什么病，而是先把脉，再询问病情，始终坚持中医望、闻、问、切收集病史，仔细辨证，在把握了病证之后，他才处方用药。安时默默地坐在一旁，仔细观察，认真聆听父亲和患者对话。在门诊的间隙时间，庞安时有时会向父亲询问不明白的事。

跟随父亲进行临床一段时间后，庞安时觉得自己很有收获，感受最深的一点是重视生命，同情患者，其次是临证时，要仔细体察病情，抓住要领。

孙思邈在《千金方·序》中云："以为人命至重，有贵千金，一方济之，德逾于此，故以为名也。"意思是说，人的生命比千两黄金还宝贵，而一个好的药方可以使沉疴再起，挽救垂危者的性命，故取名叫"千金方"。

庞安时观察父亲对待患者，觉得他在大医精诚方面体现得非常突出。

另外，庞安时还观察到父亲重视妇儿身体的保健和疾病的防治。妇女，在中国封建社会里是备受歧视的，庞庆的观点则与之不同。对孙思邈提倡各家各户，特别是做母亲的人，都要抄写一本妇产科书，以便随身携带，用来预防意想不到的疾病。对此，庞庆极为推崇。

关心妇女，也是关心下一代。孙氏尤为重视婴幼儿的健康成长。庞庆每次与小儿治病，都喜欢遵循孙氏这些观点，有时可能与治病无关，也要跟小儿父母仔细交代注意事项。开始，庞安时认为父亲太啰嗦，认为医生见病治病即可以了，在他看来，穿袜上床，是多此一举。

直到有一天，有位病妇来庞家看病，带上一个胖娃娃，这妇女一见庞庆就报喜说："庞医生，这就是原来多次请你诊病的儿子，他今天身体长得这样健壮，就是按照你教我的育儿方法，让他不穿的太暖，食得太饱，经常外出经风晒日，儿子的体质逐步增强了，病也未得了，现在长得比过去好多了"。再三感谢庞庆教给她的育儿经。坐在一旁的庞安时，听着听着，不觉心中豁然开朗，他仔细地端详着父亲，似乎对父亲有了新的认识，对疾病的预防和保健有了更深的体会。

嘉祐三年（1058）正月十五，是中国传统的元宵节。民谚说："三十火，十五灯，过了十五没洋经（没趣味）。"

这天早晨，吃了"熟欠粑"（以大米碾粉做成的粑）以后，各乡村的人，男男女女，老老少少，都挑选家里仅有的好衣服穿上，从四面八方赶到街上来玩。这里有舞龙的，有划采莲船的，有猜灯谜的；吃的摊子到处摆的是炸糯米粑、炸油条，还有一些挑担叫卖的，热闹极了。

庞安时很想在这个特殊的日子关门休息，可没想到，一吃过早饭，父亲就喊他："我们坐诊去！"

庞安时说："难得过这个大节日，今天休息一天吧！"

庞庆严肃地说："那怎么行！越是过节日，我们越不能缺诊。有些人易患节日病，我们不去坐诊，患者就得不到及时治疗。"

庞庆一边说，一边急急地走了。

正如庞庆所料，今天节日，集市上人很多，应诊的患者也多，比平日多两三倍，腹痛的、感冒的、关节病的、咳嗽的患者鱼贯而入。

庞安时走进诊室时，父亲已十分忙碌了。

待庞安时急忙坐定，一个患者提着裤子按着肚子急急赶来，还未等坐下，一阵肠鸣过后，污臭之气随风入室，庞安时差点呕吐出来。

庞庆一见，马上起身扶患者坐下，问道："什么情况?"

患者不坐，仍提着裤子说："腹胀、腹痛、腹泻。"

庞庆问："什么时候发病?"

患者答道："今天早饭后。"

庞庆又问："早晨吃了什么?"

患者一一作答，把他早晨吃的东西以及相关的情况都做了反映。

接着，庞庆耐心地为患者诊脉，然后开处方。

庞庆处理好这个患者后，叫庞安时把他带进浴室，让他清洗干净，给他换上干净衣服，才让患者离去。

临走时，患者连连道谢。

今天，庞安时看到父亲对这个患者的一举一动，与孙氏所提倡的医德医风一模一样，甚是感动，可见当一个医生，对经典处方和医德医风，都必须"信受奉行"。

安时经历此事之后，想到孙思邈在《备急千金要方·大医精诚》中的内容："凡大医治病，必当安神定志，无欲无求，先发大慈恻隐之心……""其有患疮痍下痢，臭秽不可瞻视，人所恶见者，但发惭愧、凄怜、忧恤之意，不得起一念蒂芥之心，是吾之志也。"深感当医生不能对患者产生一丝一毫的厌恶情绪，要处处关心、同情、体贴患者的痛苦，做到不怕脏、不怕臭，时时以治病救人为自己的神圣职责和应尽的义务。

一天坐诊结束之后，父子两人都深感疲劳，同时也觉快乐。对庞安时来说，更感愉悦。"一分耕耘，一分收获"，如果今天不是亲眼所见，对父亲的医德医风也体会不到这样透彻、这样深刻，父亲真是我学习的楷模！

庞安时就这样跟随父亲庞庆临床学习一年多的时间，对医生这一职业有了更深的认识，他认识到中医学确实博大精深，要不断学习；同时对如何像父亲一样做到"大医精诚""一心赴救"以及对如何运用经典理论治病有更深的体会。特别是，在实践过程中，对如何临证看病、如何理论联系实际，有了一定的感性认识，可谓收获颇丰。

第三章 耳聩志坚 矢志学医

嘉祐四年（1059），庞安时十八岁，这年九月他不幸患了一场大病，开始是感于风寒，但他自恃平素身体好，没有把它当一回事，碰巧这一天，有两个同村伙伴，邀他下塘游泳，他欣然应诺。

可是，他这次游泳时不小心两只耳朵灌了水，上岸以后，又经凉风一吹，一回家就开始怕冷、发烧。过两天后，出现耳内发炎，脓水从两只耳朵里流了出来。

后来，虽经父亲诊治，烧是退了，但从此耳朵聩了。

（编者按：耳聩即耳聋，它相当于西医的化脓性中耳炎，最后可能出现鼓膜穿孔，所以，这就是庞安时当时医术再高，也无法治愈的原因。）

当他发现别人当面对他大声讲话，自己怎么也听不清楚时，一下子惊呆了。要知道，庞安时这个时候正在临证学医呀，耳朵听不见，怎么去当医生？今后该怎么办？

庞安时的突然耳聋，不仅给自己沉重的打击，也给全家人心里带来巨大的阴影，全家都为他的未来担忧。

庞安时面对自己耳聩、五官功能不全的现状，起初心里十分难过，难以接受这个现实。一想到自己已经耳聋，就心灰意冷，不知所措。心想自己将来能干什么呢？干医生这一行，要对患者望、闻、问、切，收集病情资料，然后四诊合参。现今耳朵听不到声音，问诊何以进行？一段时间以来，心情非常低落。

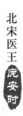
后经家人的反复开导，朋友们的安慰，父亲庞庆的指点，通过一段时间认真地考虑后，庞安时意识到现在必须面对现实，筹划好自己的未来。慢慢地，他的心情逐渐平静下来。

父亲说："尽管你耳聋了，但只要意志坚定，努力学习，刻苦钻研，没有克服不了的困难。"

庞安时说："这个困难确实难以克服，未来干什么，怎么干，我很是迷茫，现在必须慎重考虑呀。"

庞安时经过反复思考，最后他认定，未来只有从医这条路可走了。但是，当医生也是障碍重重，他必须要有充分的心理准备。

这时他想到孟子说的话："天将降大任于斯人也，必先苦其心志，劳其筋骨，饿其体肤，空乏其身，行拂乱其所为也，所以动心忍性，增益其所不能。"

于是，他在心里暗下决心，一定要争这口气，克服困难，努力学习，当好一名医生。

从此，庞安时矢志学医。

他曾说："天使我隐于医矣！"意思是说自己耳朵聋了，干不了其他什么，也许是天意要我隐于医门，做个好医生吧！

有一天，庞安时对父亲说："临床我暂时不干了，我想开始努力看书学习，您让我专心致志地再读一段时间的医学经典吧。"

庞庆见儿子真正地振作起来了，专注的方向也无偏差，心里感到无比高兴。

他马上答应儿子的请求，并进一步开导说："自古医家都是通过学习经典而成就名医的，就是像张仲景这样的大医，也是'余每览越人入虢之诊'，反复多次学习经典，他们无不是'勤求古训，博采众方'，最后方成一代名医。古人如此，今人呢，更应该是这样。我们家已三代从医，从实践经验所知，《内经》至为重要，它里面每一句话，只要你读熟了，好生参透，深刻体会，你一辈子都会受用无穷啊！《内经》为什么有这么大的作用？因为它是先辈们集体智慧的结晶，虽是上千年前已成书，但它却历久弥新，永远不会过时，大医张仲景写的《伤寒杂病论》也是源于《内经》，他是在继承《内经》的基础上创新发展而来的。"

庞安时听后，连连点头，深感父亲讲的庞家三代为医的经验之谈，确属真知灼见，自己一定要按父亲说的，认真反复地学习经典！

庞安时耳聋后，继续熟读经典，同原先的学习相比，这次又上了一个新的台阶。他不仅仅像先前那样，苦读背诵，这一次他把重点放在深思和领悟上。首先是加深对"三义"的理解，即对字义、句义、总义的理解。在"三义"中又注重从总义的角度来看问题。如太阳病，他系统地研究太阳病脉证并治。比如太阳本义就是"日"，《灵枢·九针十二原》说："阳中之太阳，心也"。这里把心喻作太阳，就是喻作阳气盛大之意；"太者，大也"，太阳为一身之表，阳气最多。"温分肉，充皮肤，肥腠理，司开阖，卫外而为固也。"太阳经义，主要从经络方面来讲：经络有手、足太阳经，特别是足太阳膀胱经非常重要。它起于晴明穴，上额交巅，然后下项夹脊，行于背后，沿着人的身后、腿后，最后达到至阴穴，络肾属膀胱。《灵枢·营卫生会》亦说"太阳主外"。由于人体的体表和外界接触面积最大，所以体表阳气的量如果不足够强大，就不足以温煦肌表，防御外邪，导致太阳阳气被外来风寒邪气所伤。"明枪易躲，暗箭难防"，这好像是《内经》一再强调的"圣人避风，如避矢石"，对这个风不能小看。而抵御这个贼风，就要靠足太阳经，前人把太阳比作六经藩篱，与太阳居表有很大的关系。太阳腑义：太阳腑，有足太阳膀胱腑、手太阳小肠腑。"膀胱者，州都之官，津液藏焉，气化则能出矣。"所以，膀胱是津液之腑，是水腑，而水腑怎么跟太阳相连呢？这个连接正好昭示了水液运行与气化的密切关系，一个水，一个气化，太阳篇的许多内容都与此相关。

再说太阳在天气方面的意义。太阳在天为寒，在地为水，合起来就是太阳寒水。太阳为阳中之阳，为什么要与寒水相配呢？

水是我们日常生活中不可缺少的东西，是生命过程不可缺少的重要元素，也是生命最重要的组成部分之一。看看古人造字就明白了，活字左边是三点水，右边是舌字，人如果不从口里进水，是活不成的。

易卦里代表水的叫坎卦（☵），同卦（下坎上坎）是坎卦相叠。坎为水，水本来是最阴的东西，用卦象来代表这样一个东西应用阴爻，可是坎卦却并不是这样，它是阴中夹阳，这就构成了水的一个重要的特点，有了这个阳，水就是真正的活水，就能为生命所用，没有这个阳，这个水就是死水一潭，死水对生命有用处吗？

李白有一首著名的诗，叫《将进酒》，其中有两句这样写道："君不见黄河之水天上来，奔流到海不复回。"作为一名中医，我们要好好想想，黄河之水天上来，怎么来呢？一定有个运的过程，肯定一个东西将水搬到天上，这个东西就是阳，就是太阳。《内经》讲"地气上为云"，就是指的这个过程。地气怎么为云呢？阴的东西总是往下沉的。读读《国语·郑语》"故先王以土与金、木、水、火杂，以成百物"，《尚书·洪范》"木曰曲直，火曰炎上，土爰稼穑，金曰从革，水曰润下"，就能知道五行是人们生活和生产实践不可缺少的最基本物质，引申至世间即万事万物都是由这五种基本物质及其运动变化而产生的，这不仅说明了五行的功能，同时也表明了五行之间有相生相克的关系。水总是向下的，"人往高处走，水往低处流"，水要向上升，要成为云，就必须借助阳气的力量，就必须借助火。因此，水要成为活水，要想循环起来，运动起来，要真正为生命所用，就必须借助阳气的作用。

坎卦中爻为什么不用阴爻而用阳爻，道理就在这里。从坎卦的情况我们了解到，易卦是从很深的层面去揭示事物的本质。照常理讲，这个水被阳气蒸动起来了，就应该越蒸越上，"蒸蒸日上"嘛，但它为什么又会降下来？这是什么原因呢？水被蒸动因阳而上，当到达一定高度后，就会遇到一个重要的因素——寒，古人不是有"高处不胜寒"的诗句吗？高的地方很寒冷，水蒸气遇到寒冷，就又凝结为水，高处的水越凝越多，再加上一些其他因素的作用，它就会重新降下来，这就是《内经》所说的"天气下为雨"的原理，李白没有交代天上的水从哪里来，但我们学中医的人应该理解它。

上述这个过程，一个上蒸，一个下降，水就变成活水，就"唯有源头活水来"，水对生命的意义很大，如果没有太阳，没有上面这些因素参与，水就循环不起来。

庞安时认为，《伤寒论》讲的太阳篇，就是讲水的循环过程，这个循环过程任何一个地方受到阻碍，就成为太阳病。有的时候是在上升的过程中受阻，有的时候是在下降的过程中受阻，所以太阳篇里讲太阳经证、太阳腑证，用麻黄汤、桂枝汤治疗太阳经证，就是因为水在蒸腾上升的过程中出现了障碍，地气不能上为云，所以我们要用发汗的方法，通过发汗，使汗从皮毛而出，上升的障碍就消除了。水到天上以后，又要变为云、变为雨，这个过程是下降的过程，这个过程受阻了，往往就是太阳腑证，也就是蓄水证，我们要用五苓散来解决。

五苓散是太阳篇很重要的方剂，张仲景用它治疗太阳蓄水证，还可以治疗消渴证。五苓散用的是白术、茯苓、泽泻、猪苓、桂枝五味药，其中有桂枝这样的辛温药，却没有一味养阴药，没有一味生津药为什么能治疗消渴？这个疑惑放在太阳里，放到自然里，放到水的循环里，问题就解决了。地气上为云了，还要天气下为雨，如果天气不下而为雨，那大地就会出现干旱。

大地干旱在人身上是怎样的反映呢？地为土，脾主土，开窍于口，所以"干旱"首先就会出现在口上，就会有消渴。五苓散能使天气下为雨，解除这个下降过程中的障碍，当然就能治消渴了。正如老子所讲："人法地，地法天，天法道，道法自然。"我们从五苓散能解决消渴的问题，就应该对老子的这段话有更深的理解。由此可见，道家和医家对天人相应有着共同的认识。

当然，如果从风寒之邪侵犯太阳之表，内传入里，影响膀胱气化，形成蓄水证，也能很好地解释这个问题。通过学习《伤寒论》，真正体会到学习经典的魅力。

综上所述，太阳篇实际讲的只有一个问题：水，治太阳就是治水。不管是麻黄汤、桂枝汤、五苓散，还是大青龙汤、小青龙汤、越婢汤，这些方剂都是在讲水，讲治水。治水就是要学大禹，要讲疏，不要学鲧，去堵。

庞庆对儿子学习的方法和效果颇感满意，但他希望庞安时应该在这个基础上掌握脉学。

脉学是中医学诊断技术的难点，凭借医者三指，了解患者阴阳、表里、寒热、虚实、气血津液、五脏六腑等方面的综合状况，除应具有扎实的中医理论基础外，还需要积累丰富的临床切脉经验，深刻领悟，方能为患者准确辨证。因此，他对儿子提出了学习《脉诀》的要求，并为之传授，但庞安时当时不以为然，他说："《脉诀》是五代人高阳生杜撰的，鄙陋纰缪，此浅近不足为也。"

庞庆听后，觉得儿子对切诊和脉象的作用认识上有偏差，这是非常有害的，他认为有必要对儿子耐心教导，让儿子真正理解脉诊的重要性而自觉地运用它，所以庞庆从扁鹊行医的故事开始讲起。

扁鹊，约生于公元前 406 年（周烈王二十年），卒于公元前 310 年（周赧王五年），渤海郡鄚（今河北任丘县鄚州镇）人，姓秦，名越人，又名少齐。青年时为人舍长（客馆负责人），舍客长桑君过，扁鹊认为他独特，常常热情款待他，长桑君也知道扁鹊不是一般人，进出客馆十几年，才叫扁鹊私下座谈，悄悄地说："我有治病秘方，如今年纪大了，想传给你，请你不要对外泄露。"扁鹊说："遵命。"于是长桑君把他的秘方书都给了扁鹊，从此，扁鹊治病名声大振。扁鹊根据当时各国患者病情的需要，有时在齐国行医，有时在赵国行医，都得到老百姓的称颂。

在晋昭公时，众大夫势力强而国君宗族势力弱，赵简子为大夫，独揽国家政事。简子生病，五天不省人事。大夫皆惧，于是召扁鹊，扁鹊入宫廷看诊，出来后，董安于问扁鹊简子的情况。扁鹊曰："血脉正常，有何惊怪，昔秦穆公曾经如此，七日就醒了，今君主的病跟秦穆公相同，不出三日必愈。"过了二日半，简子果真醒了，董安于把扁鹊的话告诉简子，简子赠扁鹊四万亩地。

扁鹊行医到赵国，赵国太子暴疾而死。扁鹊到宫门前说："我闻国中猝有祈祷消灾之事，是不是太子病了？"中庶子（侍从官）说："然。"扁鹊说："入言郑医秦越人能使太子活过来。"中庶子不相信。扁鹊说："太子之疾，所谓尸蹶者也，以为不然，入诊之，太子股阴当温，耳中焦焦如有啸者声然者，皆可治。"中庶子报赵王，赵王赤脚小跑着出了门，说："先生远辱幸临寡人。幸而有了先生，则粪土之息，得蒙天履地而能长久为人！没有先生，则先犬马填沟壑了！"言未已，涕泣沾襟。扁鹊遂为诊病。先造轩光之灶，八成之汤，砥针砺石取三阳五输（三阳指：太阳、少阳、阳明；五输：即为五会，指百会、胸会、听会、气会、臑会）。子容捣药，子明吹耳，阳仪返神，子越扶形，子游矫摩。太子遂得复生。天下闻之说："扁鹊能把死人救活。"扁鹊辞曰："我非能使死人回生，不过是使本身能活过来的恢复起来罢了。"

扁鹊名闻天下，路过邯郸，听说赵人贵妇人，即为带下医；来到洛阳，听说周人爱老人，即为耳、目、痹医；到了咸阳，听说秦人爱小儿，即为小儿医，随俗百变。秦太医令李醯，自知医术不如扁鹊，派人刺杀了他。

扁鹊对脉学是个极有研究的人，当时以至后代为医，莫不以扁鹊之脉学理论为依据，尽皆遵循他的理论和方法。司马迁为他作传，认为天下讨论切脉者由扁鹊开始。

父亲庞庆的教导，使庞安时认识到脉诊的作用，自此，庞安时苦钻《黄帝内经》和扁鹊《难经》的脉学理论和方法。通过对黄帝、扁鹊之脉书习诵，他对脉学的理论认识获得了长足的长进。一天，庞安时把自己对脉象的理解和父亲交流，以求得父亲的指导。

庞安时说："中医号脉为了什么？不是为了更好、更准确地了解病情吗？《内经》上说'察色按脉，先别阴阳''脉以候阴阳'，说明脉的形成、脉的变化具备了阴阳的要素。《素问·阴阳应象大论》讲：'阴阳者，天地之道也，万物之纲纪，变化之父母，生杀之本始，神明之府也，治病必求于本。''本'就是阴阳，因为一切事物的发生、发展、变化都与阴阳有关，都是阴阳的变化导致的。脉，虽然主要的有二十多种，分别与不同的疾病或病因有关，但都能很好地反映人体的阴阳变化。所以，脉诊是中医一个重要的诊断方法。"

庞安时还说："《内经》讲脉并不复杂，只是讲一些最基本、最重要的原则，就是四时脉，如果把四时脉弄清楚了，异常的脉象、疾病的脉象才有可能搞清楚。"

他接着说："所谓四时脉就是春夏秋冬所对应的脉。春脉为弦，即在指下有'如按琴弦'的感觉。典型的弦脉在手下稍稍感到紧张，如果更进一步紧张就成了紧脉。"

"春天为什么会出现弦脉呢？因为春天的时候阳气开始释放、开始升发，但是这个时候阴寒还没完全消退。特别是北方，早春的时候还很寒冷，在这样一个时候，阳气要出来，阴寒就会挡着它，束缚着它，这就形成一个对抗关系，这样一个阴阳的综合作用，就形成了所谓的弦脉，所以我们摸到这个脉的时候总有一种受阻的感觉。在阳春三月见到这种脉象是正常的，但是不能太过，过则有病，太弦了就说明这种束缚的抵抗的力量超过了正常，那就要找原因，看看为什么会形成弦脉的太过；如果脉根本不弦，一点紧张的味道都没有，相反的很松弛，那说明阳气根本没有升起来，这也有问题。所以，春三月脉太弦了，即太过，或者一点都不弦，即不及，这样都不好。"

"如果在其他的时候见到弦脉，就应该找原因。特别是女性患者，摸到弦脉的时候更应该问问她：近来的情绪怎样，是否恼气了？恼气的时候常常会有弦脉出现，为什么呢？因为恼气就会肝气抑郁，所以气血的运行就会有障碍，有束缚。在任何时候出现弦脉，都应注意寻找其引起束缚的原因。"

庞安时接着说："夏天的脉是洪脉，又叫钩脉。夏天的阳气在方向上还是同春天差不多，阳气升发，向上向外，但是，阴寒已经退了，束缚的因素解除了，脉气如飞鸟临空，自由翱翔，所以，这个时候就出现洪脉，这是应时之脉，不是这个时候出现这个脉，就是非时之脉。"

庞庆听到儿子讲到这里，突然打断了安时的话："你谈到这个洪脉，我记起你爷爷曾经跟我谈起的一个故事。"

于是父亲讲起了爷爷当年的故事：当年蕲水三角山有一个殷实农户，是书香之家，主人广结广交，无论政界、军界、学界都有不少朋友。一天，他请了这些朋友十来人在家吃宴，同时也把你爷爷庞震请去了。吃宴时，朋友父子俩作陪。朋友的父亲气色很好，声音洪亮，酒量很大，宴会中，客人纷纷对他敬酒，祝他健康长寿。宴会完后，朋友趁他父亲高兴之际，就请你爷爷给他摸摸脉象，看完后，你爷爷笑了一笑，说"没事"。主人送出门后，你爷爷才对他儿子说：你父亲身体现在不错，但要注意，防止明年夏天出问题。朋友急了起来，迫不及待地问有什么办法可治。你爷爷当即给他开了一个处方，仅两味药，一味是生石膏，一味是苏木，要他熬水以后当茶饮。爷爷为什么要开这两位药呢？当时是冬天，可朋友父亲的脉却是夏天的洪脉，这个时候正是阳气收藏的时候，不应当出现这种洪脉，冬天还有一个季节气候的因素在束缚这种脉气，都会出现这种脉象，而一旦到了夏天，冬季气候因素的束缚没有了，那不等同于火山爆发？

送走爷爷等人后，这位朋友即对他的父亲讲了庞医生的意见，要他父亲把这两味药购回来，就当茶来饮，防重于治嘛。可他父亲这个人，脾气有点倔强，他说："尽信书，则不如无书，对医生的话也应当这样"。其父不再理会这件事。转眼到了夏天，一天中午，气温高了，狗在家里伸着舌头吼气，此时，老人突然叫头涨头痛，还来不及治疗，就与世长辞了。（用今天西医的话说，可能是得了急性脑出血而终的。）可见，中医这个诊脉作用是非常之大的，是生死攸关的大问题。

庞安时说："父亲讲的这个事例让我很受启发，近年来听到父亲的讲授，提高中医水平最基本的两条途径：一条是依靠经典，一条是依靠师传。这两条其实也是相辅相成的，学习中医经典，要靠老师的传授，如何运用经典，也离不开老师传授，要不断总结运用经典知识的经验，还要不断创新。当然发掘创新不是一代人的事情，是多代人甚至是千百年的中医实践者追寻的事情，创新的愈多，总结的愈广，中医学就愈加丰富和进一步发展，后学者治病就更加游刃有余了。"

庞安时接着说："秋脉是毛脉，即轻虚以浮之义。言其浮者，轻取即得，言其毛者，轻虚之象也。《素问·平人气象论》形容这个脉是'厌厌聂聂，如落榆荚'。此时'气转而西属金，位当申酉，于时为秋，万物收成。其气从散大之极，自表初收，如浪静波恬，烟轻焰熄，在人则肺应之，而见毛脉'。"

"冬为石脉，石就是沉，像我们把石头丢到水里必须沉到水底才能摸到一样。冬天之所以出现这种脉，是因为冬日的阳气收藏起来了，脉象完全是跟着阳气走，阳气出来它就浮起来，阳气入里它就沉下去。"

庞安时认为，光懂得脉象理论，还不能真正懂脉，"心中了了，指下难明"，关键还是要靠亲自实践，慢慢体会。要会把脉，先要分清浮沉，浮沉清楚了，就能知道病是在三阳还是三阴。脉浮病在三阳，脉沉病在三阴。阴阳区别清楚了，求本的要素就具备了，治疗上也就有了大致的方向。另外，就是迟数、滑弦、大小，这些脉都比较容易分清楚。除此之外，还有一个重要的方面就是分清脉的有力无力。如果有力，就是阳明病，要用清泻的方法才能奏效。如果无力，就是虚，就是劳，清泻的方法万万使不得，必须要运用甘温之剂。临床碰到同样的脉象，不管是什么病，可以异病同治，都用黄芪建中汤，或归芪建中汤化裁，往往可以获桴鼓之效。

父亲在专心倾听儿子对脉象的理解和认识，心中不由得升起来满足，对儿子思想的转变由衷的高兴，为儿子对脉象的正确认识由衷的赞许。他这样学习下去，切脉的理论水平会不断提高，结合将来临床反复的揣摩，就会达到《难经》上说的"切而知之谓之巧""切脉而知之者，诊其寸口，视其虚实，以知其病，病在何脏腑也"，高超的切脉水平甚至会弥补他耳聋带来的不利。

庞安时对黄帝、扁鹊之书学习非常深入，认识不断提高。不久，庞安时能"通其说，时出新意，辨诘不可屈"。父亲知道后，也大为惊奇和自豪。

从嘉祐四年（1059）到嘉祐六年（1061），一转眼，庞安时20岁了。他18岁耳聋后，开始"屏绝戏弄，闭门读书"，又刻苦研读了两年医学经典。所读医书上及《灵枢》《素问》《难经》《神农本草经》《针灸甲乙经》《肘后救卒方》，下及汉唐方书，以及经传百家，凡涉及的医学书籍，通读贯穿，深得要领。期间他很少外出，一直潜心学习，麻桥街上几个少年时的朋友来找他外出游玩，他都用手拍拍耳朵告诉他们：听不到。——谢绝了。

庞庆在同儿子的交谈中，知道儿子已经掌握了医学理论和实践智慧的根底。庞庆认为，一个医生要临床取得好的效果，还必须具备对病证的识别能力和诊断能力，这需要很多临床实践。医生的诊断水平至少可以分为四个层次——神、圣、工、巧，望而知之，谓之神；闻而知之，谓之圣；问而知之，谓之工；切而知之，谓之巧。知子莫若父，儿子应该到达了一定的层次了，现在需要的是，让他进行临床实践锻炼和证实了。

嘉祐六年（1061）的大年三十，鄂东人（蕲州人）俗称"过大年"，吃了"团圆饭"后，庞家就把架起的干树兜燃烧了起来，放了鞭炮，封了大门。封了大门以后，一家人就围在"火堂"旁边吃瓜子、板栗等，乐呵呵地闲聊，当地人称之为"守岁"。这个风俗也要求在这个时段要极力避免儿童哭闹，切忌说不吉利的话，否则来年会一年不顺利。

就在这除旧迎新之际，大家都希望在新的一年里，大吉大利，年胜一年。此时，庞家一家人也在"守岁"，庞庆让儿子庞安时在自己身边坐着，因为怕自己说话儿子听不好。坐了一会儿，庞庆故意大声问儿子："你今年多大年纪了？"

安时回答道："二十岁"。

庞庆说："《礼记·曲礼上》云'二十弱冠'，古代男子二十岁行冠礼，终军年十八请缨，贾谊十八岁为博士，皆未满二十岁，你现在进入二十岁，为父也六十岁了，今后庞家门诊的事主要就交给你了，父亲身体不好，让父亲休息休息，你看如何？"

安时说："好的，父亲信得过儿子，儿子一定不辱使命！"

从此，弱冠之年的庞安时正式成为庞氏中医世家的第四代传人，开始悬壶济世，救死扶伤。

第四章　医术神奇　誉满江淮

　　庞安时家里四代行医，闻名遐迩。由于庞安时聪明好学，悟性极高，文化功底扎实，底蕴深厚，加之家传医学的积累，医术很快超过了他的父亲庞庆。有些连父亲都不敢治的病，儿子不仅敢治，而且都治愈了；有些方子父亲不敢开，儿子敢开且行之有效。庞庆看在眼里喜在心头，对儿子很是佩服，内心感到无比的欣慰。因此，到了庞安时这一代，庞家医道和名声为之一振，更胜以前，来龙井寻医问药的人特别多，不仅是本地人，甚至很多都是慕名而来的外地人，其中既有达官贵人，也有普通百姓；有病入膏肓的，也有病证轻微的；有的白天来找，有的夜晚来求；有的冒着酷暑夏季赶来，也有的顶着风雪冬季前来。庞安时从不论远亲近邻、富人穷人、重病轻证、白天黑夜、大寒大暑，都恪守一个医生的本分，怀着仁爱之心，排除一切的艰难困苦，来者不拒，出诊不辞，一心救人。通过长期的临床实践和中医理论的深入钻研，庞安时医技日臻成熟，他不仅精通伤寒的治疗，而且对小儿科、妇产科也颇为精通。行医遍及江淮，活人无数，闻名遐迩。

医案故事之一

　　庞安时在九江有个学生叫胡洞微，人称胡道士。苏东坡曾说："庞安时为医……九江胡道士颇得其术。"九江人对胡洞微的医德医术，都很赞许，因此，在九江找胡洞微看病的人也非常多。可是有一次,一个疑难患者却叫胡道士束手无策。这个患者就是府城的赵大户,此人曾做过两任县官,家财万贯,是九江地区首屈一指的富豪,赵大户五十岁时,老婆才生下一个儿子,家里把他看成天上掉下的一颗星星,两口子喜出望外,大宴宾客,满月酒持续办了半个多月。

对这个独生宝贝,赵大户夫妇十分宠爱,捧在手心怕掉了,含在嘴里怕化了。平日里对他百依百顺,一心盼他快快成长,日后成龙成凤,光宗耀祖。

偏偏事不顺心,就在儿子年满十五岁时,忽然得了重病,卧床不起。赵大户好不惊慌,尽管他不惜钱财,四处求医诊治,可是百药用尽,儿子的病非但没有好转,反而日渐沉重。眼看水米不进,日渐虚弱,再难拖延时日了。

此间胡道士也去看过患者两次,服药好几剂,但是都没见效果。

赵大户像热锅上的蚂蚁,急得哭了。他声言:谁能救他儿子的性命,愿意以千金酬谢,并叫人写成榜文远近张贴,希望能遇上一个再世的华佗,重生的扁鹊。这一招也真的招来了一些当地名医,而且从远地也陆续来了一些医生,但都无济于事,儿子的病仍然没有任何好转。

胡道士倒也不在乎什么千金酬谢,他只存心想救人。他想现在只有到蕲水请庞老师来看一下,病情或许可能会有转机。

一天大早,门外还是一片漆黑,胡道士就对老婆说,他要去请庞老师来为赵大户儿子治病。

庞安时在麻桥本地非常忙碌,听到胡道士对他讲了赵大户儿子的疾病严重情况,立马放下手中的事,心急火燎地就跟着来了。

庞安时和胡道士刚跨进赵大户的门槛,只听屋里一片嚎啕。家人看见胡道士带来一个医生,只见他头戴纱帽,身披鹤氅,飘飘然有神仙之概，连忙引进屋里。

庞安时立即为赵大户的儿子诊脉，并上下仔细看了一遍，又把赵大户的老婆和服侍的书童、丫鬟、使妈找来，详详细细地问了一番，他心中有底了。

回到厅堂，胡道士为老师铺开纸笺，庞安时提起笔来，沙沙地写下了这么个处方：

生姜十斤研汁，拌以粥水吞服，头一天一碗，第二日两碗，第三日三碗。

大家见此处方，惊得说不出话来，只是心想，这处方真是见所未见，闻所未闻啊！

庞安时说："贵公子服药后有什么事情，可以随时找我。"赵大户听后连声地说："好！好！好！"实际上他们对此方将信将疑，但是鉴于庞安时是当时的名医，是胡道士推荐过来的，又是他的老师，只好一试。

胡道士补充一句："你们记住，庞医生住在我家。"

赵大户的儿子服了庞安时开的十斤生姜汁，头一天，四肢开始酥暖，能够哼哼唧唧；第二天情况更好，神色渐渐有了生气，就连多日呆滞的眼睛也睁开转动了；三剂下来，第四天早上，一觉醒来，便唤人扶他下床，吵着要吃饭了。

儿子死里逃生，使赵大户开心得发狂，他的老婆直念阿弥陀佛。多日来惶惶不安、死气沉沉的赵府一扫往日的沉闷，恢复了热闹欢乐的气氛，人们开始言笑了。

赵大户办海参燕窝酒席，差总管去胡道士家请庞安时，还接了一些医生作陪。庞安时到后，赵大户满脸堆笑，左一句"活菩萨"，右一句"请上坐"，众医生对庞安时也都你夸我赞，还不等他落座吃茶，众人就要庞安时讲讲用十斤生姜汁起死回生的奥妙。

庞安时行医治病，务求理论清明，善于思索，有不明白的地方，即使三岁稚童有长处，他也不耻下问；如果见别人有不理解的地方，他又能把原委和道理详详细细地讲明。

于是，他说道："赵公子从小喜食斑鸠，哪天没有斑鸠就闹着不吃饭，弄得方圆百里斑鸠几乎绝迹。斑鸠性凉，多吃容易引起寒凉证；且斑鸠喜食半夏，半夏的毒性易随之进入人体。我见到小东家筋剔肉瞷，面有绀色，口唇麻木，奄奄一息，浑身还微微蠕动。切脉后，就断定小东家是长年累月食用大量斑鸠引起的冰伏凉恶痼疾和半夏慢性中毒。对症下药，就非用生姜不可了。小东家病后体虚，药量由少到多，再加点粥水调养，自然能恢复健康。"大家听到这一席话，都赞不绝口。

医案故事之二

桐城，是安徽省的一个县，春秋时为桐国，隋置同安县，唐改桐城县。庞安时当年因医名饮誉江淮，多次涉足该地，同时还有一些学医的弟子。李百全是其中的佼佼者。

熙宁年间，庞安时赴桐城，偶然遇到一个妇女难产，生了七天，孩子也没有生出来。此时，家里请了当地不少医生，服药非常之多，但无一奏效。家人、亲戚急得团团转，泪水噙在眼眶里，但又无可奈何，叫天天不应，叫地地不灵。

庞安时的学生李百全，医术是很不错的，宋·洪迈《夷坚甲志·卷十》称其"名医李几道（即李百全）""良医李百全几道"。李百全在医学上继承了庞安时善用针刺治疗疾病和重视起居调养、培补正气的特色和优势。

难产妇女有一位邻居叫朱新仲，对于产妇家的一举一动，特别是家人的着急和伤感，他都感同身受。

李百全在朱新仲家办事，朱新仲知道李百全是一名医生，就邀李百全去看看，李百全说："此病百药无可施，唯有针法可治，然我的针刺技术还未精湛到这种程度，不敢施以援手。"于是没有行针治疗，就回家了。

凑巧，第二天，庞安时因为有事来到桐城，步入李家。李百全喜出望外，遂邀庞老师一起去朱家。朱新仲告诉庞安时缘由说："患者家不敢委屈先生叫你去看，可是人命关天，你能否屈驾去救她？"庞安时爽快答应和朱新仲一起去看看。刚进邻居家，一看到孕妇，庞安时连声说："有救！有救！"

就这一声，令一家人振奋起来了，都激动得热泪盈眶。庞安时叫家人打一盆温热水过来，温敷在腰腹间。庞安时用手上下抚摩之，片刻须臾，孕妇觉得胃肠微痛，庞安时趁机扎下一针。这时，产妇就感觉到要生产了，不一会儿，产下了一个男婴，母子皆安然无恙。

看到这个结果，全家人都欢呼起来了！产妇的婆婆连说："庞医生真是活菩萨，庞医生是活菩萨！"其家人、亲戚都高兴地向庞医生拜谢，恭恭敬敬地扶庞医生入座。

治疗效果如此神奇，大家都想听听原委。李百全代请老师说："老师，您就说说情况吧！"

庞安时说："孩子已经出胞了，因一手误抓母亲的肠子，不能脱手，故虽投药，毫无用处。刚才我隔腹扪儿手所在，针其虎口，儿既痛，即缩手，所以就顺利生下来了。"

庞安时令家人看看儿子手，果然，儿子右手虎口有一个针痕。

庞安时针刺治疗难产，在医学界曾有不同看法，有的说"似涉虚妄"，有的"以为笑谈"。1998年《中华医史杂志》7月第28卷第3期发表了北京中国中医研究院中医药信息研究所李琳先生的一篇文章——《庞安时针刺诊疗难产案考辨》，很有参考价值。

该文章说：难产的发生，不外乎产道异常、胎儿异常、宫缩无力三类原因。本案经庞氏针灸后顺利产下胎儿，则非产道异常可知。宫缩无力利用独参汤加当归、白芍、川芎、枸杞、龟板等补血填精、滋补肝肾之品以大补气血，胎儿可下，定不致让医家"百药无可施"。其产子七日不下的原因最大的可能是胎儿异常。对以上病情，庞氏解释为腹内胎儿"一手误执母肠"，显然是不科学的，因为生殖器官与腹腔完全是不相通的，也正因为此，该案的可信性成了一个历史悬案。

但我们认识事物必须运用历史的、唯物的观点，不能因为这种认识的历史局限性去责难、强求古人。应该看到该案非常难能可贵的是，庞氏完全诊断出了难产是由胎儿异常造成的。现在我们以此为基础，来进一步推断该案是否有可能发生。胎儿异常包括胎先露、胎位及胎儿发育异常。本案胎儿发育正常，故以理推之，本案产妇应初为横产或为头位头手复合先露，尤以第二种情况的可能性最大。分娩过程中，儿手先出，胎儿不能下，必须将儿手推上送回胞中，行外倒转或内倒转术，使胎位成头位乃有可能娩出。然七日不能下者，疑产婆在转胎过程中误将儿手推出胞外，此时儿一手在胞外则不能转位而出，也只有在这样的情况下，庞安时才有可能从产妇腹壁外扪及儿手所在，针其虎口（即合谷穴），"儿既痛，即缩手"，使胎儿手缩回胞中，儿即下。故取儿视之，右手虎口针痕存焉。另庞氏为当时名医，他一见患者"即连呼曰不死"，这是从精神上安抚患者，以解除产妇思想顾虑，消除紧张情绪，这也符合现代妇产科学难产的治疗原则。最后胎儿得以娩出，当非杜撰。

对于这种行之有效的著名医家的医疗活动的记录，因其散见于文人笔记和史志传记中，不能发挥它应有的价值。现在我们考证其可信性，以便广大医务工作者学习和借鉴前人的医疗经验和智慧，更好地服务于社会。

有了李琳先生的这篇考辨，庞安时良好的医德医术更为可敬可佩！

医案故事之三

苏轼在黄州四年多，跟庞安时接触的十分频繁，由他亲眼所见，得出的一个结论就是"庞安时为医，不志于利"，这可是一个相当高的评价。

蕲水县绿杨有这样一位患者，在三十多岁的时候，因在社会上参与嫖赌等事，私用父亲千金银两。父亲发现后，非常生气，大骂儿子一通。可是儿子平素身体虚弱，遭到父亲的责骂后，忧郁成疾，身体一下子垮了下来。得病开始像伤寒，以后渐渐神昏体重，难以转侧。父亲请来几个医生诊治，大家都觉得患者得的是纯虚之证，唯事峻补，每日用人参三钱，结果痰火郁结，身体冰冷如尸。举家都觉得没有办法，正要准备后事。

一天，他家听说本县龙井村庞安时有较高的医术，何不请他一试？遂派人至龙井村请庞安时来诊治患者。

庞安时到患者家里时，全家人都围在患者床前哭泣。庞安时叫他们停止哭泣，站到一边，由他检查患者。他经过望、闻、问、切以后，再仔细摸其身体，发现患者遍身皆生痰核，大小以千计，庞安时突然发笑，周围哭泣的人都很惊骇。

庞安时说："你们这些人围着哭泣，是以为患者快死了吗？就算你们把屋里的大板拿出来，重打四十下，他也不会死的。"他的父亲听后不相信，说："如果能医好我儿子，现今吃人参的费用是千金，我当以同样的数字酬谢先生。"

庞安时说："我不是图财而来，谢谢你许诺，你可以酬谢别人，可我只取我所得，不尽取也。"于是开出清火安神、化痰散结之方，佐以末药一服。果然，患者服下三剂之后，即能开口说话，服下五剂之后，即能坐起来，治疗一月，患者行动恢复如常，疾病就痊愈了。

当时正是牡丹花方开之时，亲友正在牡丹花前摆宴席以庆贺，庞安时适至，对其父开玩笑说："你的儿子每日服人参千金几乎致死，可是服我开的末药而痊愈，你可按药本钱给我吧？"

其母舅在旁说："一定要赏的，先生明示价值几何？"

庞安时说："增病之药值千金，去病之药自宜加倍呀。"病者面露惊惶之色。

庞安时接着说："不要怕，不过八文钱，萝卜籽为末耳。还有服剩的末药否？可拿来一观。"大家把药拿来一看，真是萝卜子，皆大笑起来。

这是一个动人的故事，它表明庞安时不但是一个医术高明之人，而且是一个医德高尚的人，不为千金重利所动，只知"尽其道"，即"一心救人""不尽取也"而已。

作为医者，若要真正做到"一心救人"，不但要不贪钱财，还要敢于负责，对危重患者不可敷衍推诿。

庞安时曾发感叹："凡举世一有利害关系，即不能大行己志，天下事都是这样，不独行医而已。"

庞安时行医非常谨慎，从不马虎，每次都对患者尽心尽力。庞安时医术也是了得，在蕲水很有名望，且医德高尚，对患者一视同仁，不会歧视穷人，也不会巴结富人，所以许多百姓都会找他治病。

医案故事之四

一天，庞安时和弟子们正在庞家病坊诊治患者。

一个衣衫褴褛的乞丐在门前徘徊了很久，小心翼翼地敲门，门开后，他看着庞医生，惊慌失措地说："庞医生，我好像感染了风寒，很难受，您能不能给我看看？"庞安时看出乞丐的不好意思，便让乞丐先坐下，然后为其把脉，再看看舌头，接着询问患者感染疾病的原因。庞安时思索了一会后，立即开了桂枝汤处方，命弟子张扩施药治疗。

乞丐问："可以用什么作为药引呢?"

庞安时见他手里拿着破旧的蒲扇，就说："用这把破蒲扇和所服之药一起煎煮调服即可。"

其弟子开始不明白其中的道理，庞安时说："岂不是《嘉祐本草》所说破蒲扇可以止汗吗?"

弟子们说："是的。"

（编者按：其实古代蒲扇是由棕树叶编制而成，棕树叶可以入药，味苦、涩，性平，能入脾经和胃经，可治疗劳伤、虚弱，还具有止血、降压、预防中风等多种功效。另外，《嘉祐本草》注引《药性论》云："止汗用麻黄根节及故竹扇，为末服之。"）

虽然乞丐没有钱治病，但是庞安时见死急救，不讲价钱，就地取材，给他治疗，且分文未取。这种境界在当时社会实属不易。

第二天，乞丐的病就痊愈了。

乞丐答谢庞安时说："庞医生，您的医术了得，愿意为我们这些穷人看病更是善举，我身上没什么值钱的东西可以付药费，我就在这里为您做苦工来抵药费吧!"

庞安时笑着说："不用了，你的药很便宜，而且你的破蒲扇起了大作用，不用给我药费了。"乞丐赧颜，明白是庞医生心地善良，不想让他有心理负担才这么说的，乞丐感谢庞医生后就离开了，想着日后有钱了一定来还庞医生。

医案故事之五

有一次，泗州太守毛公弼得了泻痢病，病了很长时间，请了许多医生医治都未见好转。听说蕲水有位名医医术不凡，于是辞官回到乡里特地请庞安时诊治。

庞安时看完后说："这是丹毒，并非痢疾。"

于是给他煮了一些葵菜汤，嘱咐他要全部喝完，并说："服

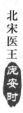
药后，应当会泄下一些东西。"

毛公弼喝了一口葵菜汤后，觉得难喝至极，没有把它服完。第二天庞安时再来看诊，问他说："有没有泄下什么东西？"

毛公弼说："并没有泄下什么东西。"

庞安时说："那丹毒还没有去除，你昨天的药喝完了吗？"

他有点不好意思地说："那药太难喝了，我才喝了两碗。"

庞安时说："再煮些这种药，一定要全部喝完。"嘱其再煎，强制令他服下，毛公弼很是无奈，但又不好推脱，于是喝完了所有的药汁。喝完药汁后，他就开始泄泻，泄下臭秽腐烂各色排泄物后，痢疾才停止。

庞安时说："这就是丹毒，疾病已经去除，但是年纪大的人泻痢日久，又迅速去掉丹毒，双腿会没有力气，不能重复服用。"

于是赠给毛公弼两瓶牛膝酒，他喝了之后确实比以前好了很多。毛公弼痊愈后，很是感谢庞安时，称其不愧名声在外，医术确实卓尔不凡。

医案故事之六

毛公弼有个小女儿，平素一直受呕吐折磨，也请庞安时为其小女诊治。

庞安时看了他女儿，然后开处方，说："呕吐的症状容易治愈，但如果此女子不嫁人，则呕吐之证不会再发；如果后来因为妊娠再出现呕吐，那就治不好了。"

患者服药后，呕吐很快痊愈了。

毛公弼回乡之后，忘记了庞安时说的话，将女儿嫁给了沙溪的张氏。一年后女儿怀孕了，出现了妊娠反应呕吐。最后，果如庞安时所说，因呕吐病发作而死亡。

医案故事之七

庞安时味觉功能强大，品尝他人煎的药汁，入口就知道是什么药物，且各个药物剂量多少，丝毫不差。

邻乡有一个小孩子患了伤寒之证，发热好几天，颈项强直，眼睛外翻，弄舌抽搐，就像发癫痫病一样。大多数医生都以惊风治疗，都没有治疗效果。

庞安时诊察脉象为浮滑脉，试着用指腹按压其胸腹部，小儿觉得疼痛而啼哭。

庞安时说："此为结胸证。"

于是，用小陷胸汤治疗，方用半夏、黄连、瓜蒌实等治疗，使其吐出黄涎就痊愈了。

医案故事之八

有一天，庞安时来到歧亭和张耒、潘大临、陈慥等人相会。

忽然有三个人挡住了他们的进路，其中有一位 60 岁左右的老人，头发白了许多，身上穿得比较破旧，皱纹满面，容颜憔悴，见庞医生来了，连忙扑在地上，俯首直拜，说："庞仙人，庞仙人，救救我的儿子吧！"

庞安时一时懵了，不知对方有何急事。

庞安时把他扶起后，详细问明情况，才知道事情的原委。

老人是麻城宋埠人，一生务农。他的一个儿子，前两个月和附近一个姑娘结了婚，两人很恩爱。但他儿子最近突然患了一种怪病，夜间突然阴茎缩入，阴囊缩小，阴部剧痛，烦躁欲死，大便不通，把一家人急得死去活来。这位年轻人要跳楼寻死，新婚的妻子哭得像个泪人儿似的。本地的郎中，他们都请尽了，家里的钱也快用完了，但都是隔靴搔痒，没有一个郎中开的药有效。昨天宋埠一个做生意的人，说蕲水的庞医生到歧亭来了，据说是带人来看陈慥隐士的。

在江淮地区，特别是鄂东邻近的十余县，群众把庞安时视为"活菩萨"，说他能包治百病，甚至说是"千古一人"。全家人一听说此事，一夜都没合眼，早晨五更就从宋埠向歧亭赶来。

问明情况后，庞安时马不停蹄地赶到患者家，立即查看患者，先给小伙子摸了脉，观察了一会儿，对他们说："别着急，能治好。你们先到龙井村病房住下来，我随后就回去为你开药治疗，会好得很快，不用担心。老爹爹准备抱孙子吧！"

此言一出，老人和小伙子愁云消散，喜笑颜开。

后来，这个小伙子的病，果真被庞安时治好了。

医案故事之九

有一年夏暑季节，蕲春县横车驸马坳有个叫夏雨霖的患者，腹泻、自汗、神倦，吃了几剂乡郎中的温补药剂，非但病情未见好转，反而日趋加重，二便失控。

当时本村的医生熊觉（后来也成为庞安时的学生），经患者家人延请，也去看了两次，但都没什么好办法。

一天，由患者的亲戚请来了龙井村的庞安时。庞医生伸手按脉，患者脉虚，重按若无，又见患者额上出汗，小便短赤，口烦渴，四肢逆冷，便说："这是伤暑症，所服皆是治疗阴虚的药剂，乃火上浇油，弄不好是要出人命的。"

庞安时决定用清暑益气汤合桂枝汤治之。

熊雨霖家属到药店去抓药时，发药的店主一看，犹犹豫豫，并对抓药的人说："患者久汗失水，用药收敛还恐来不及，反用桂枝发汗，那不是越来越严重吗？"

抓药的人听店主这样一说，认为他是好心，立即返回家中，告诉患者。

患者看病情到了如此程度，心一横，对抓药的人说："快回去，把药抓回来，煎给我试一下！"

一剂服下，病去一半，再服二剂，二便通利，汗收渴止，烦热消退，不久竟获痊愈。

患者为感谢庞安时的救命之恩，上门以礼相谢，都被庞安时拒之门外。

熊觉得知后，对庞医生的高尚医德、精湛医术，感到非常钦佩，于是决定拜入庞安时门下学医。（见第七章）

医案故事之十

当地有一个富豪家的公子外出游玩，在街道上看到一家青楼，心血来潮走了进去，未及行事，突然隔壁有人打架，声音很大，震动了房屋，这位公子不知就里，非常惊恐，急忙跑了出来。由于慌不择路，不小心跑到一个处斩犯人的刑场，心里更加恐惧，想赶快离开，不由跑得更快。跑着跑着，突然脚下一滑，扑倒在一个死刑犯的尸体上，因而吓得魂飞魄散。

回家以后，就开始发狂，丧失理性，打人毁物，家人不知何故，急得团团转，于是以重金遍请医生、巫师到他家治病，但都毫无效果。

富豪托人到处打听名医，并放出话说，只要谁能够救治他家公子，将重金酬谢。

后来，富豪听说庞安时医术高超，心想不妨请他到家治疗一试，于是就派人把庞安时请到家里。

庞安时仔细询查病情后说："这是因惊恐而致狂证，大惊而动了心火，由于素有痰聚，痰为火升，升而不降，心反为痰火所疫，痰火聚结，壅塞心窍，神明不得出入，主宰失其号令，即经书上讲的'重阳者狂'。"

于是，以生铁落饮为主方加化痰宣窍安神之药，但要以绞死犯人的绳子烧为灰作为药引子，含"惊者平之"之意。

富豪立即照办，公子服下药物后，病情很快痊愈。

全家大喜过望，要以重金感谢，但庞安时只取所需。

医案故事之十一

有一天，庞安时、潘大临和张耒一起到黄冈看望苏轼，苏轼非常高兴，带他们一起游赤壁。当时，他们正一起向赤壁矶下走去，突然，从后面涌来一大群人，拽着一个伸着舌头的患者，有人高声地喊："我们要请庞安时医生诊病，不知道哪一位是庞医生？"

潘大临一看，是他认识的患者，原来是黄州街上的一位杂货店老板，他舌头伸出口外，不能讲话，潘大临说道："老板何以成这个样子？"而后把庞安时介绍给他们，他们见到庞安时，很是高兴，随即把事情的经过向他们一一道来。

原来，前些日的一天夜晚，不知是谁害人，送了一具女尸立在他的大门上，然后在他的门上拍了几下，把尸体留下就走了。

当老板把门打开，一具女尸正好倒在他身上，他措手不及，来不及反应，惊吓得魂飞魄散，吐出舌头，从此再也不能收回去，这种情况，已经近十天了。一直不能进食，只能靠喝点汤水度日。

眼看患者身体一天天地消瘦下去，却无可奈何。

虽一江两岸黄州、鄂州的医生都请到了，但都束手无策。

全家都非常着急，一方面，他的家人跑到安国寺找继连和尚，怀疑可能鬼神作祟，只有拜佛求神了；另一方面，正准备到外地遍请名医。可刚好听说今天庞医生来了，他的家人喜出望外，就拽着患者赶到赤壁来了。

庞安时听完后，请来人扶患者坐下，摸了摸脉，取出随身携带的银针，寻找几个穴位扎将下去，接着又运针几下，然后再在针尾放上艾绒，一一点燃。

不一会儿，患者舌头就缩回去了，变得像往常一样灵活自如。

当时有很多围观的老百姓，他们亲眼见到这一神奇疗效，爆发出热烈的掌声和欢呼声，无不惊叹："神医呀！真是神医！"

一家人惊喜得流出了热泪。这时患者的老婆一下跪倒在地上，连连磕头，表示感谢。

患者紧紧拉住庞安时，一定要请庞医生喝酒，并要重谢庞安时。

庞安时说："不必这样，治病是医生职责所在，我只取所需即可。"然后取了老板的部分诊金就离开了，当时许多人亲眼所见，无不为之惊叹和动容。

这一事件极大地震动了黄州城。庞安时的名声就这样越来越大。

医案故事之十二

庞安时既是一个读书人，又悬壶济世，行医去疾，在古代这类医生被称为儒医。

每一个读书人都有自己的嗜好，作为一个读书人，庞安时也不例外，庞安时最大的嗜好就是收藏名人墨客的善书古画。

在蕲水、蕲春两县交界处有一座有名的高山，名叫蒋家山。它四周高中间低，人称"小盆地"，海拔282.2米，面积4.62平方公里。境内岗峦起伏，连绵不断，悬岩峻岭，千姿百态。有大寨、古寺、古庵堂、古墓、古石刻多处遗址。主峰蔡庵寨位于小盆地西南端，又名雌雄双虎峰，如鹤立鸡群，格外醒目。

苏轼在黄州时，曾遍游了鄂东所有的名胜风景，在欣赏大自然优美风景的同时，也在多个地方留下了自己的诗词作品。

元丰五年（1082），苏轼和马梦得一同来到双虎峰游玩。

当他看到这里的秀丽风光，天然美景，不觉流连忘返，当即在这尊兀立山头上题写了五百余字的题词。

这个题词道尽了此地山川婀娜多娇，当地人看后喜不自禁。

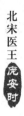

不久，便有人将这个题词刻在了那里的石头上。

这件事情，作为苏轼的好友庞安时是听说过的。

元丰七年（1084），在蕲水、蕲春交界的蒋家山，有一个富户人家遭到盗贼偷窃，家中的女主人因此受到惊吓，得了一种怪病——此后但凡听到一点声响，她就觉得是盗贼再次来到她家中而感到惊慌失措，跌倒在地，战战兢兢，不能自已。

他的家人遍寻本地和外地的名医名方也没能治疗她的这个怪病，随着其病情不断地加重，全家人心急如焚。

后来经人打听得知蕲水龙井村庞安时是个神医，患者丈夫便立刻把庞安时请上蒋家山。

庞安时走进患者家的厅堂，一眼就看到堂壁上挂有苏轼书写的蒋家山五百字题词的拓版，非常高兴，也不由得想念起好朋友苏轼来。虽然这次已到蒋家山，但还是没有时间去领略这双虎峰，心想"如果我也能收藏这副题词拓版就好了"。

但治病要紧，他也没敢多耽搁。他进屋坐下后，把患者请了出来，仔细询问患者起病原因及发病经过等具体情况。

他发现患者平素就胆小怕事，山中盗匪偷窃令其惊恐过度致使她出现这样的症状。庞安时沉思片刻，说："这个病并不是药物能够治疗的，但我有一个办法，可以让夫人不药而愈。"众人都感到很惊奇，不吃药怎么能治好病呢？

只见庞安时安排两个丫鬟扶着患者立在一张高凳上，后面放着一个桌案。庞安时面对患者站立，手里拿块醒木，乘其不备突然用醒木猛击木案，"啪"的一声。患者突然听到声音，心中一惊，差点从高凳上跌落下来。

庞安时这时说："我这只不过是用木块击案，你又何必如此害怕？"尽管这样解释，但患者仍然惊恐不语。接着庞安时又连续地用醒木敲击木案，发出"啪啪"的连续响声，虽然患者有些疑惑地看着他，但也渐渐不感到害怕了。

北宋医王 庞安时

到了这天夜里,庞安时又让人不断地在患者室外敲击门窗、鸣锣打鼓,患者起初还有些惊惧,不久便平静下来。

连续数日如此,那妇人对外面时起时落的响声已无惊恐之状,亦能照常入睡,疾病渐趋痊愈。

庞安时对患者的家人说:"虽然这种治疗方法很奇特,但这并不是我的独特发明,《内经》中说'惊者平之',平,即平常的意思,见惯了自然不惊。对受惊吓而生病的人,我们要设法让她对受惊的状况感到习惯,让她觉得这状况跟平常一样,也就没事了。我就是按《内经》提示的办法诊治的。"

此事,时人传为美谈。

庞安时治好了富人夫人的疾病后,主人感激不尽,不仅称赞庞安时的医术精湛,而且要拿出重金来酬谢庞安时,但是庞安时不问钱财,只问了一句:"东坡先生这个题词,你是从哪里拓来的?"

主人马上意会,赶紧说道:"就是从我们后山上的那尊石头上拓来的。先生要想去看看,我可带先生过去。先生如果喜欢这幅题词,可以把我家的这张先拿去,反正那石头离我家不远,以后我可再请人拓出一张来。"

庞安时高兴地说:"那好,非常感谢!你把这幅题词拓版作为诊金送给我吧,你们到时候再去拓印一份,我就在此谢过了。"

主人听后,本打算重金致谢,可庞安时不接收,只需要后山上随时进行的一个拓版即可,太便宜了。正如外界所说的,他"不尽取之",心中感激不尽,赶紧命人取下题词拓版送给庞安时。

医案故事之十三

北宋元丰八年(1085)二月,蕲州西河驿有个少女暴病,家人听说庞安时行医很神奇,半夜就起床赶来蕲水龙井村请庞医生来看病。庞安时刚起床,就听来人报告说,有人请他紧急看病,他二话不说,立刻同来人赶赴西河驿而去。

庞安时一进患者家门，就看见病家已为患者准备了棺材，正在准备丧事，全家悲痛，似是患者已经死去。

患者父亲见医生来了，就请庞安时到客厅休息，并对庞安时说："庞医生，您来迟了，小女暴病，请来几位医生都无能为力，不幸已病逝。现在又空劳先生白跑一趟，还是请先生先在此休息用膳，然后再回去，不用去看小女了。"

庞安时感到事出蹊跷，常人怎么会死得如此突然，若不是虚脱，就是闭塞，于是对其父说："人的生死原有定数，如今令爱暴亡，病因不明，我想审视一下，以明确病因。"

其父以为此事不妥，连忙说："小女不幸已亡，先生远道而来，出诊费我自会如数奉敬，只是小女即将装殓，不便劳驾先生了。"

庞安时说："令爱在哪里，一定得让我进去看一下情况。"父亲说："女儿已走，就不要去打扰死者上路了，您不用再去看了，谢谢您！让您辛苦跑一趟了。"

庞安时坚持说："我已经来了，还是让我看一下，我此举并非是为钱财，只是想弄清令爱死于何证，顺便也表达我的哀悼之情。"

既然庞安时执意要看，其父也不便拒绝他的好意，只好把他带进去看一看。

于是，庞安时来到房内，掀开盖布后仔细查看，见女子面色微微泛红，鼻尖上还有细小的汗珠。

庞安时连忙说："这样好好的一个大活人，差一点就被你们装入棺材里活活埋掉。"

庞安时立即用雄黄解毒丸合稀涎散调匀，去枕头，将药物从鼻孔灌入。

药灌到一半时，患者突然嘴角一动，牙关松开，家人都非常吃惊。药灌完后，她喉内痰鸣作响，溢出许多痰涎来。

此时，庞安时已断定该女子是因浓痰闭塞而窒息，于是配制稀涎散继续灌药抢救治疗。不一会儿，患者呕出许多胶状的浓痰后，发出呻吟声，神志也渐渐清醒，只是不能说话。

庞安时仔细查看了患者的喉部，发现其喉咙肿胀，布满血丝，原来患者患的是缠喉风。于是用土牛膝捣汁调玄明粉，用鸡毛蘸之，清理患者喉中浓痰，此时患者便能发出声音。然后让患者服用疏风清火和生津之剂三剂治疗，后经过中药调理，治疗一段时间后即告痊愈。

女儿起死回生，父亲千恩万谢！全家视庞安时为神医，像其他人一样，酬谢庞安时重金，他只取应得的部分，其余全数退还。

医案故事之十四

北宋元祐四年（1089），蕲水县开元乡云路口村"资产巨万"的大富豪侯严，字仲修，娶贤淑端庄的施氏夫人为妻，家风甚好，虽然比较富有，从不骄恣奢侈，且乐善好施，童叟无欺，他家的童仆都感受到他们的恩惠。

侯仲修洁身自好，平时喜欢阅读古今传记诗歌，有较好的文学造诣和功底，与江淮士大夫交往甚密。

他虽比庞安时大六岁，但他们是英雄相惜，互有交往。通过多年交往和了解，侯仲修也是非常敬佩庞安时的医术和医德。

元祐三年（1088）冬，侯仲修不慎得病，于是急忙请庞安时过来诊治。

庞安时听说侯仲修病了，立即前来诊视探望。他通过仔细询问和检查后，判断侯君得的病为不治之症，最多活不过三个月，但庞安时迟疑，不敢当面直接言明，不过侯仲修马上明白了自己的病情，知道自己患的是不治之症，连庞医生都无力回天。

于是泰然自若地说："庞君呀，不用担心，我也知道自己这次疾病好不了，你尽管给我开方治疗就是了。"

庞安时好生安慰了侯仲修一番，希望他好生调养。然后根据他的情况，开了几剂中药，以此改善他的症状，控制他的病情。

经过庞安时的药物治疗，病情还是稳定了两个多月。

第二年春，侯仲修疾病突然加重，家人知道已无药可救了，问他有什么遗嘱，他说："没有什么可说的，该说的都说了，该做的都做了，你们好自为之，重视培养下一代，沿袭侯家家风，我就满足了。"说完，写了一封信请家人交给友人国学贡士杜知常，托付他教育培养好自己的子女。

第二天，也就是元祐四年（1089）二月十日这一天，侯君溘然长逝，享年五十四岁。可见，庞安时对疾病判断准确，料事如神。这些可以在友人杜知常撰写的侯仲修墓志铭上得到印证，流传到现在的墓志铭上有明确的记载：

君偶得疾，乃召居士庞君（庞安时）诊视，庞既至而疑焉，君亦深喻其旨，了无留难之色，虽勉服药饵，扶持累月，明年春疾益亟，家人叩以后事，悉无所言，惟命左右遣书以召友人杜知常以教子为祝。次日告终，实四年二月十日也，享年五十四。后人赞侯君曰："学以美身，欲行其义，命之不偶，承以家事，孝友是笃，惠慈乐易，里人敬之。胡假禄位，惜哉中年，逝也何言，善积于躬，庆垂后昆，诗书教子，以亢其门。"

他的夫人施氏在侯君逝世五年后而终，享年六十三岁。施氏共生育三儿六女。在侯家家风和夫人的教导下，其中两个儿子侯琪、侯瑜皆考上了进士，三个女婿李谳、朱中行、赵锷也均是进士，是当地名副其实的望族。当然，这些都是后话。这也从一方面说明，当时北宋时期，蕲水民风淳朴向善，老百姓已经重视文化学习、子女的教育，希望子女有出息，望子成龙。

而庞安时"自隐于医"，成为民间的一代医家，足见其为民治病的朴实而崇高的情怀！

当然，庞安时誉满江淮的医案故事还有很多很多，这里仅根据部分历史记录的事迹，摘录写成，供读者欣赏。

第五章 首创医院 造福一方

首创"病坊"，方便患者

大家都知道，设立医院（住院部）是为了方便患者的诊疗和医生的观察，这一做法在现代深受患者及医生的推崇，所以在世界各地都建立了许多医院，现在这都是很习以为常的、很普遍的事。

追溯历史，让人意想不到的是，在我国乃至世界医学历史上，最早设立的医院住院部竟是由我国鄂东四大名医之一的庞安时所开设的"病坊"，距今已有900多年的历史。

当然，在我国古代，医生治病是没有像现代这样的医院的，一直到宋代，朝廷才设置了太医局和翰林医官院（元丰五年即1082年改为"翰林医官局"）。太医局以培养医疗方面的人才为主，翰林医官院"掌供奉医药及承诏视疗众疾之事"，是我国医疗的最高管理机构，设大小方脉、眼、产、口腔等科，另设御药院、尚药局掌管皇家药物。虽然这个机构相当于现在的医院门诊，但仅为朝廷官员治病，百姓是不可能去的。在民间却是没有医院的，更没有住院部（"病坊"）。

民间医生行医，一般是走村串户，到患者家中去治疗或者患者到医生家开药回家治疗。而医生在家中开设类似于现代这样的住院部为人治病，据文献考证，最早要追溯到我国北宋时期湖北蕲水县麻桥龙井村庞安时。

庞安时出身于三代世医之家，自幼聪颖，刻苦钻研医术，除跟随父辈学医外，他还自行研习了《灵枢》《太素》《针灸甲乙经》等医书。他医术高超，闻名遐迩，当时就已经称其为"医王"。后世将他与明朝罗田县的万密斋、蕲州的李时珍和清代广济县的杨济泰并称为鄂东四大名医。

医为人命所关，人之所系，莫大乎生死，王侯将相，圣贤豪杰，可以旋转乾坤，而不能保无疾病之患。一有疾病，不得不请医生，不得不听医生。医生掌握患者的生死大权，责任何其重大。

宋朝范仲淹有"不为良相，便为良医"之说。

庞安时深谙此理，在他看来，医生的职责就是千方百计为患者防病治病，保障其生命安全。庞安时医术高超，能治别人所不能治的疾病，并且他心地善良，见患者贫困，常不收诊金。故而他的美名传播甚远，因此，来找他看病的人越来越多，其中有很多是从外地赶过来，有来自麻城、罗田、蕲州的人，还有来自安徽、江苏、江东的人。特别是远道来的患者，所患之病又不是一时半会儿能够治好的，因此常常在蕲水一待就是十天半个月，甚至更长时间。许多患者本来就不太富裕，路途遥远，沿途要花费许多钱，此刻来到异乡诊病，除了诊金和药费外，还要花钱解决吃住的问题。这些花费对远道来的患者都是难以承受的。

见到此番局面，庞安时冥思苦想，一定要找到一个好办法来帮助他们解决这个问题。考虑了一段时间以后，突然有一天灵机一动，决定拿出家里的积蓄来建造住院病房，不仅方便患者住宿看病，还有利于观察病情。患者在这里有医、有药、有吃、有住，让他们实现疾病痛苦而来，健康欣然而归。但这个想法非常大胆，前所未有，实施起来一定困难重重，但每想到这项善举对患者的好处，庞安时就下定决心必须要排除万难，实现这个想法。

庞安时在自己家中创设了"病坊"，作为专门收治危重患者和远路患者的家庭病房。这个"病坊"相当于今天医院的住院部，遇有重病或远道的患者，庞安时便让他们住在"病坊"内，同时全方位地精心治疗，甚至亲自料理患者饮食和汤药，待患者疾病痊愈后再离开。这个开历史先河的举措，为四方患者前来就诊提供了极大的便利。

苏轼患病后也曾经在这个"病坊"里住过。

据记载，"病坊"患者最多时，病床多达数十张。这种"病坊"的设置，在封建时期的中国乃至世界范围，都是一种创举，建立了当今医院住院部的雏形。

据考证，庞安时开设住院部方便患者，这在中国医疗史上尚属首创，"病坊"的开启运营，也大大促进了庞氏家族医业的兴盛与发展。

可是，庞安时实行"病坊"不久后，患者不断增多，接着出现了两大难题：一是房屋不够，二是医护人员短缺。这两个难题非常棘手，但是看着门前络绎不绝远道而来求医的患者，庞安时果断决定：在门诊周围向周边的乡民们置换二十套民房。周围这些房屋有的因为年久日远，屋主家庭贫困，无钱支付维修的费用，大部分房屋破破烂烂，成为随时可能坍塌的危房，所以庞安时计划在离麻桥不远的山麓，重建一片房屋，用新修建的房屋来置换门诊周围乡民们的旧房，此外还适当给予他们一些补贴，换下的旧房子进行改造和装修作为病房。乡邻们听说有这么好的事儿，大多数住户都欣然同意，表示新房盖好就立刻搬家。只有一户人家怎么也不肯搬离，因为那家住户正好就在门诊旁边，他知道自己家的房子离诊所最近，最适合做病房，想以此来获得更多的利益。于是，他狮子大开口，他要用一套旧房子，换两套新房。庞安时考虑到多一间病房可以多住几个人，再三上门劝说，但这家住户还是不同意，万般无奈之下，庞安时决定不要这家的

房子了。当时庞家人以及街坊邻里都觉得这户人家做得太过分
了，对他们颇有微词。

半年以后，山下的新房子都盖了起来，外表美观，里面实
用，住户们看后皆大欢喜。

可是，天有不测风云，这年七月的一天，当地遭到大雷雨的
袭击，原来隔壁不愿意搬家的这一家住户，一套旧房全部坍塌。
家里两代五口人，两死三伤。媳妇连同小孙子被砸死了，父母的
腿也被压断了，户主头被砸破了，家庭之惨状，令人目不忍睹。
风雨过后，户主慢慢走到庞安时的门诊部，请庞安时为全家
治疗。

这时村里的百姓都议论纷纷，有的说："老天有眼，存心不
良，自有恶报。"有的说："该是庞医生以牙还牙的时候了。"

可庞安时却不这样想，他说："孔夫子讲要泛爱众，而亲仁，
孔子又说君子喻于义，小人喻于利。我不能因他们过去的行为，
就放任不管。"于是，他迅速地帮邻居把伤治好，还帮他们家故
去的二人办好了丧事，归葬在他家的祖坟山上。

邻家户主被庞安时以德报怨的行为感动了，主动搬出原地，
迁到庞安时为其准备的新房子里。

麻桥这一带农民的房子，大多是"明三暗六"，庞安时共置
换了二十家民宅，每家可以改造出四个病房，二四得八，共有八
十来间病房。一间病房住二到三人，则可安置二百患者。这些房
屋专门供来看病的人暂时居住，既可以给他们提供起居饮食，还
可由庞安时亲自煎煮汤药，观察疗效。庞安时对患者的汤药和伙
食会统筹管理，以提高质量，增强疗效。比如煎药的水，他就不
用龙井村塘堰的水，而用龙井村的井水。同时根据不同患者，不
同病情的需要，将饮食做不同的安排。

针对医护人员短缺的问题，庞安时采取招收同业人员进行短
期培训的方法解决。待其掌握必备的知识技能以后，再行上岗。

有些基础比较好的人员，迫切想随自己学医的，就吸纳为弟子。现在有史可查的庞安时弟子有六十余人，包括张扩（字子充）、王实（字仲弓）、胡桐薇（字道士）、李百全（字几道）、杨可、熊觉、栾医生（栾仲实之父）、屠光远、魏炳、庞瑾（庞安时长子）、庞琪（庞安时次子）等。这些学生大部分是在这一时期先后拜庞安时为师的，其中也有一小部分是经过短期培训的人员。

由于患者较多，药材用量大，除了对外购买药材以外，还要扩大药材的生产。于是庞安时在龙井山上开垦荒地，种植药材，并开办药坊进行药物炮制加工，改变了当时当地缺少药物的现状。据说，龙井村周边的田畈和山坡都曾种植过中药药材。

庞安时招收的学员中，有一人叫杨可，幼年只读了三年的私塾，随后即同父亲一同种田。由于他对读书十分有兴趣，种田时，仍自学不辍。他先读儒书，后读医书，先后读了《神农本草经》《灵枢》《素问》《难经》《本草图经》《通志草木略》《伤寒论》等。杨可的记忆力极强，凡所读之书，过目成诵，且对书上的字、句、段都力求弄通弄懂。

他还对药物特别感兴趣，通过熟读《神农本草经》，先后认识了药物二三百种，并能说明性质、功用、炮制方法。

杨可听说庞安时创设家庭病房，要招收医、护人员，开办培训班，他十分高兴，先后通过了庞安时的面试、笔试，被招录在培训班里。

杨可经过学习和临床实践，医术大有提高，并可以独立治疗一些常见的疾病，医德医风也很不错。

在培训班结业后，他在庞安时的家庭病房工作了两年，两年后，经过庞安时的同意，他回到本乡当了医生。杨可在之后行医的过程中，只要遇到疑难病证，他就要来麻桥请老师庞安时去诊治。他通过多年努力，在当地创造了较好的口碑，受到了人民群众的广泛赞誉。他的事迹，当地至今还传为美谈。

庞安时创设的家庭病房，体现了三大好处：

一是不怕患者来得多、来得远。当天治不完和远道走不了的患者，都可以留下来治疗。避免患者送来没人治，也避免经常往返而多花销费用。

二是有利于提高治疗效果。在家庭病房里面患者集中、医生集中，病情多样，可以通过会诊等方法，做到诊断精确，处方得当，提高效果。同时便于医生观察疗效，及时调整治疗方案。

三是有利于培养医疗人才。有了家庭病房这个基础，医疗人员可以实现以老带新，相互学习，相互砥砺，共同提高。

北宋诗人张耒为庞安时撰写墓志铭这样的叙述："于是有舆疾自千里踵门求治者……常数十百人不绝也。"

规范医疗行为，服务老百姓

庞安时为了更好服务患者，他制定了"病坊"的医疗治疗规范和护理要求。对疾病的治疗，要求临证处治审慎，以"不误人性命"为准则，"从来平脉辨证，颇知实效，不敢轻易谬妄"。他遣方要求严格：1. 处方君臣佐使依次列位；2. 药物修治注明；3. 升、合、铢、两剂量不误；4. 汤液丸散细末，哎咀、锉、磨分清；5. 煎煮水火先后浓缩勿差；6. 服用方法及服后反应、注意事项示明。并告诫患者饮食禁忌、注意事项，叮嘱善后调理，重视观察记录，使"治病皆有据"。

庞安时对远道求诊者"辟邸舍居之"，亲视汤药，"必等愈而后遣"。庞安时对临证处治，十分细心，坚守"不误人性命"的准则，详细辨证，颇知实效，不敢轻易谬误。特别是对大毒之药，决不轻用。

医学通天彻地，理法方药博大精深，疾病层出不穷，变化万千，为医者穷其一生，实难包治百病。医药为人命所关，一旦误诊，轻者加重病情，重者危及生命。所以，为医治病，必须慎之又慎，还要不断学习，不断提高。正如唐朝医家孙思邈所说："世有愚者，读方三年，便谓天下无病可治；及治病三年，乃知天下无方可用。"

庞安时在当时有良好的医德医风，他的医德风范可总结归纳为"两个对待""四个不干"：

"两个对待"，一是待患者如亲人，"如疾痛在己"，对留诊患者，在物质上给患者充分保障，并耐心照护，"调护以寒暑之宜，珍馐美饍，时节其饥饱之度"；二是对所有患者一视同仁，"凡人疾诣门，不问贵贱贫富，爱老而慈幼""耐事如慈母而有常"。

"四个不干"，一、不索取病家财物，"以拯济为心"，每诊民家之疾，"脱然不受谢而去"，其有疾愈后，"病家持金帛来谢，不尽取也"。二、不欺骗误导患者，"其不可为者，必实告之，不复为治"。三、不用患者试方，"未尝轻用人之疾，尝试其所不知之方"。四、不乱处贵重之药，因"用药极贵"令民家难办。

苏轼仿建"安乐坊"，控制瘟疫

北宋元祐四年（1089），苏东坡（苏轼）出任杭州太守，领兵浙西。一上任就碰到疫病大流行，当时杭州已有 37 万多人，连一家"病坊"也没有。苏东坡想到了庞安时在蕲水建造"病坊"的办法，既可以把染疫病的患者收集起来，便于一起来治疗，又可以防止疫情的传播和扩大。于是，苏东坡自掏腰包，率先捐出自己的银两，并申请一些官银，又动员杭州富商，千方百计筹集钱款，除用来救济灾民外，主要是在杭州城中心的众安桥头（惠民路附近）建置"病坊"，专门收治贫苦患者，命名为"安乐坊"。这样看来，苏轼是我国"公私合营"医院的创始者。苏轼曾住过庞安时办的"病坊"，并且与庞安时相交甚厚，应该说，苏轼建置病坊与模仿庞安时设置"病坊"的做法有一定的关系，医院的建造时间应该也在庞安时建立"病坊"之后。

据记载，为了开办病坊，苏东坡拨出公款 2000 缗，自己又捐出 50 两银子；后苏东坡选任朝官之际，近臣馈送 5 两金子、150 两银子，他全部转送给病坊，继续用作扩建购地经费。

此事在《杭州市志》卷六有载："宋元祐四年（1089），杭州瘟疫流行，时任杭州知州的苏轼捐献私帑，与官家合办'安乐坊'于众安桥，是我国最早的民间救济医院。"

后来，苏东坡把病坊搬到西湖边，改名"安济坊"，继续为民治病。可惜苏东坡离任后，因无官方资助，"安济坊"变为自负盈亏的私立医院，不能再有效地接济贫困患者。继而没几年就停了。南宋有人言："朝廷定都杭州，沿湖造楼无数，唯独没有'安乐坊'这类救民之所……"

"安乐坊"是我国历史上第一个公私合资的医院，也是中国历史上第一家慈善医院。宋人周煇《清波杂志》云："苏文忠公知杭州，以私帑五十两助官缗，于城中置病坊一所，名'安乐'，以僧主之，三年医愈千人，与紫衣。后两浙漕臣申请乞自今管干病坊僧三年，满所医之数，赐紫衣及祠部牒一道。从之，仍（乃）改为'安济坊'。"

值得一提的是，杭州疫情期间，在苏轼建立的"安乐坊"里用了一个秘方治疗杭州的疫病，秘方名为"圣散子"，是苏轼的挚友巢谷在黄州赠与他的，但请他保密此方。该方药效十分神奇，效果非凡，偏偏成本又很便宜，每服只要一文钱。"安乐坊"外，苏轼拉起一张大横幅，写着"千钱活千命"，又支了几口大锅，现煮现服。杭州百姓蜂涌而至，排起几里长龙，一文钱一碗，再穷的人都受得起，真有个一穷二白的，免费喝了也无妨。据记载，"得此药全活者，不可胜数"。因此，杭州的疫情就这样被苏轼控制住了。百姓免了瘟疫之苦，都非常感恩苏轼。临走时，百姓把苏轼围了起来，齐声拜谢不在话下。

后来苏轼把这能救民于水火的秘方——"圣散子"又传给庞安时，并写了序文。苏轼认为，庞安时医术高，又善于著书，把该秘方传给他，不仅救人留巢君名，而且写在书上还青史留名，"且巢君之名与此方不朽也"，不违背巢君保密之旨意。（见第六章）

苏轼与庞安时交厚多年，他曾经到庞安时的"病坊"住过、参观过，故不能说苏轼设立"安乐坊"的这一做法与庞安时的影响毫无关系。

第六章　和蔼近人　名流交往

　　庞安时是北宋时期居住在蕲水县麻桥龙井村的著名医学家，他与受贬黄州的大文豪苏东坡相识相知的动人故事载于史册，传承近千年。庞安时虽然当时只是一位民间医生（"郎中"），可是在中国医学史上做出了重要的贡献。不仅当时关于他的传说很多，北宋以来，历代文献都有他的生平事迹记载，《宋史》和蕲水、黄州等地方志还专门列有《庞安时传》。除了庞安时的医术高明、医德高尚之外，还有一个重要原因得益于他曾为大文豪苏东坡治病，以及以后多年的友好交往和深厚情谊。据明弘治十四年《黄州府志》记载，蕲水县宋、明两代出现过两位名医，一位是北宋民间医生庞安时，一位是明代御医王彬。王彬尽管贵为朝廷御医，官至太医院判官，子女受封三代，但《明史》中没有记录他的生平事迹，蕲水家乡人也没留下他的故事传说。

　　庞安时与苏轼、黄庭坚、张耒、潘大临、潘鲠、陈季常、王齐愈、王齐万等当时之名流交往颇深。这些名流在与庞安时的交往中，写下了不少与蕲水和庞安时相关的诗词、文章。这些不仅在中国文化史上留下了不可多得的诗文墨宝，而且有助于庞安时的声名远播、千古留芳，在客观上提高了蕲水（浠水）县在中国历史上的文化地位。

庞安时与苏轼

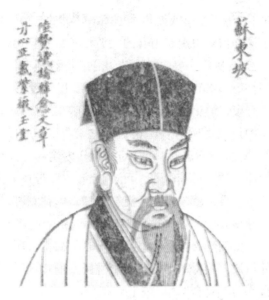

苏轼画像

　　苏轼，字子瞻，四川眉州人。北宋景祐三年（1036）出生于书香门弟，二十二岁与弟苏辙随父出川到京城应试，即与十九岁弟弟一起考中进士，其后与弟弟回四川为丧母尽孝。嘉祐五年（1060），服孝期满的苏轼回京担任大理评事、签书凤翔府判官。宋英宗治平三年（1066），苏轼的父亲苏洵也因病去世，苏轼与弟弟苏辙又护送父亲的灵柩回四川。三年之后，当苏轼再返京城时，朝廷已是新皇神宗即位，新任宰相王安石大力推行变法。苏轼因与王安石政见不一，主动请求离京到地方任职，先到杭州任通判，随后分别调密州、徐州、湖州担任知州。在地方任上，苏轼尽心尽力，革新除弊，因法便民，颇有政绩。然而，令苏轼料想不到的是，调任湖州不到三个月，就发生了震惊朝野的"乌台诗案"。

　　元丰二年（1079）四月，四十四岁的苏轼调到湖州后，即向皇上写了一封《湖州谢表》，这本是一桩例行公事，但苏轼是诗人，笔端常带感情，在官样文章中加上几句自己"愚不适时，难以追陪新进""老不生事或能牧养小民"之类的自谦之词。然而，这些自谦之词却被朝中别有用心的人抓住了，并且无限上纲，说苏轼这是"愚弄朝廷、妄自尊大"，是"衔怨怀怒""包藏祸心"。苏轼是个天才诗人，生性浪漫，到哪里都爱写诗，御史台官员李定、舒亶、何正臣等人便从苏轼反映现实、同情穷苦人民的一些诗作中，挑出所谓"隐含讥讽之意"的诗句，来证明他"讽刺政府，对皇帝不忠"。一时间，朝廷内响起一片倒苏之声，说苏轼犯如此大罪，死有余辜。元丰二年（1079）七月十八日，苏轼到任才三个月，就被御史台吏卒逮捕，解往京都，苏轼的弟弟苏辙和与苏轼有诗文唱和的数十人全部受到牵连。

由于该案由朝廷御史台侦办，而当时的御史台所处之地长有一些高大的柏树，柏树上栖息着不少爱叫唤的乌鸦，所以人们把这个御史台称为"乌台"，历史上就把侦办苏轼的这桩罪案称为"乌台诗案"。时至今日，人们还常把说不吉利的话称作"乌鸦嘴"，把听到乌鸦叫唤认作倒霉的预兆。

由于极为赏识苏轼的恩师欧阳修也与主张变法的王安石政见不一，苏轼在京城为官时又受到朝野众多文人的吹捧，所以改革新党对他恨之入骨，非要置他于死地不可。

但朝廷内外喜爱苏轼的人也极多，他们发动了声势浩大的救援活动，当时不但与苏轼政见相同的许多元老纷纷上书，一些变法派中的有识之士也劝谏神宗不要杀苏轼，就连此时退休在家的王安石也从金陵（南京）上书皇上："安有圣世而杀才士乎？"

更有朝廷后宫甚为赏识苏轼才华的曹太后（神宗的祖母）临终前要神宗放人，终于使坐牢 103 天，两次几乎绝命的苏轼得以从轻发落，贬为黄州团练副使。

元丰二年（1079）十二月二十九日，朝廷下诏苏轼由直史馆贬职为检校水部员黄州外部、黄州团练副使，安置到黄州居住。

元丰三年（1080）正月初一，苏轼和长子苏迈离开汴京（开封）一路南来赴黄州，苏迈当时已是二十一岁。苏轼是走最近的陆路，他把家眷留下由弟弟苏辙照顾，随后再去。清苦的苏辙要带着自己的一大家子，三男，七女，两个女婿，再加上哥哥苏轼的家眷，前往高安，离九江南部数百里的地方。苏辙的任职是酒监，酒监的职务并不像人们想象的那么好，只相当于官办的一个酒馆经理而已。苏辙坐船走了几个月到了九江，家眷在那里等候他，苏辙带着哥哥的家眷，其中有王朝云，还有两个孩子，沿长江逆行往苏轼的任所去。苏轼二月初到黄州，家属则在五月二十九日才到。

苏轼在息县渡过淮河进入黄州地界后，大约距歧亭二十五里的地方，已进入麻城地界，游春风岭，谒万松亭。突然发现前面有大队人马相迎，为首的青盖白马，近前一看，原来是当年在凤翔结识的挚友陈季常。

此时，苏轼的心情不用提有多高兴，没有想到在这个陌生的地方会"他乡遇故知"。

麻城陈季常是怎样的一个人，身为四川籍的苏轼为什么会有如此亲密的一个麻城朋友呢？这得从头说起。

陈季常名慥，祖籍河南洛阳人氏，其父陈公弼（希亮），嘉祐五年（1060）在凤翔知府任上时，苏东坡由京官兼任凤翔签判，是陈知府的属下。陈季常公子与苏东坡当时都是二十多岁的年轻人，思想性格很相似，成了无话不谈的好朋友。后来，苏东坡离开凤翔返京，而知府少爷陈季常却放弃科举考试弃文习武，带着老婆奴婢跑到麻城买了块山水地，过上了隐士生活。当地人完全不知道他姓甚名谁，只凭他戴一顶方而高的方士帽而称他为"方山子"。哪能料想到，十九年后苏东坡遭"乌台诗案"贬往黄州，竟意外碰到了能够诉说衷肠的老朋友，格外兴奋。

这位当年侠义勇武、志气不凡的陈希亮的四公子，现在已成为蛰居光州、黄州之间的一名隐士了。

陈季常放弃了官场的前途和贵公子的奢侈生活，跑到杏花村的歧亭山中，庵居蔬食，与世隔绝。

这次听说苏轼贬官路过，便北迎二十五里，前来探望故人。听了苏轼的遭遇，陈季常先是沉默不语，后又仰面一笑。

这表明陈季常对于人生真谛，对于浮生处世的一种大彻大悟。面对陈季常这种傲然自乐，超然飘逸的境界，苏轼自己感到惭愧，他虽然自幼好老庄，可是他以前从来没有这样大彻大悟过。这次当他一头从琼楼玉宇跌到社会下层时，他才仿佛忽然看到了世态炎凉的社会现实和人生渡口。愧悔自己的冥顽不灵，而发自内心的敬佩陈季常。

陈季常留他一住就是五日，他感到非常闲适，非常轻松。可以说，他与陈季常的这次巧遇，对苏轼人生哲学转向老庄起了一定的作用。其后，陈季常多次到黄州看望苏轼，苏轼与他也有多次书信来往。

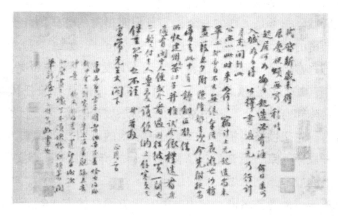

苏轼写给好友陈季常的一封信礼

苏轼因"乌台诗案"贬到黄州任团练副使，虽然名义上有个团练副使的头衔，但实际上仍是戴罪之身，不仅"不得签书公事"，还要受当地官员管束，不得随意外出行动。

元丰三年（1080）正二月，苏轼新居落成的好日子，屋外却下起了大雪，虽然生活有些凄凉，但近来苏轼已经渐渐培养自己把坏事当作好事来看的心态，这到底也是一种积极向上的作风。看着外面下起的大雪，想到雪本质洁白无瑕，于是大笔一挥，就在客厅的墙上绘满雪花，坐卧其间，满目是雪。这一刻，苏轼在想，虽然这些年被贬得好苦，但是现在有了房子，仿佛心就安了下来，就是让我在这养老也是欢喜的。这房子就建在我平常种地的东坡旁边，干脆就叫它"东坡雪堂"好了，也正是应景，但愿这场大雪不会把我好不容易盖好的五间茅草房压垮了。可是一想到，自己家大口阔，可薪俸又很少，"日以困匮"，生计十分困难，难以维持一家人的最低生活，甚是焦虑。

元丰四年（1081）初，苏轼的旧友，曾任黄州通判的马正卿（字梦得，今河南杞县人），了解情况后，对他特别同情，代他向州府申请，请求将黄州东门外已经荒废的一处五十亩军营地拨给他耕种。于是，苏轼买了一头牛和一些农具，率领仆童在这里披荆斩棘，刨石去瓦，开垦出一片耕地，种上粮食和蔬菜。而剩余的空地也要慢慢规划起来，打算种上稻子蔬果，还要有桑树来养蚕，坡上再植一棵柳树。从今天开始，做一个农民，经常向农民学习种田的经验，"晨兴理荒秽，带月荷锄归"。现在真正体会到农民的担忧了：雨来了，怕冲坏田埂；天旱了，焦急的盼望着下雨。但是不管怎么样，一家十多口人的生活，总算暂时有了着落。经过辛勤的劳动，苏轼亲身体会到劳动的艰辛和乐趣，"垦辟之劳，筋力殆尽，释耒而叹"，一时灵感而来，写诗八首，以记述自己当时的心情和感受。

其一

废垒无人顾，颓垣满蓬蒿。

谁能捐筋力，岁晚不偿劳。

独有孤旅人，天穷无所逃。

端来拾瓦砾，岁旱土不膏。

崎岖草棘中，欲刮一寸毛。

喟然释耒叹，我廪何时高。

其二

荒田虽浪莽，高庳各有适。

下隰种秔稌，东原莳枣栗。

江南有蜀士，桑果已许乞。

好竹不难栽，但恐鞭横逸。

仍须卜佳处，规以安我室。

家童烧枯草，走报暗井出。

一饱未敢期，瓢饮已可必。

其三

自昔有微泉，来从远岭背。

穿城过聚落，流恶壮蓬艾。

去为柯氏陂，十亩鱼虾会。

岁旱泉亦竭，枯萍黏破块。

昨夜南山云，雨到一犁外。

泫然寻故渎，知我理荒荟。

泥芹有宿根，一寸嗟独在。

雪芽何时动，春鸠行可脍。

其四

种稻清明前，乐事我能数。

毛空暗春泽，针水闻好语。

分秧及初夏，渐喜风叶举。

月明看露上，一一珠垂缕。

秋来霜穗重，颠倒相撑挂。

但闻畦陇间，蚱蜢如风雨。

新春便入甑，玉粒照筐筥。

我久食官仓，红腐等泥土。

行当知此味，口腹吾已许。

其五

良农惜地力，幸此十年荒。

桑柘未及成，一麦庶可望。

投种未逾月，覆块已苍苍。

农夫告我言，勿使苗叶昌。

君欲富饼饵，要须纵牛羊。

再拜谢苦言，得饱不敢忘。

其六

种枣期可剥，种松期可斫。

事在十年外，吾计亦已悫。

十年何足道！千载如风雹。

旧闻李衡奴，此策疑可学。

我有同舍郎，官居在瀼岳。

遗我三寸柑，照座光卓荦。

百栽倘可致，当及春冰涸。

想见竹篱间，青黄垂屋角。

其七

潘子久不调，沽酒江南村。

郭生本将种，卖药西市垣。

古生亦好事，恐是押牙孙。

家有十亩竹，无时容叩门。

我穷交旧绝，三子独见存。

从我于东坡，劳饷同一餐。

可怜杜拾遗，事与朱阮论。

吾师卜子夏，四海皆弟昆。

其八

马生本穷士，从我二十年。

日夜望我贵，求分买山钱。

我今反累生，借耕辍兹田。

刮毛龟背上，何时得成毡？

可怜马生痴，至今夸我贤。

众笑终不悔，施一当获千。

由于这块地处于黄州东山坡下，当地人便戏称他为东坡先生，苏轼也就自称为"东坡居士"。苏东坡之名从此便在黄州传开了，并且一直延传至后世。由于东坡荒地地势高，尽是瓦砾荆棘，不耐旱，浇水困难，所以尽管苏东坡和夫人王闰之带领全家老小费尽心血、辛苦劳作，当年收成依然很少。全家辛勤地耕种，才勉强维持着一家人的生活，但青黄不接的时候也常常断炊。但是他在这里结识了很多朋友，过得也比较快乐。

有一位朋友，潘大临（生卒年具体不详，宋哲宗元祐中前后在世），字邠（音兵）老，湖北黄州（今属黄冈市）人，原籍浙江，祖辈迁居黄冈，为潘鲠长子，宋代江西派诗人，后来也考取进士。工于诗词，且多佳句，东坡、山谷尤喜之。自云诗法老杜，其宝不甚相似，仅得句法于苏轼耳（可惜徽宗大观间客死黄冈蕲春，年未五十，这是后话）。

有一天，临川谢无逸致书潘大临问："你新近作诗否？"潘答书曰："秋来景物，件件是佳句，恨为俗氛所蔽翳。昨天清早还在睡觉，就听到搅林风雨声，遂题壁曰'满城风雨近重阳——'忽然催租的人到了，于是非常扫兴。只写下此一句先寄给你。"这就是文学史上著名的"一句诗"的来历。

潘大临去世后的一个重阳节前四日，突然风雨大作，一样的时节，一样的天气，谢无逸想起了好友的残句，写下了《补亡友潘大临诗》：

满城风雨近重阳，无奈黄花恼意香。雪浪翻天迷赤壁，令人西望忆潘郎。

满城风雨近重阳，不见修文地下郎。想得武昌门外柳，垂垂老叶半青黄。

满城风雨近重阳，安得斯人共一觞。欲问小冯公健否？云中孤雁不成行。

（编者按：修文郎：传说晋苏韶死后现形，对他兄弟说：颜渊、卜商现在地下任修文郎。后称文士有才华而早逝者为地下修文。）

这三首七绝表达了对好友的哀悼之情，也借以抒发自己年华渐老、孤苦无依的感伤情绪。后来又从此诗中脱胎出一个成语，即"满城风雨"，喻指消息一经传出，就众口喧腾，到处轰动。

潘大临与弟潘大观（字仲达）皆以诗名。善诗文，又工书，雅所推重，为人风度恬适，殊有尘外之韵。潘家父子三人（潘鲠、潘大临、潘大观）都是苏轼的朋友。他们虽然不能与苏父子三人（苏洵、苏轼、苏辙）相提并论，"一门父子三词客，千古文章四大家"，但是他们在文学史上也是有一定影响的。

闲话少叙，言归正卷。

元丰四年（1081）寒食节过后，苏轼家里经常无米下锅，有时靠野菜度日。看到这个现状，苏轼想，为了解决这种困窘，真正解决一家人的生活问题，要做好长期打算，甚至准备在黄州干一辈子，那只有想办法购买田地，自力更生才行。现在自己也有种田的经验，买田种植庄稼应该不成问题。于是，苏东坡决定，接受朋友建议，到离黄州东南三十里地的沙湖（亦曰螺蛳店）处（该处在黄州至蕲水必经的要道上）再买些田种植庄稼。

元丰五年（1082，苏轼贬谪黄州第三年）三月七日，苏轼在朋友们的支持和帮助下，他和潘大临、马梦得、古耕道等去看田。看了以后，他觉得不理想，因为田在沙湖岸边，梯形结构，旱年怕旱，上面没有塘堰，无法灌溉，需要依靠水车，从沙湖向上搬水又十分困难；水年它又怕水，沙湖的水涨到哪层田，稻田就被淹掉下面几层。在水利设施十分匮乏的情况下，这些稻田实际上靠天吃饭，如果雨水调和，它就有一些收成，如果雨量较多，那就没有收成。

苏轼觉得购买这里的稻田，很不划算。古耕道是黄州土生土长的人，也是农事行家，他觉得应该对朋友说实话，他看了以后打心眼里不赞成。

古耕道对苏轼说："你到这里来种田，目的是要农田年年能有个好收成；否则，去了人工、种子、肥料，水来了打水漂，旱来了无收成，那还有什么意义呢？"

马梦得也说："种田就是要有一分耕耘，有一分收获。种而无收，不如不种，我也觉得在这里种田是不合算的，往后我们再到其他地方去找一下。"

潘大临也点头称是，他们正在田边观察商讨的时候，谁知，老天又突然起乌云，下起雨来。这里一无村庄，二无树林，众人躲避不及，硬是被风吹雨淋，被淋了个落汤鸡，同行的人都搞得狼狈不堪。只有苏轼从容不迫，心情特好，没有抱怨，他想：有些事啊就像下雨一样，该来的还得来，不该来的，你想不来也没有用。做人嘛，最要紧的就是开心。于是苏轼从容不迫地迎着风雨，一边行走一边吟诗，一副满不在乎的神情。这时，老天爷好像被感动了，一阵乌云过后，天又放晴。苏轼一行面向斜阳快步回到了黄州。后来，在苏轼的日记中写的一首《定风波》的词，就是在这里吟成的，作词如下：

　　莫听穿林打叶声，何妨吟啸且徐行。竹杖芒鞋轻胜马，谁怕？一蓑烟雨任平生。

　　料峭春风吹酒醒，微冷，山头斜照却相迎。回首向来萧瑟处，归去，也无风雨也无晴。

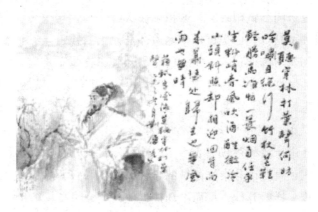

苏轼《定风波》肖像画

　　这首词使我们看到，苏轼虽然买田的愿望未实现，出行意外遇到风雨，却从容如常，可见，他已经战胜孤独失意，现在泰然自若地走在人生道路上。"任凭风吹雨打，胜似闲庭信步""也无风雨也无晴"，把政治上的风雨比作自然的风雨，有什么可怕的呢?! 苏轼对从前统治者加给自己的迫害，采取了不屑一顾的态度，充分表现出勇敢、无畏、豁达、乐观、自信的精神和不惧政治打击的倔强性格。

　　苏轼在前往沙湖看田回来的路上，感觉左手臂上很疼痛，潘大临解开衣服视之，发现他左臂上有一大块红肿包块。于是请他

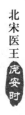
回住所后，再请黄州城名医诊治。医生来看后，都认为是伤风痹症，但治疗几天后仍不愈。

后来好友潘大临建议苏轼说："可到蕲水请庞安时医生诊治，他的医疗技术很高。"苏轼也听说蕲水麻桥乡里有一个耳聋但医术了得的庞医生。庞医生虽然耳聋，但聪慧过人。大家都认为这是个好主意，于是就准备上门求医。

第二天，苏轼和潘大临一起准备到蕲水找庞安时看病。真是凑巧，就在他们过界（黄州和蕲水交界的地方）的时候，州府县尉潘鲠（潘大临之父，黄州的属吏，相当于现在的公安局长）和庞安时过来同苏轼相会。大家相见甚欢。

潘鲠字昌言，也是黄州本地人，是元丰二年进士，授蕲水县尉，迁和州防御推官，再任江西瑞昌知县，吉州军推官，汉阳军酒税。他生性耿介，为官清正。"其宗正，其言文，其居家孝友，其为吏惠爱。"其弟潘更，字彦明，以解元成进士，也有文名。正是苏轼因"乌台诗案"入狱那年考取的进士。苏轼罪贬黄州时，新任进士潘鲠被朝廷派到当时属蕲州管辖的蕲水县任县尉。潘鲠为人正直，十分崇拜苏轼的学识才华，不仅不像某些文人如同避瘟疫一样躲开他，反而主动接近他，成为朋友。

县尉潘鲠向苏轼介绍了庞安时以后，潘鲠的儿子潘大临说："苏先生左手臂肿痛，刚准备到你们那里去治疗。正好就碰上你们了，你说巧不巧！"

庞安时热情地点头，说："这么巧，那我们就先回龙井去治疗。"

遂率众人一起前往庞安时麻桥龙井之家。

庞安时和苏轼是初次见面，苏轼开始对他不了解，就用对平常人的方式说话。庞安时摇头、拍耳朵，苏轼会意，将疾病情况，以纸画字。庞安时颖悟绝人，书寥寥数字，辄深明其意。

庞安时看了他左手臂肿痛部位后，说："这不是风气所致，应是药食的毒性，必须得用针灸治疗才能痊愈，不然会形成疮痈。"

苏轼戏之曰："余以手为口，君以眼为耳，皆一时异人也。"

经庞安时扎一针以后，症状大为减轻，不久就痊愈了。于是，一代文豪苏东坡与庞安时在麻桥龙井实现了历史性会面，从此开始建立了友谊。

后来，苏东坡专门为这次会面写了一篇日记，称赞庞安时医术，说他能以眼睛代耳朵治病：

"黄州东南三十里为沙湖，亦曰螺蛳店，余买田其间，因往相田得疾。闻麻桥人庞安常善医而聋，遂往求疗。安常虽聋，而颖悟绝人，以纸画字，书不数字，辄深了人意。余戏之曰：余以手为口，君以眼为耳，皆一时异人也。"

在麻桥，苏东坡与庞安时一见面，就感受到庞安时是一个聋而不俗的"异人"，这是完全准确的第一印象。虽然，不幸的是，如此颖慧活泼的一个人，却"时年未冠，因病而聋"。但耳聋后的庞安时并未灰心丧志，反而"屏绝戏弄，闭门读书，一心隐于医道"，以至于"为人治病十愈八九，名倾江淮"。如此有才华、有毅力、有成就的一个"庞聋子"，又怎么能不为苏东坡视为"异人"而心生敬意呢？这样一个博学多才的人怎么能不与苏东坡相互吸引呢？所以苏轼认为，庞安时与他"皆一时异人"，庞安时"以眼为耳"成一巧手神医，而他"以手为口"是一代诗文绝佳的士子。庞安时"颖悟绝人"却隐居乡间，权充一名村郎中，而他因诗文得祸，贬居僻远。庞安时不用"耳"是因为耳失聪，只凭眼明心慧；苏轼不用耳，则出于性情。"不以一身祸福，易其忧国之心"（陆游《跋东坡帖》），率性而为，不为世风流转，不为时论所惑，活出自己的性情，独立不倚，一派天然，他凭的也是眼明心慧。后人评价说：两位"异人"麻桥相会，"一见如故，遂成莫逆之交"。

苏轼在庞家治疗，在治病期间，有宾至如归之感。庞医生也很高兴与苏轼相识。

有一天，庞安时看到苏轼臂肿好转以后，他拉起了苏轼的手，邀请他一起去蕲水凤栖山清泉寺游玩。任情放达、性喜山水的苏东坡，虽然到黄州，但以前还没有到过蕲水县城，其原因一是蕲水那时归蕲州管辖，与黄州联系不甚紧密（蕲水是明朝才划置黄州府）；二是苏东坡当时乃戴罪之身，受当地官员管制，外出行动受限制。

麻桥之地距蕲水县城只有十五里，吃罢午饭，庞安时便与苏东坡策马而行。要是以往，这位在皇帝身边做过京官、在全国多个州府担任过要职、且诗文名扬天下的苏大才子，只要一动步，便会前呼后拥，陪同者众多。而此时，那些官场溜须拍马之人躲而远之，一些愿意与其同行的文友又被他劝而拒之。

因此，这次蕲水县城之游，只有庞安时和在蕲水任县尉的潘鲠、潘大临、马梦得等少数几个人随行。

距县城东郭门外两华里有座虽然不大但风景秀美的山，名叫清泉山，因山中有味极甘的清泉井而得名。清泉井边建有一座古庙曰清泉寺。所以，这座山原先是一座佛山。而县城东南方离城仅半里地有座盆景似的小山名叫玉台山，山上有汉代著名道仙张道陵炼丹的仙洞，所以是一座道山。这两座山原本一佛一道，各行其道，但后来又相互有了关联。传说，起因是玉台山一只公鸡偷吃了张道人仙洞里炼成的仙丹，一夜之间竟然仙化成凤，飞到清泉山上栖身不返，后人便将清泉山改称为凤栖山。自此以后，凤栖山与玉台山便道中有佛，佛中有道，佛道相通了。

苏东坡本是个儒、佛、道三通之人，觉得这个故事十分有趣，便决定先到凤栖山去转一转。

路上，庞安时和担任蕲水县尉的潘鲠还向苏东坡介绍了蕲水县的历史沿革。

　　蕲水县在夏商时代分别为荆州、扬州、豫州属地，周朝为弦子国一部分。据公元六世纪北魏人郦道元所写的《水经注》，今黄冈市的沿江县市均应属弦子国，后并入楚。秦统一天下后，全国划为四十郡，蕲水入南郡地。后来，南郡又改为长沙国（诸侯国）。汉惠帝元年（前194），长沙国在巴水河下游南岸设置轪县，由长沙国丞相利苍兼任轪侯（县令）。

　　关于蕲水县这段历史沿革，现在可以从县市两级古代地方志书中查到根据。

　　其中清乾隆十四年黄州府志中明确记载"蕲水，古轪县地"，可见，利苍即为浠水县历史上首任县官。经查，利苍兼任轪县轪侯三年便返回长沙，利苍的长子则留在轪县（浠水县）继任轪侯。利苍回长沙不久即因病去世，与先他而去的夫人辛追一起葬于长沙马王堆。由此可知，长沙马王堆古墓中的"东方睡美人"，即是浠水县第一任县长的夫人。辛追夫人的遗体在古墓中保存两千多年不变，出土时肌肤还有弹性，被认为是世界奇迹。

　　查史可知，到南北朝刘宋元嘉二十五年（448），贯穿今浠水县城的这条河虽然也称浠水河，但河东为圻水县，县治在今洗马镇的圻阳坪，范围包括现今的英山、罗田及蕲春等部分地域。河西为希水县，县治在今关口镇治所。巴水河以南的轪县则更名为孝宁县，县治仍在巴口地。这就是说，今时的浠水县当年为圻、希、轪（孝宁）三县属地。当年，蕲水县城附近的主要风景点为由东向西绕城流淌的一条河与凸起于河边的几座不大的山。

　　这条河到宋代已经几易其名，南北朝之前曰希水河，到南北朝元嘉二十五年（448）更名为浠水河。希水河更名为浠水河后，希水县与孝宁县（轪县）合并为浠水县，与原先已有的县治在圻阳坪的圻水县并存。

　　唐朝武德四年（621）浠水县因浠河两岸盛产兰花而改名兰溪县，后因与浙江的兰溪县重名，朝廷在撤销兰溪县名的同时撤销了圻水县名，将兰溪县（原浠水县）、圻水县两县合并为蕲水县，县治设在今清泉镇。唐天宝元年（742）又更名为蕲水河。当年的蕲水县城仅在蕲水河的北岸。

此后数百年（即至宋代），兰溪县虽然更名为蕲水县，但民间仍然习惯称绕县城流淌的这条河为兰溪河。这可以从浠水大桥南头一九八五年发掘出的北宋古墓的墓志铭文中得到证实。

该古墓为北宋夫妻合葬墓，男主人姓侯名严字仲修，与庞安时、苏东坡为同时代人，比庞安时长六岁，与苏东坡同庚。侯仲修病重时请庞安时到家中为他看过病，被庞安时判为不治之症，终年五十四岁（见第四章）。墓中夫妻俩各有一块墓碑，碑上刻有"墓葬龙潭山之阳、兰溪之滨"等字样，这是当年县名改蕲水称谓后，河名仍称兰溪河的物证。

苏东坡此次游凤栖山清泉寺，寺在蕲水郭门外二里许，有王逸少（王羲之）洗笔泉，水极甘甜，下临兰溪。

庞安时带领苏轼一行游玩凤栖山浠水清泉寺，边看边介绍，他对参观的景点仔细讲解，苏轼兴致盎然，心情格外舒畅，游玩得非常高兴。

这次是苏东坡被贬黄冈以来，第一次出游清泉寺，他疾病初愈，结识了新朋友，又欣赏了自然美景，感触颇深。于是写下了流传千古的诗句《浣溪沙·游蕲水清泉寺》：

> 山下兰芽短浸溪，
> 松间沙路净无泥，
> 潇潇暮雨子规啼。
> 谁道人生无再少？
> 门前流水尚能西！
> 休将白发唱黄鸡。

（编者按：苏东坡的这首《浣溪沙》，后人收入《宋词鉴赏辞典》等出版物中，题目为《浣溪沙·山下兰芽短浸溪》。）

从苏轼写的这首诗，可以看出他那时的感受和心情。体现在以下几点：第一，出行虽在春雨之中，但蕲水城郊的山路要比黄州江边的泥巴路好走得多，鞋帮上不沾泥，这让在黄州吃过泥巴路苦头的苏东坡感觉很舒服；第二，凤栖山下兰溪河边的确像史书所载，长满了兰草，蕲水的确是兰草之乡；第三，清泉寺虽然坐落在凤栖山之阴，但它坐北朝南，山上苍松挺拔，寺周翠竹成荫，风景十分秀美；第四，清泉寺内寺外流淌着甘甜的泉水，其中有一处晋代大书法家王羲之游寺后保留下的纪念物——洗笔泉（羲之墨沼）；第五，最让人心醉的是寺前那条向西流淌的兰溪河。世人皆知，中国整体地势西高东低，江河之水多是由西向东流，然而，兰溪河水从清泉寺门前经过时，却是自东向西流，这样的一种自然景观，让惯于触景生情的大诗人苏东坡对人生有了新的感悟，写出了哲理性很强的这首诗作《浣溪沙·游蕲水清泉寺》。

庞安时带领苏轼等游览了一些景点之后，担心他太累了，提出先返回龙井村休息。

话音未了，清泉寺寺僧带着县令的公子突然来到庞安时面前，寺僧向庞安时拱手后说："今早我到绿杨一个施主家办点事情，刚回来。才听说你们到敝寺来了，还听说苏轼大人和你们在一起。大驾光临，未曾远迎，失敬！歉甚！"

当庞安时把苏轼介绍给寺僧后，他又连连拱手说："现在我就请你们回到我们寺内休息吧。"

庞安时见寺僧有些欲言又止，说："你有什么事情吗？我们这就游完了，准备返回龙井村。"

"不不，有事有事。"寺僧连忙央求道，"这位是县令的大公子，县令近日客多，因饮宴多喝了一点，又感外邪，只觉得浑身发冷，汗不得出，骨节酸痛，咳喘不已，胸中烦闷，夜不得寐。虽已请了好几位医生诊治，但均没见效果。衙门听说庞医生外

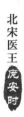

出，老爷急得不行，后来听说你带客人来清泉寺，就连忙派他家公子追到我这里来了。"

公子说："家父嘱咐我，今天一定要把庞医生请过去，苏大人也要一起请过去，不管还有多少客人也都一同请去我家做客。"

庞安时对苏轼说："不好意思，我是医生，有患者，就要先治病救人，那我们一起去吧！"

苏轼点了点头。

庞安时看着寺僧欲言又止的样子，觉得寺僧好像还有什么话要说，就试探地问："你还有什么事吗？"

寺僧说："我有个不情之请。苏大人来此，太不容易了，我想请他赐点墨宝。你知道，我们这条兰溪太特别，游寺的人都是来看这条溪水，因为我们这里上游来水都不是径直向东，而是回流，由东向西，很不一样。我想请苏大人跟我写'石壁'两个大字，以后我将请石匠刻上去，使以后来此的游人多一个参观景点。"

庞安时看看苏轼，苏轼点点头。

庞安时问："你办好笔、墨、纸了吗？"

寺僧答道："早就准备好了。"

庞安时和苏轼一同到达清泉寺，庞安时叫寺僧把纸摊开，苏轼走近桌沿，一挥而就，写下了"石壁"两个大字，落款"眉山苏轼题"。后来，寺僧果然把它刻在石壁上。这几个字，虽历经千年，字迹模糊，但至今尚在。

寺僧喜出望外。然后由县令的公子带路，苏轼一行人都到了县衙。等大家坐定后，蕲水县令出来了。

县令知道潘鲠与苏东坡以前有交往，连忙向县尉潘鲠询问有关情况。潘鲠说："苏东坡患臂痛病到麻桥找庞医生看病，刚到凤栖山转了一圈。"

县令恭恭敬敬地向苏轼和大家拱了拱手，连声道谢，并说：

"苏先生学识渊博，实为文坛领袖，是值得敬仰的人，欢迎到家做客。"

然后请庞安时为其诊病。

庞安时经过诊断后说："大人，你不要着急。这病没什么要紧的，会好得快。"

然后庞安时吩咐随从说："你到酱园铺买两斤豆豉，从今晚起就用豆豉做小菜吃。三天后，情况如何，你再告诉我。"

县令请公子领大家一起去吃饭，说："我自己因病不能奉陪，请犬（公）子好生款待。下次再请苏轼来蕲水做客，一定奉陪到底。"

庞安时一行午饭后，返回龙井。马梦得对今天庞安时开出的治疗方案有些怀疑，他从没听说豆豉能治好病，县令这种病，用这个办法能治好吗？

潘大临说："我不懂医，不敢妄说。"

庞安时在旁，只见大家嘴巴在动，不知说了些什么，大家肯定都想知道缘由。

苏轼就用手指在桌上划了几下，庞安时马上悟到，说："今天我给县令开的方药肯定会有效的，大家放心。"

可是大家还是不明就里，想进一步探明究竟。

于是，庞安时说："我给你们讲个故事。"

唐上元二年（761）间，南昌都督阎某于重阳节为重修滕王阁落成而大宴宾客。这天，初唐四杰之一的王勃恰好路过洪州，也被邀请而来。席间，阎都督展宣纸备笔墨，请王勃为滕王阁作序。年少气盛的王勃欣然命笔，一气呵成，阎都督与在座宾客都为之拍案叫绝。

第二天，他又专门为王勃设宴。连日宴请，阎都督贪杯又感外邪，只觉得周身发冷，他的症状和县令得的一样。

当时，请来当地十几名医生来诊治，大家都主张以麻黄为君药。阎都督对中医略知一二，最忌麻黄，他说："麻黄峻利之药，我已年迈，汗出津少，用发汗之药，就同釜底抽薪，不可！"不用麻黄，症候难解，药效不佳，那可怎么办？

正在这时，王勃来了。他听说此事后，不觉想起了豆豉。制作豆豉，先用苏叶与麻黄等浓煎取汁，用以浸泡大豆，再煮熟发酵而成，可做小菜。

王勃见众医束手无策，心想："何不用豆豉呢？"

他把想法说了出来，众医生讪笑，连阎都督都直摇头："当地土民小菜，焉能为药？"

王勃相劝道："不妨一试，况且豆豉不过食物，无妨身体。"

阎都督觉得此话有理，于是连服三天，果真汗出而喘止，胸闷顿减，能安然入睡，再过两天果然痊愈。

几天后，阎都督又上滕王阁为王勃饯行，取重金相谢。王勃固辞不受，说："都督若要谢我，何不扩大豆豉作坊，广为食用，又使其不致失传。"

阎都督含笑点头。

所以现在我们大家都能用豆豉做菜，应该感谢王勃。

庞安时讲完故事后，又开始讲豆豉的药理。他说："豆豉有解表除烦、透疹解毒之功。如用青蒿、桑叶蒸熟发酵，则其性寒，多用于治风热感冒，热病胸中烦闷之证；经麻黄、苏叶蒸熟发酵，则性微温，多用于治风寒感冒。本品发汗力弱，用于发汗解表时，需配伍荆芥、薄荷、生姜、葱白等同用，疗效更佳。"

大家都信服地笑了。

马梦得说："你要不讲这些，我也像阎都督一样，真不相信它能治好病呢。"

苏轼说："庞医生博学多闻，对医药知识了然于心！"

两天后，县令侍从送来一些鸡鸭鱼肉，说是县令的病基本治好了，特遣他来致谢。

潘大临笑着说:"前天我们听到的是庞医生讲有趣的故事和对疾病准确判断,今天看到的是实实在在的效果。"

这一次,大家亲眼目睹庞安时治病的过程和奇效,不由地对他的医术更加钦佩。

晚宴上,他们相见甚欢,谈得非常投机。苏轼特别高兴,不仅结识了新朋友庞安时医生,治好自己的臂肿痛,而且游览了清泉寺,欣赏了自然美景,还写下了"门前流水尚能西,休将白发唱黄鸡"的佳句,一扫多日来不畅快的心情。于是,不由得放开酒量,与庞安时"剧饮而归"。

苏东坡一回到黄州,就急切地、高兴地给他的好朋友麻城陈季常写信,将麻桥神医庞安时为他治病,治愈他手臂肿痛这一情况告知,并向陈季常介绍新结交的朋友庞安时。苏东坡告诉陈季常说,他打算四月中旬邀庞安时同往麻城一叙。他想"庞君亦未遽北行,当与之偕往耳"。

苏东坡在与黄州朋友的谈话中常将麻桥神医庞安时与老家四川神医单骧相提并论。

元丰五年(1082)三月,苏轼还专门为此写了一篇文章,称赞庞安时的医术。他在《东坡志林·卷三》中记下了这样一段文字:

蜀人单骧者,举进士不第,颇以医闻。其术虽本于《难经》《素问》,而别出新意,往往巧发奇中,然未能十全也。仁宗皇帝不豫(患病),诏孙兆与骧入侍,有间,赏赍不赀(奖赏数量大)。已而大渐(病危),二子皆坐诛,赖皇太后仁圣,察其非罪,坐废数年。今骧为朝官,而兆已死矣。予来黄州,邻邑人庞安常者,亦以医闻,其术大类骧,而加之以针术绝妙。然患聋,自不能愈,而愈人之病如神。此古人所以寄论于目睫也耶(意思是眼睛能看见毫毛却不能看见自己的睫毛,缺乏自知知明)?骧、安常皆不以贿谢为急,又颇博物,通古今,此所以过人也。元丰五年三月，予偶患左手肿，安常一针而愈，聊为记之。

苏东坡在这篇文章说道，他来黄州，亲身体验到蕲水县人庞安时医术与单骧差不多。单骧医术很高，可是仁宗皇帝病了，让单骧和一个叫孙兆的御医诊治，结果未能治好，被判罪数年。后孙兆死了，单骧又当了朝廷医官。庞安时的医术与单骧很相似，但庞安时还善用针术，治病效果就更好。他虽治不好自己的耳聋，但治疗别人的病还真是神了。单骧与庞安常两人看病有一个共同点，就是不把钱财看得很重，但喜欢一些小礼品，以为纪念。文章的结尾，苏东坡再一次提到："元丰五年三月，予偶患左手肿，安常一针而愈，聊为记之。"

苏东坡平时有一个习惯，就是文房四宝行走不离身，走到哪，写到哪，画到哪。经常把身边发生的有意思的事物和想法及时真实地记录下来。他的这种习惯使他成为中国历史上留存诗文最多的文人之一，但也使他在"乌台诗案"中留下了大量的"罪证"。尽管如此，苏东坡到黄州后仍然难以改变这种习惯。

几天过后，苏东坡又骑马到麻桥复诊。庞安时仔细检查了一下苏轼左手臂肿痛情况，看到疾病快要治愈，非常高兴，还开些药物嘱继续服用。

中午请他一起共进午餐。午餐过后，苏东坡执意要走，庞安时也未强留，将他送上马，嘱咐他如有不适再来复诊。

然而，苏东坡离开麻桥诊所后，并没有直接回黄州，而是调转马头向蕲水县城走去，旧地重游。因为上次谈到的蕲水县玉台山风景区还没有去过，他要再到玉台山转一转。

宋代的蕲水县城面积很小，纵横均不过百余丈。南北方向仅一条街，即今天的浠水县新华正街，长度从县供销社办公楼至南门口河边。东西方向也只有从土门到南门口，从大礼堂到十字横街口两条并行的短街。今天的实验小学、实验初中及民福大厦这一块，当年是一个个小山包，如同莲花般相聚，因而称作莲花山。为防御匪患，当年的县政府动员民众捐款出力修筑城墙，将这些地方围将起来，这就是所谓的蕲水县城。

苏东坡此次要游览的玉台山不在这座城内，它在城东门外不到一里路的地方，紧贴着兰溪河北岸（即今浠水县人武部驻地附近）。

苏东坡到达县城北门外已是傍晚时分。出于自身情况考虑，他没有贸然进城，而是自北向南沿着护城河向玉台山靠近。县城东面的护城河不是人工河，而是自然流淌的一条小溪，溪水源自城北的望城山和凤栖山。护城河的溪水自北向南沿着高高的城墙径直流入兰溪河，而玉台山正好婷婷玉立于这溪水与河水交汇处。

玉台山虽说是山，但它不大也不高，周围总长不过百十丈，峰高也不过十多丈，只不过是座凸起于兰溪河边的一个小山峰，古人在题诗中把它形象地比作屹立于河边的一个山石盆景。这山石盆景虽然不大，但四周楼台亭阁、佛寺道观，如倚如扶，云烟缥缈，幻如仙境。而绕山西去的兰溪河，碧波渺渺、鸥鸟盘旋、渔人撒网、舟排穿行，则是一幅渔歌唱晚的景象。

苏东坡策马慢行，边走边看，不知不觉来到玉台山脚下，一座横跨护城河的石拱桥出现在面前。桥的石柱上清晰地刻着三个大字——绿杨桥。

苏东坡抬头望了望桥后的山景，便牵马从桥上走过，缓缓进入玉台山风景区。自古至今，凡是风景好、游人多的地方，商贸业也一定兴旺。

苏东坡没有在商贸区多停留，将马匹寄养在一酒家处便登山探景。出于道家兴趣，他先是探访了东晋道仙张道陵的神光观和仙人洞，再访佛教五祖弘忍禅师主建的昭化寺和位于山顶的社稷坛。

当年有诗赞玉台山胜景曰：

曲水环城堞，烟光望里奢。远山悬暮雨，娇鸟啭春花。井畔芳踪杳，洞门石径斜。丹成曾化凤，何处觅仙槎。

玉台山的优美风景与佛道两教的美妙传说，既让苏东坡崇尚佛道的心境得到净化，也让他长期抑郁的心情得到愉悦。

心情释怀后，他感到有些饿了，便回到寄马酒店，开怀痛饮起来，直至夜深才牵马离店，摇摇晃晃地返回到绿杨桥上。（遗憾的是这座绿杨桥现已不复存在。）

此时，玉台山的游客已经散尽，绿杨桥桥头随风摇曳的柳树枝条让苏东坡已经晕醉的头脑更加迷茫。他已经没法解开马背上的障泥（马鞯，垂于马两旁以挡泥土）了，匆忙搬下马鞍当枕头，躺倒在石桥上便呼呼大睡起来。

绿杨桥下的溪水静静地流淌着，东方升起的一弯新月慢慢向上移动着。不知过了多久，柳林中突然响起的杜鹃鸟清脆而又凄凉的叫声，把苏东坡从睡梦中催醒。

他缓缓坐起身来，睁开惺松的双眼四处打量，远处乱山葱茏，如接天屏障；天际边层层薄云中透出的银色，倒映在静静流淌的河面上，波光粼粼，洁如琼瑶美玉，这是一幅多么明净美丽的画卷啊！

诗兴大发的苏东坡快速爬起身来，从挂在马肚上的文具袋中取出画笔来。

由于苏东坡醉卧时没解马鞯子，而驯养有素的马在马鞯子未解开时是不会卧下睡觉的。所以，这匹马是在月夜中站立了整整一个晚上。苏东坡此时哪里顾及这些，快速用笔蘸上墨水，在桥柱上写下心头刚刚涌出的一首新作《西江月·绿杨桥》词：

> 照野弥弥浅浪，横空隐隐层霄。
>
> 障泥未解玉骢骄，我欲醉眠芳草。
>
> 可惜一溪明月，莫教踏破琼瑶。
>
> 解鞍欹枕绿杨桥，杜宇一声春晓。

写完《西江月·绿杨桥》词，苏东坡觉得头脑清醒了许多，心情也舒畅了许多，决定趁天还未大亮，迅速离开蕲水县城。

苏东坡后来在记录这首词的笔记中添上了一段自序：

顷在黄州，春夜行蕲水中，过酒家饮。酒醉，乘月至一溪桥上。解鞍曲肱醉卧少休。及觉，已晓。乱山攒拥，流水锵然，疑非尘世也。书此语桥柱上。

后世墨客文人对苏东坡这首词作极为欣赏，称透过词中幽静闲雅的艺术画面描写，不难看出其内心蕴藏着的汹涌澎湃的波涛。

由于外地墨客文人对蕲水玉台山地理环境不太了解，在该词的注释中也出现了一些不确之处。如自序中的"蕲水"并不是指蕲水河，而是指蕲水县。"可惜一溪明月"的"溪"，不是指绿杨桥跨过的护城河，而是指兰溪河的河水。这条兰溪河是从大别山脉南麓向西流淌的五条河流之一。它从安徽岳西经英山百里险奔腾而下，到达蕲水县城胡家坪处便水分两路：一路流到脚盆底（今月湖），往三台乡注入兰溪河主流航道；一路从胡家坪绕凤栖山半圈，经清泉寺门前西流至玉台山直下兰溪镇西潭坳注入长江。玉台山前兰溪河段宽有数十丈，而绿杨桥跨过的小溪宽不过两丈，不可能泛起弥弥浅浪来。还有"横空隐隐层霄"句，不是指盆景式的玉台山，而是站在绿杨桥上向东南方向眺望才能望得见的天堂寨——换袍岭山脉，这条山脉是从蕲水三角山延伸过来的大别山余脉，它延绵数十里，夜色中远远望去，给人横空出世的感觉。

苏东坡连续两次到蕲水县城，并在清泉寺和绿杨桥题诗的事很快在全县传播开来，人们摩肩接踵地到清泉寺门前赏景，到绿杨桥上观看诗词墨迹，一些文人骚客还购纸磨墨步韵唱和，使小小的蕲水县城也闹出了"洛阳纸贵"的故事。

元丰五年（1082）农历三月，苏东坡决定到蕲水其他地方再走一走、转一转，探寻和游览这个有故事的地方。

上次在麻桥，苏东坡听了县尉潘鲠关于蕲水县历史沿革介绍，才知道与黄州一河之隔的巴河口古镇曾经是一座有着千年历史的老城，尤其是城南伍洲地，还是春秋时期楚国大夫伍子胥（伍员）逃难渡江之处。事隔一千五百多年，那里仍然保存有芦花荡、伍员井、伍子庙等遗迹。想到这儿苏东坡还为两年前曾到巴河口迎接弟弟子由时未能登岸一游而感到遗憾。

话说两年前，即元丰三年（1080）五月二十六日，贬到黄州一年多的苏东坡，突然接到弟弟子由从江南磁湖（今黄石市之内湖，那是与长江直通的港口）传过来的信，说已将嫂嫂和侄儿侄女们从河南送到磁湖了，请他第二天到巴河口迎接亲人。自元丰二年（1079）八月湖州任上遭捕以来，一直未见到家人的苏东坡，接信后彻夜未眠，第二天清晨便租船沿江而下赶到巴河口，终于在巴水河与长江交汇的江面上与家人久别重逢。苏东坡后来写了一首《晓至巴河口迎子由》的长诗，记录了会面时的情景：

去年御史府，举动触四壁。

幽幽百尺井，仰天无一席。

隔墙闲歌呼，自恨计之失。

留诗不忍写，苦泪渍纸笔。

余生复何幸，乐事有今日。

江流镜面静，烟雨轻幂幂。

孤舟如凫鹥，点破千层碧。

闻君在磁湖，欲见隔咫尺。

朝来好风色，旗脚西北掷。

行当中流见，笑眼青光溢。

此邦疑可老，修竹带泉石。

欲买柯氏林，兹谋待君必。

试想，苏东坡当时沉浸在与亲人团聚的大悲大喜之中，怎么可能弃船登岸到巴河口伍洲去游览呢？现在生活平静了一些，苏东坡决定寒食节前到伍洲去考察一番，以弥补心中的遗憾。苏东坡是个性情中人，想到就要做到。

　　他将这一想法转告给在伍洲对江刘郎洑寓住的王齐万、王齐愈兄弟。

　　提到王齐万、王齐愈兄弟俩，苏东坡心里有说不出的愧疚和感激。王氏兄弟家族原为宋真宗皇后刘氏家族姻亲，是川西犍为县的大富豪。他们居住的是碧瓦朱栏的高楼，年收稻谷三万斛，金银珠宝过斗量。然而有着巨额财富的两兄弟对钱财并不看重，而乐善好施、广结天下英雄豪杰，因而被称为川西奇人。两兄弟也喜读书，先后考中了秀才。他们认为，苏洵、苏轼、苏辙父子三人横空出世，是四川人的骄傲，特别是苏轼，诗文书画，下笔如神，简直就是天上的文曲星下凡，世间稀有。元丰二年，苏轼因"乌台诗案"入狱，兄弟俩认为这真是黑了天，马上四处活动，组织力量营救。元丰三年二月，得知苏轼出狱后贬往黄州，这两个"铁杆粉丝"硬是散尽家中钱财，只保留百余车书籍，租船从四川沿江而下，一路跟随到黄州，随后寓住在与黄州隔江相望的武昌刘郎洑（亦称刘郎薮，今鄂州车湖）。兄弟俩的目的只有一个，就是为了能够经常与心目中的偶像苏东坡见见面，可以随时关注苏东坡的安危。对王氏兄弟的这份深情，苏东坡心里既感激又敬佩，每逢心中有事都要与他们倾诉。

　　苏轼在黄州也经常过江到车湖王齐愈兄弟处，有时为风涛所隔，不能及归。他们兄弟二人必杀鸡炊黍，留饮数日。苏轼数次为其赠诗、赠联、赠文。

　　元丰五年（1082）农历三月初四（四月四日），即寒食节前的这一天，苏东坡早晨起来就做着出游蕲水巴河的准备。可是老天一点不通人性，天上一阵赶一阵地下着大雨。苏东坡年久失修的临时住屋"临皋堂"到处漏着雨，打湿的芦苇塞进灶里怎么烧也烧不着火，弄得满屋子是烟，熏得人眼泪鼻涕直流。心头烦躁的苏东坡一气之下，饿着肚子，冒雨跑出屋，牵上马径直朝巴河口伍洲方向走去，把这难弄的家庭琐事抛给能干的夫人王闰之去打理。逃避现实，亲近山水，走进与古人交流的世界，这是苏东坡消除苦闷的惯常做法。

伍洲原名芦花荡，是位于蕲水县境内两条河的河口，即巴水河口与兰溪河口之间的一块狭长洲地。它前临长江，后滨望天湖，因洲上长有茂密的芦苇而得名。洲上的居民农忙种地农闲捕鱼，旱年种地水年捕鱼，祖祖辈辈过着自由自在的农家生活。

据《左传》及蕲水、黄州地方志记载，伍子胥逃难时过昭关、渡长江一夜急白了头发的故事就发生在这里。

伍子胥过昭关、渡长江是一个古老的中国民间故事。该故事多采自于《东周列国志》和《周朝秘史》。

伍子胥乃楚国大夫伍奢次子。楚平王即位，奢任太师。后平王听信少师费无忌谗言，奢被杀。子胥逃走。楚平王下令画影图形，到处捉拿子胥。子胥先奔宋国，因宋国有乱，又投奔吴国，路过陈国，东行数日，便到昭关。昭关在两山对峙之间，前面便是大江，形势险要，并有重兵把守，关吏检查，并且画伍子胥像于关口仔细盘查，过关真是难于上青天。所以传说伍子胥为过昭关，一夜急白了头。幸运的是，伍子胥在东皋公和皇甫纳的协助和巧妙安排下，更衣换装，便蒙混过了昭关，到了吴国。

但是伍子胥渡江的地点，历代史地学家有不同看法。一般关于昭关之地有两说。一说是今安徽省含山县北（含山县在今巢湖正东方，属于当时的吴国，不属楚境，如果是吴国之地，就不应该有受阻，所以此说还是有一些疑点）；二说是现今黄冈罗田县凤凰关（古昭关）。伍子胥奔吴的时间是在公元前 522 年。罗田凤凰关一带，在春秋各国里面，基本处于鸠兹国、英国和弦子国之间，无论属于哪个国家，在公元前 522 年都已经被楚灭国而并入楚境了。所以伍子胥所过的昭关应该不在含山县，而应是在罗田县，此说更容易解释一些。现今罗田县凤凰关西约 5 里，铺兵河下段深水河畔有山名"割须坳"，相传伍子胥过昭关之前在此乔装打扮，因此得名。中国地名一向有所来源，"割须坳"三字恐怕也不是后人随便附会的。如果罗田凤凰关为昭关之说成立，凤凰关外有三条路可以选择，直走越过蒙蒙山入英山，或左走沿铺兵河同样入英山界，当时英山已经属于楚国。但如果右走今梅家冲入白莲河转过浠水县兰溪，而进入长江走水路，看似更转折，实则避开了大路。不仅水路一向比陆路更容易逃亡，且长江以南在春秋时代基本都是蛮夷之地，完全可以避开楚军追查。

既然称为昭关，何以后来更名凤凰关？源自于当地一个妇孺皆知的故事传说。当年昭关附近有一员外，有一段时间他发现家中水缸里每天晚上挑满水，到了第二天早晨又干了。一直不知道原因的员外请堪舆师勘察，堪舆师来他家看了后说："你家堂屋有 100 窝燕子，水是被正中间最大的那一窝给喝了"，并建议员外把燕子窝给捅了。员外在晚上燕子归巢后破坏了燕子窝，只见里面飞出三只羽翼未丰的燕子，一只掉在昭关，一只在天亮时候掉在蒙蒙山，一只掉在石桥铺。第二天人们一看，原来是三只未长大的凤凰，昭关由此更名为凤凰关，原本人才辈出的家族也因此而没落了。亦有因地形远眺似凤凰而更名之说。因此，基本可以说明，罗田县凤凰关为春秋"伍子胥过昭关"故事之发生地。

各种史料对于伍子胥过昭关后都有"渡江"的记载。古铺兵河，今凤凰关水库向右可抵达蕲水兰溪河（今白莲河或叫浠水河），从而经蕲水县（今浠水县）过长江。

清初地理学家顾祖禹在《读史方舆纪要》中认为伍子胥渡江的地点为今浠水县兰溪镇之伍洲。伍洲在（蕲水）县西四十里大江中。相传伍员适吴时过此，因名，即五洲也。郦道元《水经注·卷三十五》：江中有五洲相接，故以五洲为名。

逼迫无奈的伍子胥，只得逃往江南吴国借兵复仇除奸，当他逃到长江北岸边芦苇地时，后面的追兵也已赶到，情急之中他钻进茫茫一片的芦苇荡里才得以保住性命，后来在"芦中人"的护送下才顺利渡过长江到达吴国，实现了借兵复仇除奸的计划。后人将这片长有芦苇的洲地称为伍洲。因伍洲南头就是浠水县另一条河——兰溪河的入江口，所以唐代诗人杜牧游浠水兰溪河时写有如下诗句：

> 兰溪春尽碧泱泱，映水兰花雨后香。
>
> 楚国大夫憔悴日，应寻此路达潇湘。

该诗中的楚国大夫就是指逃难中的伍子胥。

伍子胥逃难过昭关、渡长江，一夜急白头发的故事，从春秋到北宋已经传播了一千五百多年，博古通今、曾任黄州团练副史的北宋文学家苏东坡虽然对此十分熟知，但当他真的来到故事发生地（浠水巴河）时，心情依然十分激动。他冒雨察访了伍子胥藏身的芦苇荡，拜谒了伍员井和伍子庙。在寻访历史遗迹的同时，他联想到了自己的遭遇，由自己的遭遇联想到隔江相望的王齐万、王齐愈兄弟，又由王齐万、王齐愈兄弟联想到一江两岸的历史人物，就这样由今而古，纵古论今，怀念隔江相望的同乡好友王齐万、王齐愈兄弟。苏东坡游兰溪伍洲，泛舟于莲尔湖，唱出了一首穿越时空的《伍洲》诗。

在诗中，苏轼特意提到伍洲为伍子胥渡江之地。苏轼有诗《王齐万秀才寓居武昌县刘郎洑，正与伍洲相对，伍子胥奔吴所从渡江也》：

> 君家稻田冠西蜀，捣玉扬珠三万斛。
>
> 塞江流柿起书楼，碧瓦朱栏照山谷。
>
> 倾家取乐不论命，散尽黄金如转烛。
>
> 惟余旧书一百车，方舟载入荆江曲。
>
> 江上青山亦何有，伍洲遥望刘郎薮。
>
> 明朝寒食当过君，请杀耕牛压私酒。

与君饮酒细论文，酒酣访古江之濆。

仲谋公瑾不须吊，一酹波神英烈君。

苏东坡诗后还写了一条自注："杭州伍子胥庙封伍子胥为英烈王。"苏东坡在这首诗中，运用高超的文学艺术手段和超越时空的观念，由今论古，借古说今，把对王齐万、王齐愈兄弟的情感尽情地宣泄出来，把自己胸中的政治抱负也淋漓尽致地表露了出来，他也想像伍子胥那样胸存大志，留名青史。

后世将这首诗直接以《伍洲》为题收录在地方方志之中。

三月初四当天下午苏东坡离开伍洲之后，溯江而上赶回了黄州。夜晚雨又下得大了，往年要到四五月才涨起来的江水，现在提前涨了起来。眼看靠近江边的住屋"临皋堂"快要被江水淹了，苏东坡的心情有些沉重。他想，来到黄州已经三年了，时局依然没有改变，不仅胸中抱负无法实现，贫困、病痛还一个一个袭来，真是"屋漏偏逢连夜雨"，实在让人难受。

好不容易熬到天亮，苏东坡看到家里这种现状，老天好像跟自己作对，不由得悲从心中来。这时，他想起了庞安时邀请他到蕲水龙井去过寒食节，顺便察看身体，他也曾答应过赴约，不如今天执行原定的出行计划，到蕲水麻桥去拜会庞安时。

打定主意后，苏轼起身准备行装出发，这时，老天爷似乎也知道阻止不了苏东坡的行程，雨水开始渐渐的变小了。

过了一会儿，住在对江的王齐愈、王齐万兄弟过江来看望苏轼，还带了一些苏东坡家里正缺的生活物资，这雪中送炭的举动，让苏东坡及夫人王闰之十分感动。真是"家中有粮，心里不慌"。王夫人嘱咐王氏兄弟陪丈夫一起到麻桥小住几天，家中的事，请他们不用担心，自有她来料理。

一路上，苏东坡还是忍不住向王氏兄弟诉说了心中的苦楚。两兄弟十分同情先生的遭遇，一边聆听，一边劝慰，他们坚信像先生这样千年不遇的奇才一定会有重现曙光之日。

中午时分，苏东坡一行到达蕲水麻桥庞安时诊所。庞安时看到老朋友苏轼还带来了新朋友，这让广结天下英雄好汉的庞安时十分高兴，连忙招呼后堂置酒款待客人。苏东坡无限深情地向庞安时介绍了王齐万、王齐愈兄弟的侠行义举，同时，他也向王氏兄弟介绍了庞医生，大赞庞医生的医术医德。真是英雄惜英雄，四位同时代人的心很快融合在一起了。庞安时关心地询问苏东坡近来的情况，并询问他上次玉台山绿杨桥题诗之事。庞医生特意嘱咐他，以后一定要注意保重身体，年龄大了，再也不要做出露宿郊外的傻事。

谈话之间，酒菜已经端了出来。当时，中国普遍有寒食节不生火做饭的习俗，所以端出来的都是预先备好的冷盘凉菜。当苏东坡谈到回黄州这些天遇到的各种艰难处境和抑郁心情时，庞安时表示深切同情，不断安慰他。

于是，庞安时邀请苏轼及王氏兄弟下午到蕲水县城转转，以消除长期阴雨带来的氤氲之气，舒缓心情，苏轼高兴地应诺。

庞安时当时已到不惑之年，医业正如日中天，不仅有龙井村病房，还拥有麻桥中心诊所，生意十分红火。不过，身旁已有不少高徒在帮忙，自己有时是可以脱身出来的。

吃罢午饭，庞安时租了几乘竹轿，几个人缓缓向蕲水县城进发。途中碰到蕲水县尉潘鲠，他邀请苏东坡到县衙做客，但苏东坡不愿惊动官府，和他们一起直接进入蕲水县城内莲花山妙华庵。

当年的蕲水县城面积不大，而且还是由一个个小山包组成。县城的西北部即现在的县疾控中心、老清泉镇政府、民福大厦、实验中学及实验小学一带，城中五座小山呈莲花状排列。妙华庵就建在中心小山的山腰上。它的大门朝向东南，门前有一面积不大、风景秀丽的莲花池，每到夏季绿荫覆盖，荷花飘香，幽静至极。

苏东坡本来也是一个儒、释、道三通之人，特别是对于道教，他更是深谙其道，来到妙华庵便有宾至如归之感。几个人刚刚分宾主落座，便有一位身披袈裟的和尚急匆匆地闯进门来。

原来，县尉潘鲠见苏东坡不愿到县衙去，就径直到清泉寺告知苏公到来的消息，寺长老前两天还就因事外出错失与苏东坡在清泉寺相见的机会而懊恼，所以就急速同潘鲠县尉一道赶到莲花山来，诚邀苏东坡再到清泉寺作客。

庞安时与清泉寺长老本为好友，便欣然同意，并陪同苏东坡和王氏兄弟转道清泉寺。路上，寺长老高声吟颂着苏东坡的新作《浣溪沙·游蕲水清泉寺》，显得格外高兴。

寺长老兴致勃勃地向客人们介绍凤栖山的景点与传说，引导大家参观寺内外著名景点。

在陆羽茶泉景点旁，苏东坡追忆起前辈诗人，曾任黄、蕲两州太守王禹偁的咏茶诗"甃石封苔百尺深，试尝茶味少知音。唯余夜半泉中月，留得先生一片心"时，想到王禹偁在朝为官之时，敢于直言讽谏，因此屡受贬谪，苏轼沉思良久，默默无语，似感同身受。

面对书圣王羲之莅临清泉寺凝神练笔留下的"洗笔池"遗迹羲之墨沼，苏东坡肃然起敬，双手抱拳深深揖拜，表现出他对中国一代书圣的无限深情。

他们入寺内，寺长老又详细介绍了清泉寺的创建史。

寺长老介绍说，人们都认为，清泉寺始建于唐朝。其实，早在南北朝时期，这里就建有萧梁古刹。唐贞元六年（790）彻底改建时，顺便将寺前水味极甘的"天下第三泉"改建成清泉井，寺庙也就更名为清泉寺了。

参观完寺庙建筑，大家进入斋房用餐。由于寒食节有不能"动火"的时俗，也是僧人的习俗。寺里为客人安排的仍然是"冷餐"。不过，由于节前斋房做了充分准备，这"冷餐"还是比较丰盛的。寺长老早就听说苏东坡喜欢饮酒，还破例劝客人们尽兴饮酒，因此苏东坡喝了不少酒。

晚餐后，大家至传胪处歇宿。寺长老率先提出请求，希望苏东坡将新作《浣溪沙·游蕲水清泉寺》书写存于寺内，并为凤栖山和清泉寺题名。苏东坡由于多饮了酒，也不客气，提笔就写了"凤栖石"和"清泉寺"六个大字，并书写了自己前几天的词作《浣溪沙·游蕲水清泉寺》。

正当大家围看苏东坡题字之时，一名中年男子突然闯了进来，指名道姓，要见苏东坡。东坡抬眼观之，并不认识来客。

男子说："我叫徐德占，因事经过蕲水县城，听说苏先生也在蕲水，我很好奇，特地过来瞧瞧。"

苏东坡问："我到蕲水是请假看病的，这有什么好奇的呢？"

徐德占说："你到黄州以后，京城里的人都说你患病去世了，想不到你还活着，并没有死，所以我很好奇，特前来看个究竟。"

酒后的苏东坡一听这话，情绪异常激动，便高声说道："吉人自有天相，你看，我这不是活得好好的吗？我有这么多好心人护着，我还有名医好友庞安时，怎么会那么容易死去呢？"

徐德占见自己说错了话，忙解释道："对不起，我不是这个意思！我原来在宰相吕惠卿手下做过事，现在吕惠卿因连坐其弟之罪被贬出京城，我也就离开京城出外谋生了。"

谈话中徐德占表示："我对苏东坡的人品文才极为仰慕，对苏东坡遭受的政治迫害也极为同情。"

一个曾经是对立阵营中的人士，居然能说出这样的一番话，苏东坡很是感动。当徐德占进一步询问他黄州生活的现实情况时，这一下子触动了酒后苏东坡最为敏感的一根神经，情激之中，他顺手提笔在纸上狂写起来，一组逼真反映苏东坡黄州生活景况的五言诗《寒食雨》，就这样诞生于元丰五年（1082）寒食节苏轼游蕲水途中：

其一

自我来黄州，已过三寒食。

年年欲惜春，春去不容惜。

今年又苦雨，两月秋萧瑟。

卧闻海棠花，泥污燕支雪。

闇中偷负去，夜半真有力。

何殊病少年，病起须已白。

其二

春江欲入户，雨势来不已。

小屋如渔舟，濛濛水云里。

空庖煮寒菜，破灶烧湿苇。

那知是寒食，但见乌衔纸。

君门深九重，坟墓在万里。

也拟哭途穷，死灰吹不起。

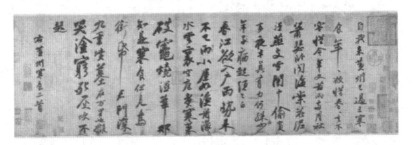

苏东坡写的《寒食帖》

在大家的围观中，苏东坡一气呵成写完了两首诗，直起身来，从右至左浏览了一遍，随后又添上"右黄州寒食二首"几字。

意思是说，自从我来到黄州，已度过三个寒食节气。年年爱惜春光想将它挽留，春天自管自归去不容人惋惜。今年又苦于连连阴雨，绵延两个月，气候萧瑟一如秋季。独卧在床听得雨打海棠，胭脂样花瓣像雪片凋落污泥。造物主把艳丽的海棠偷偷背去，夜半的雨真有神力。雨中海棠仿佛一位患病的少年，病愈时双鬓斑白已然老去。春江暴涨仿佛要冲进门户，雨势凶猛袭来似乎没有穷已。我的小屋宛如一叶渔舟，笼罩在濛濛水云里。空空的厨房煮着些寒菜，潮湿的芦苇燃在破灶底。哪还知道这一天竟然是寒食，却看见乌鸦衔来烧剩的纸币。天子的宫门有九重，深远难以归去，祖上的坟茔遥隔万里不能吊祭。我只想学阮籍作穷途痛哭，心头却似死灰并不想重新燃起。

诗词表明苏东坡依然处境艰难，生活凄凉，心情孤郁。经过险恶的政治斗争和牢狱的折磨，他的个性收敛了许多。这两首诗充分表现了这种心境平和之后的无奈和绝望。

满屋的人都被苏东坡酒后题诗的风采和气势所震惊！苏东坡题完诗，借着酒兴高声对徐德占说："看见了吗？这就是我在黄州的生活状况，请你把这两首诗带上，告诉京城里的那些人，我苏轼虽然被整得很惨，但我还真真切切地活着，没有死！"

苏东坡性喜饮酒但酒量不大，酒后常常会思如泉涌弄出一些常人意想不到的文学作品来，像《寒食雨》这样的酒后优秀作品，在《苏东坡全集》中占有相当比重，而苏东坡自己则对此习以为常，事过之后照常睡觉，一觉醒来再过新的一天。

苏东坡的这两首题诗当时被徐德占带走了，但到底带没带到京都，那就不得而知。多年后，好友黄庭坚亲眼见到苏轼写的这首《寒食雨》，但不知是否是苏轼这次所写，他看完后感慨万千，见物思情，在《寒食雨》诗后写了题录，流传至今，这就是现在收藏在中国台北故宫博物院、价值连城的《寒食帖》。当然，这是后话。

后来有消息说，当年十月，徐德占便在一次车祸中不幸身亡了，苏东坡为此还专门写了一首五言长诗《吊徐德占》，诗云：

美人种松柏，欲使低映门。

栽培虽易长，流恶病其根。

哀哉岁寒姿，肮脏谁与论。

竟为明所误，不免刀斧痕。

一遭儿女污，始觉山林尊。

从来觅栋梁，未省傍篱藩。

南山隔秦岭，千树龙蛇奔。

大厦若果倾，万牛何足言。

不然老岩壑，合抱枝生孙。

死者不可悔，吾将遗后昆。

苏东坡在这首诗中既表达了对徐德占的悼念之情，也深刻阐述了自己对社会、对时局的见解。

苏东坡借到庞安时处复诊之机，在庞安时的陪同下，再游蕲水清泉寺，题写《寒食雨》，从此该诗名留千古。关于这件事，除蕲水地方志有记载外，华厦出版社出版的中国历代经典诗作《寒食诗帖》跋中也载明"诗作大约是苏轼在元丰五年寒食日前，游蕲水时所作"。此外，《子瞻家书》中也说："元丰五年壬戌，先生以事至，徐德占见访，游清泉寺作《寒食雨》诗。"

这里还值得一提的是，在苏东坡题写《寒食雨》诗数百年后，有一位名叫刘应龙的追梦者追随苏东坡行踪，也过了一把题《寒食雨》诗的瘾。这位刘氏从广东贬官到黄州后，也像当年苏东坡那样，邀友人宋德夫从黄州出发，经过巴河、巴驿、麻桥，至天色昏黑才到达蕲水县城，到达县城边他也不入城，绕城行数里再憩清泉寺，在清泉寺通饮达旦，亲眼目睹苏东坡题写的《寒食雨》诗后，也步苏公诗韵写了题为《清泉寺和苏长公诗》二首：

其一

今朝历江陆，日已五饮食。

夜到清泉寺，清泉凉可惜。

凉风起庭树，树杪声瑟瑟。

僧盘簇野薓，银藕乱堆雪。

交南好犀盏，与君赌酒力。

后醉者先去，东方月初白。

其二

月白星欲稀，天鸡唱不已。

忽坠英雄泪，数下沾衣里。

采芝或采菌，刈兰岂刈苇。

透札利在簇，簇敝不穿纸。

自我苦行役，三年二万里。

不忍见此老，一啸挥衣起。

尽管题诗者自认为此诗"援笔为和，远志以意，词虽不工，可也"。但明眼人都知道无论从哪个方面都难与苏诗相提并论。

元丰五年（1082）三月初六（四月五日）清明节这天，苏东坡醒得很迟。在庞安时的安排下，吃罢早餐，庞安时告诉苏东坡，今天的活动已经安排好，就是船游兰溪河。庞安时所说的船不是一般的小船，而是他巡诊江淮时能在长江航行的大船。庞安时当年自己购买了几条大船，平时停靠在兰溪河脚盆底（今月湖）或望天湖苦竹港等处。每到丰水季节就组织船队巡医江淮，如同今天的医疗队下乡一样，所有成员吃住在船上。庞安时素喜音伎，所以船上所载不仅仅是医务人员、后勤保障人员，而且还配有相当规模的乐伎人员，简直就是一个快乐的流动医院。船队行走于江河之上，旗帜招展，鼓乐和鸣，每靠上一个码头，围观及求诊者蜂拥而至，热闹非凡，这种气派的医疗队在当年实属罕见。

宋朝钱功在其《澹山杂识》中讲述了他目睹的一个状况：

庞安时，蕲州蕲水人，隐于医，四方之请者，日满其门。安时亦饶于田产，不汲汲于利，故其声益高。余尝见其还自金陵，过池阳（今安徽省贵池、青阳等县），先君命余往谒之。随行四五大官舟，行李之盛，侔部使者。一舟所载声乐也，一舟辎重也，一舟厨传（办理伙食、车马和住宿的差役）也，一舟诸色技艺人，无不有也，然其人自言重听，不肯入京，或谓不然。医之妙，亦近州所无也。

试想，一个医生在远方出诊，有如此之盛况，恐怕在古代也是少有的。但至少说明了这样几点：一是他的医术的确非常高明，舍他，没有医生能办到，他"医之妙，近世所无也"。二是他很富有，能自备一舟载声乐，一舟辎重，一舟厨传，一舟诸色技艺人，这是一般为稻粱谋的医生做不到的。三是他的医德高尚，一心救人，所花资金，对己来说，他在所不惜，对患者来说，不转嫁负担，"故其声益高"。四是如此豪华的出诊，有史可查的资料中，也只看到这一次。在本地出诊，无论从史料和传说来看，他都很简朴。能走则走，路远事急，则骑马或坐车。既不要人开销，也不吃人家宴请。为穷人家庭看病，还常常为他们付药费。

由于庞安时组织的清明节巡游活动是公开进行的，所以围观者不少。这一天天气不太好，出游时间晚，只是游了县城南门河一段，因为这一河段两岸风景最为秀美。兰溪河当时正值春汛，连续两个月降雨，奔腾而下的河水受到玉台山与龙潭山两边夹击，河面变窄流速加快。又有巨石中立逆障其流，使河水抑或盘旋跃滚，形成深邃的旋涡；抑或展转翻腾，撞击河岸，溅起高高的浪花。这壮观景象常让游客惊叹不已。与苏东坡"心有灵犀一点通"的庞安时，最懂得苏东坡此时的心情，尽其所能地安排医疗队大船让大家登船浏览，就是想让朋友们游河时既便于欣赏美景又绝对安全。

苏东坡当年对兰溪河南岸的"龙潭秋月"与兰溪河北岸的"石壁洄澜"两处景点最感兴趣，并分别为这两处景点题了词。所谓"龙潭秋月"，景出河南岸的龙潭山。这龙潭山以悬崖峭壁矗立于河岸，峭壁之下有一个深不见底的老龙洞，兰溪河有一股河水急流而下旋转着钻进老龙洞后便不知去向，人皆称老龙潭。老龙潭之上为长宽各数丈的平滑石壁，该壁就像一面巨大的石鼓，故称打鼓石。湍急的流水在老龙洞处旋动时激荡着打鼓石发出声声震响，好像敲打着天鼓一般。贯于联想的苏东坡将这一景观形象地命名为"击空明"。在与"击空明"对峙的河北岸，景况与南岸完全不同，摇摇欲坠的河崖下横七竖八地躺着一些河水久冲不化的巨型鹅卵石，这些顽石在旋流的河水返映中折射出粼粼波光，苏东坡把这种景象命名为"泝（溯）流光"。

有人认为，苏东坡以"击空明""泝流光"为兰溪河两处景点命名，其意源于他的《前赤壁赋》，这是不准确的。苏东坡游蕲水兰溪河的时间是元丰五年三月，而他的《前赤壁赋》写作时间是元丰五年七月。其实，苏东坡《前赤壁赋》中的"桂棹兮兰桨，击空明兮溯流光。渺渺兮予怀，望美人兮天一方"这四句话，也是引用著名爱国诗人屈原的诗句。苏东坡三月和七月两次在自己的题词和文章中引用屈原这首诗句，可能那一段时间他的心情与当年屈原的心情一样，蕴藏着强烈的"北归"意愿，希望北方的"美人"能够相救于他。

自此以后，历代文人墨客追寻苏东坡足迹游兰溪河者不计其数，写下了不少题词题字题诗，其中最值得一提的是明万历年间文学家，湖北竞陵学派宗主谭元春，泛舟兰溪河后写下的《游龙潭寻苏端明（苏东坡）所书击空明石》五言诗：

一河风日守，夏水来寂寂。

回环舟不怠，相就石磊历。

石上三字寒，不为苔所食。

江涨有来去，波撼幸未渍。

如兹空与明，何物为之去？

诗中的苏端明即苏东坡，因苏东坡曾任端明殿学士而称之。谭元春在诗中对先人苏东坡欲立潮头振臂击鼓之英姿展开了超越时空的想象。蕲水后人为纪念苏公此游，在龙潭山上相继建起了"文昌阁""苏公亭""闲云阁"等纪念建筑。

苏东坡此次游蕲水县城兰溪河段留下的遗墨还有：城东跃龙门石碑"鱼跃鸢飞"，南河桥畔石碑"漱石"，城南石壁"激湍"等。后人还在"激湍"石刻崖头建双亭纪念，一曰"洄澜亭"，一曰"时雨亭"，两亭之内刻有大量怀念苏东坡的诗词墨宝。

为此，明代绛州知府钱贡留诗曰："苏子神仙骨，官沉兴转加。石崖留墨迹，笔陈尚槎牙。"

当晚，苏东坡与王氏兄弟应庞安时之邀，在莲花山妙华庵住宿。晚饭后，他们交谈甚欢。苏东坡请庞安时谈谈行医心得和感悟，庞安时对他说："要想当一名普通的看病郎中可能不是那么难，但要当一名高明的医生的确不那么容易。首要的是要学好国学，打好文化基础，然后，再在博览历代经典医书、学好医药学理论的基础上，开展医学实践，深入研究，还要有悟性，大胆创新，才有可能取得突破性成果。"

最后他请求苏东坡说："为了医学更好地传承和发扬光大，我撰写《补仲景伤寒论》（注：后更名为《伤寒总病论》）已经二十多年了，有我对《伤寒论》的新认识和体会，不过，到现在我还在反复参合，反复修改完善之中，希望这本书最终定稿后，由苏先生给我写篇题首（序言）。"对此，苏东坡当即欣然应允。苏轼也想尽力为蕲水县的这位既会治病，又善著书的大医家、好朋友做点实事。

通过交流，苏东坡还了解到庞安时这些年所做的工作和业绩真是不容易，难怪他医术高明，誉满江淮。苏东坡极为感动，他顿时意识到自己与庞安时同为儒家学子，同为道家信徒，但心灵不如庞安时纯洁，人格不如庞安时高尚。他决心向庞安时学习，克服自命清高、自暴自弃的弱点，要振作精神，争取机会，再为国家和社会做贡献。

想到这里，苏东坡心情平静了许多，觉得这些天抛家不顾，实在对不住家人，应该马上回到黄州去，回到妻子儿女身边，共同克服眼前面临的困难。

第二天是农历三月初七，天公好像有放晴的迹象，苏东坡与王氏兄弟一起，辞别好友庞安时，准备返回黄州。庞安时依依不舍，一路陪同转回到麻桥。已到中午，在麻桥，庞安时为苏轼摆上了送行酒。酒席上，大家频频举杯，互敬互勉，共约明天。临别时，庞安时给苏东坡一行每人一双轻便芒鞋，让他们带上雨具，并租了三乘竹轿，送他们上路。

晌午过后，苏东坡一行顺利到达了巴河渡口，过河不远便是黄州，苏东坡与王氏兄弟商议，决定过河后步行回黄州，让轿夫们返回麻桥，眼看天气再无下雨迹象，便将雨具也交由轿夫带回。三人轻装过河，每人寻得一根竹杖，一路高高兴兴地向黄州进发。

光阴似箭，日月如梭，一晃到了元丰五年（1082）十二月十七日，庞安时因有几个月未见到苏轼，非常想念他，特来黄州拜会。适逢王齐愈、王齐万兄弟也在座。

苏轼说："庞医生来得好，今天我们说话的人可多了。等一会，孟亨之也要来。"

然后，走到庞安时身边，拿起他的手掌，在上面连划几个字，庞安时领悟：苏轼在为黼砚写铭文并序。

今日王氏兄弟是给苏轼送黼砚来的。黼砚，即龙尾砚，歙砚的上品，产于江西婺源的龙尾山，谓之龙尾石。

苏轼对此砚非常看重，他准备转送给蒲宗孟，即蒲传正。蒲为苏轼堂兄苏不欺之妻的弟弟。

苏轼还为其撰《铭·并序》，其文如下：

龙尾黼砚，章圣皇帝所尝御也。乾兴升遐，以赐外戚刘氏，而永年以遗其舅王齐愈，臣轼得之，以遗臣宗孟。且铭之曰：黟、歙之珍，匪斯石也。黼形而縠理，金声而玉色也。云蒸露湛，祥符之泽也。二臣更宝之，见者必作也。

苏轼完成上述事情后，对王齐愈、王齐万说："我的这个人情，是你们给送的，意义重大，我感谢你们啦！"

然后苏轼把庞安时拉在身边，大声对他说："你上次送给我的廷珪墨，要我给写几幅字，今天正好是时候了。"

苏轼所言的廷珪墨，就是唐末墨工李廷珪所制的墨。李廷珪本姓奚，南唐赐姓李，故有奚廷珪、李廷珪两称。其制墨上乘，有宋以来，誉为第一。时有"黄金易得，李墨难求"之谚。庞安时得到廷珪墨后，虽然也喜欢，但他知道苏轼更喜欢该墨，于是在去年十二月时把它送给苏轼。苏轼这时所说的廷珪墨，就是指的这件事。

于是，苏轼摊开宣纸，即开始《书庞安时见遗廷珪墨》一幅：

吾蓄墨多矣，其间数丸，云是廷珪造。虽形色异众，然岁久墨之乱真者多，皆疑而未决也。有人蓄此墨再世矣，不幸遇重病，医者庞安时愈之，不敢取一钱，独求此墨，已而传遗余，求书数幅而已。安时，蕲水人，术学造妙而有贤行，大类蜀人单骧（四川人，举进士不第，以医闻于世。苏轼有《单庞二医》记其事）善疗奇疾。字安常。知古今，删录张仲景已后《伤寒论》，极精审，其疗伤寒，盖万全者也。

庞安时获得此书后，很是高兴。

时将近午，孟亨之到了。

孟亨之，名震，字亨之，东平（今属山东泰安）人，进士出身，时任黄州通判。对苏轼很友好，很尊重。他在安国寺食斋，安排了午餐，并告诉苏轼说："请大家现在用膳去。"

这一餐饭，苏轼等吃得比较满意，晚上在家，即给孟亨之写了一封信：

某启。今日斋素（素饭），食麦饭笋脯，有余味，意谓不减刍豢（指牛羊犬豕之类的家禽）。念非吾亨之，莫识此味，故饷一合，并建茶两片，食已，可与道媪对啜也。

十二月十九日是苏轼生日。黄州知府陈君式为其置酒赤壁矶下。

陈君式，江西临川人，出身仕宦世家。年轻时，事亲笃孝，十年躬耕。对吏严，对民宽，得到州人的称誉。

元丰三年（1080）二月一日，苏轼谪贬黄州，是时他为黄州知府。当时其他达官贵人都怕见到流放黄州的苏东坡，唯独陈君式敢与之交往，他不因苏轼"重罪"在身而疏远他，相反，经常造门，嘘寒问暖。不久，陈君式罢任回乡，苏轼特书李陵答苏武诗以赠。此后友谊日益深厚，书信往来不断。

苏轼在《书苏李诗后》云：

此李少卿赠苏子卿之诗也。予本不识陈君式，谪居黄州，倾盖如故。会君式罢去，而余久废作诗，念无以道离别之怀，历观古人之作辞约而意尽者，莫如李少卿赠苏子卿之篇，书以赠之。春秋之时，三百六篇皆可以见志，不必己作也。

陈君式罢官后，接替他的是徐君猷，徐对苏轼也不错，但时间不长又调任湖南。

元丰六年（1083），徐君猷在湖南任上逝世，十一月病丧路过黄州，苏轼因谪居不能参加君猷葬礼。写信与徐君猷的儿子徐

得之说:"某启。始谪黄州,举目无亲。君猷一见,相待如骨肉,此意岂可忘哉!"并写一首《徐君猷挽词》相送:

> 一舸南游遂不归,清江赤壁照人悲。
> 请看行路无从涕,尽是当年不忍欺。
> 雪后独来栽柳处,竹间行复采茶时。
> 山城散尽樽前客,旧恨新愁只自知。

徐君猷在元丰五年(1082)离任黄州后,朝廷又派陈君式来接手,陈君式第二次做黄州知府。所以,陈君式与苏轼更为亲密,得知苏轼生日,他便出面设宴祝贺。

可惜,元丰六年(1083)七月,陈君式逝世,苏东坡主祭,致《祭陈君式文》,赞誉陈君式"澹然无求,抱洁没身"的廉明精神。当然,此是后话。

苏轼生日这天,州府有关官员陈君式等、苏轼的亲朋好友庞安时、潘丙、潘大临、潘大观、马正卿、郭兴宗、古耕道、王齐愈、王齐万、参寥子等,都参加了宴庆。

席间,酒酣,大家闻笛声起于江上。客有郭兴宗、古耕道颇知音,他们对苏轼说:"笛声有新意,非俗工也。"着人前去一问,原来是进士李委,他闻苏轼生日,特作一新曲曰《鹤南飞》以献之。呼其使前,则青巾、紫裘、腰笛而已。既奏新曲,又快作数弄,嘹然有穿云裂石之声。坐客皆饮满醉倒。

李委抽出嘉纸一幅,曰:"吾无求于公,得一绝句足矣。"苏轼笑而从之,当即成诗一首:

> 山头孤鹤向南飞,载我南游到九嶷。
> 下界何人也吹笛,可怜时复犯龟兹。

苏轼与庞安时,一个是文学家、一个是医学家,职业不同,但他们都受到的是儒家的理论武装,"道理贯心肝,忠义填骨髓""致君尧舜上,要使风俗淳"。努力追求人生有价值的东西,不因任何挫折而放弃,特别是对于人生的价值有其独到的见解。他积极入世，为官便民；当理想与现实的矛盾不可调和时，又能超然物外，得到精神的解脱。从他的实践中可以看出，生命的价值并不限于一个尺度。只要是热爱生命、热爱生活的人，在任何情境下，都能做出对社会和他人有利的事，都会显示生命的宝贵价值。

看看他在回答好友李公择对他的处境表示忧虑的一封信里，我们就完全理解了。信云：

吾侪虽老且穷，而道理贯心肝，忠义填骨髓，直须谈笑于死生之际。若见仆困穷便相怜，则与不学道者，大不相远矣……虽坎壈于时，遇事有可尊主泽民者，便忘躯为之，祸福得丧，付与造物。

回到黄州以后，苏东坡给居住在麻城杏花村的陈季常写了一封信，详细讲述了他前一段时间到蕲水麻桥诊病的经过："近因往螺蛳店看田，既至境上，潘尉与庞医来相会。因视臂肿，云非风气，乃药石毒也，非针去之，恐作疮乃已。遂相率往麻桥庞家，住数日，针疗，寻如其言，得愈矣。"苏东坡还告知陈季常："所看田乃不甚佳，且罢之。"信的末尾，苏东坡还对陈季常说，趁诊病之机，他游览了蕲水风景，觉得"蕲水溪山，乃尔秀邃耶！庞医熟接之，乃奇士"。

由于苏轼同庞安时之间的友谊深厚，有时庞安时家里做了非常好吃的东西，都要请苏轼去共享。这些东西，并不是鸡鸭鱼肉，而是地方的特制食品，难得制作，人们不常吃它，有时制作一次，就请亲朋好友来一起分享。其中一种特产叫蕲水藕粉圆（以巴河藕为上），藕粉佐以猪板油、桂花、冰糖、白糖、芝麻。藕粉用凉水拌匀，加开水冲熟，搓成长条，再揪块，捏作罐子，塞进用以上佐料制成的馅料，封好口，搓圆，投入麻油，锅里炸黄，撒上白糖即成。此圆粉红透明，松软清润，甚是可口。

一次，庞安时做此食品，急请苏轼来品尝。凑巧，当时苏轼有要事，难以去成，于是，便向庞安时出了一函，云：

轼启。适恰遣人奉启，辱教。且审起居佳胜，召食固当依命，为章定在武昌见后候，轼来日又斋素，必难趋赴，且望恕察。晚当拜见，匆匆奉启。不一。轼再拜安常处士足下。

苏轼到黄州后，年年都喝蕲春的"团黄茶"，产于蕲春县，天峰山麓，因生产高寒地方，终年云雾缭绕，人们也叫它"云雾茶"。泡水以后沁出一种醇厚的味道，香气扑鼻，喝下以后，回肠荡气。胃肠非常舒服。

元丰六年（1083）二月，苏轼和潘大临、潘大观去浠水龙井再看望庞安时，晚上住庞安时家。他告诉庞安时准备明天到蕲春和黄梅去。

苏轼对庞安时说："我这次去蕲春，主要是采购'团黄茶'，除自己喝外，还要给我的朋友周安儒、陈季常寄一些，他早盼此茶。顺道，我还想去游一游著名的佛教圣地黄梅五祖寺。"

庞安时高兴地说："好！我也陪你去。"

他们这次不光去采茶，而是先到五祖寺参观，四个人除庞安时去过五祖寺外，苏轼、潘大临、潘大观还是第一次。

史载，黄梅五祖寺的创始人是大满禅师弘忍，中国禅师的始祖是天竺的菩提达摩。他在梁武帝大通元年（527）从海上来到中国，用一领从印度带来的木棉布袈裟，作为禅宗继往开来的凭证。他的衣钵一传慧可，二传僧璨，三传道信，四传弘忍。唐高宗咸亨三年（672），弘忍离开黄梅县东禅寺到东山借山建庙，继续宣传禅宗的经法。弘忍逝世后，禅宗的门徒称他为五祖。宋真宗景德年间（1004—1007）殿堂庵阁共达九百余间，一千余人。

苏轼去时（1083），离景德年间相距只有八十年，盛况依然不减当年。当时五祖寺还在日本、印度及东南亚的人民和僧众当中有相当大的影响。

苏轼一行，到东山五祖寺后，庞安时就成了向导。"一天门"

沿石级而上，有五华里，便到了古寺。这里有一条由长短石铺成的石板梯路，直达白莲峰，中经讲经台、三佛桥，沿路五塔和引路百松。行到二里半的地方是"二天门"，山涧横出其间，上建小石桥，桥上筑亭。门头上题有"此间乐"三字。亭内山风送暖，桥下流水潺潺。举目北望，东山像一只凤凰。古寺建筑群，就在凤凰腰上。从古角、龙坪山发源的东西二河，像两条彩带把凤凰锁住。"东山突起正中央，玉带双飘锁凤凰"的视觉描绘了古寺的环境，正是恰到好处。再上二里许，进入山门，然后就到了天王殿。气宇巍峨，古朴森森。这里就是寺庙的建筑群，有麻城殿、娘娘殿、千佛殿等。麻城殿后为真身殿，飞檐斗拱，画栋雕梁，碧阁朱亭，藤缠葛绕。

苏轼看出它是当代建筑，以麻城殿为主体的东、西二侧，尚有方丈、大寮、小寮、神堂、客堂、戒堂、库房等殿宇。曲径重门，花影竹影，<u>重重叠叠</u>，连成一体。

在娘娘殿的西侧，从白莲峰上流出一股小泉，昼夜悠悠，清脆悦耳，似古琴轻抚，如珍珠落盘。苏轼一游到此处，就舍不得离开，呼庞安时、潘大临等到此处休憩，说此处富有诗意。

大家方才坐下，小憩片刻。一个老和尚带着两个小徒弟来到面前，试探地询问苏轼："诸位施主来自何方？"

庞安时答曰："来自黄州。"

老和尚又问："请问尊姓大名？"

庞安时说："这是我们天朝的大诗人苏轼先生。"

老和尚连连拱手，口中念念有词："阿弥陀佛，早听说过，今日一见，真乃三生有幸。请先生们到寺里来用茶！"

苏轼说："不客气，这儿挺好的。"

老和尚再三邀请他们一行去寺里用茶。庞安时劝苏轼说："那我们就去吧！"

他们跟随老和尚一起走进寺庙，苏轼等在客厅坐定后，立即有小和尚奉上茶来。

老和尚说："我这个寺庙比较有名，香火旺盛，就是缺少名人留言，早想请名人题几个字，嵌刻在这石上。一直未能如愿。如今遇到苏大人，真是天赐奇缘，一定要请苏大人赐上墨宝。"

苏轼听后，欣然同意。老和尚一听，喜不自胜。

不一会儿，两个小和尚把笔墨纸张都铺办好了。苏轼当即挥毫泼墨，两个苍劲有力的大字"流响"跃然纸上，署名：苏轼题。

写完以后，庞安时想让苏轼多休息一下，就向老和尚请求道："长老，能不能跟我们介绍一下五祖寺和他的教徒的情况？"

老和尚高兴应诺，接着就向他们一一道来：

禅宗五祖、大满禅师弘忍是黄梅县濯港人，生于隋文帝仁寿二年（602）十月二十三日，殁于唐高宗上元二年（675）。七岁出家。师尊是黄梅县双峰山四祖寺大医禅师道信（580—651）。弘忍二十一岁时，承受四祖衣钵，到黄梅县东禅寺讲经说法，门徒近千人。在众门徒中，神秀（606—706）是上座。弘忍曾命他作教授师"命之洗足，引之并坐"。按我们禅宗的法规，神秀应是禅宗衣钵的继承人。可是弘忍在选择法嗣时，却一反常例，命众各书一偈，由他择优确定。神秀着书一偈于廊壁间。偈曰："身似菩提树，心如明镜台，时时勤拂拭，不使惹尘埃。"慧能是个春米的，本姓卢，世居范阳（今北京城西南），生于南海新兴（今属广东）。他原是乐昌县智远禅师的徒弟，于唐高宗龙塑元年（661）春季，长途跋涉到黄梅东禅寺，求五祖传法。

弘忍见他不通文字，便派他做春米工。他安于职守，昼夜勤劳，为使没睡意，夜晚他在身上绑个腰石，后人有诗赞他："块石绳穿祖迹留，漕溪血汗此中收。应知一片东山月，长照支那四百洲。"

慧能紧接神秀之后，也请人代书一偈，别有新意，他说：

"菩提本无树，明镜亦非台，本来无一物，何处惹尘埃！"弘忍见慧能的空无观，比神秀较为彻底，就选定慧能为嗣法人，于当夜三更秘密给慧能讲《金刚经》，并把衣钵传给他，叫他回黄梅原籍。

弘忍密传衣钵后的第三天，才公开宣布法已南传。上座神秀见失去了禅宗衣钵，便离开黄梅，到北方传禅宗渐教，后当了唐朝的国师。慧能则在广州制旨寺印宗法师的支持下，在广东韶州曹溪宣扬禅宗顿教。从此禅宗分为南北两派。

大家听到老和尚对五祖的情况介绍后，很受启迪。

苏轼一行在老和尚一再挽留下，在寺里吃了中饭之后离开东山寺来到蕲春。

苏轼对蕲春县的情况了解得比较多。蕲春县于汉高祖刘邦六年（前201）建县，县境包括今蕲春、浠水、罗田、英山及广济西部，是鄂东地区最先建立的行政区域。北周改为蕲州，隋改郡，唐、宋复州。

苏轼、庞安时、潘大临、潘大观一行四人到蕲州住下后，苏轼就问庞安时："以前你来过这里吗？"

庞安时答："来过多次，主要是采药。"

苏轼说："蕲药有很多名贵品种，其中蕲艾、蕲蛇，是非常名贵的，加上蕲竹、蕲龟，合称蕲州的四宝。"

庞安时说："是这样。蕲春的药物资源非常丰富，我们在治病缺药时，因为它比较近，常有人来此采药。"

苏轼说："我这次来，有两种产品是一定要买到的：一是茶叶，就是'团黄茶'，二是蕲簟。这个蕲簟，也算是一种宝贝。韩愈、白居易、元稹都对它很欣赏。你们看到韩愈《谢郑公惠簟》诗吗？曰：'蕲州笛竹天下知，郑君所宝尤瑰奇。携来当昼不得卧，一府争看黄琉璃。体坚色净又藏节，满眼凝滑无瑕疵……青蝇侧翅蚤虱避，肃肃疑有清飔吹。'还有白居易和元稹的诗，你们都知道，我就不念了。"

很幸运，这两种产品，苏轼都买到了。

后来，他给友人周安儒寄去了茶叶，还写了《寄周安儒茶》的长诗一首。

纪昀说："此东坡第一长篇，虽非佳作，然一气滔滔，不冗不杂，自是难事。"

给蒲传正寄去蕲簟，也写了一首诗。

苏轼对蕲簟赞美有加，说："千沟万壑自生风，入手未开先惨慄（极寒也）。""愿君净扫清香阁，卧听风漪声满榻。"

意思是说，把这蕲簟一铺开，像千沟万壑的簟纹里自己就漾起风来，入手未开就叫你冷得打战。我希望你打扫好你的清香阁，睡在那床蕲簟之上享受那似风吹水样的清凉感吧！

苏轼一行四人，走了蕲春、黄梅这一程，深感不虚此行，极为快慰，尤其是苏轼倍感愉快。

由于苏轼在黄州过的是软禁式的管制生活，行动不大自由，所以这次过后就没有再到过蕲水麻桥。虽然人没来，但从没有中断与庞安时的友情，仍保持着密切联系，相互之间情谊日深。这期间苏轼心里一直念叨着庞安时，庞安时也十分牵挂着苏东坡。二人不仅互有通信，而且还有物品互赠。

有一次，苏轼在与庞安时信中，讲到自己学习中医学理论并以之指导养生实践的心得，提出了两鼻两目皆属于肾的新颖见解，希望得到庞安时的指教，可见他们互相交流学医心得。在这封信信尾，他说："当为仆思之，是否一报。"这表明苏轼请庞安时赐教。苏轼书信内容如下：

端居静念，思五脏皆止一，而肾独二，盖万物之所终始，生之所出，死之所入故也。《太玄》罔直蒙酋冥，罔为冬，直为春，蒙为夏，酋为秋，冥复为冬，则此理也。人之四肢九窍，凡两者，皆水属也。两肾、两足、两外肾、两手、两目、两鼻，皆水之升降出入也。手、足、外肾，旧说固与肾相表里，而鼻与目，皆古未之言也。岂亦有之，而仆观书少不见耶。以理推之，此两者其液皆咸，非水而何？仆以为不得此理，则内丹不成，此又未易以笔墨究也。古人作明目方，皆先养肾水，而以心火暖之，以脾固之，脾气盛则水不下泄，心气下则水上行，水不下泄而上行，目安得不明哉！孙思邈以磁石为主，而以朱砂神曲佐之，岂此理也夫？安常博极群书，而善穷物理，当为仆思之，是否一报，某书。

苏轼在黄州期间进行了许多医疗活动，包括气功修养、清淡寡欲、自我调适等养生活动及注重医药知识学习与传播，无不与好友庞安时的影响有关，这些医疗活动对维护和促进他的健康大有帮助。有后人评价他们之间的友谊时说："东坡与安时，黄州相遇，秉性相投，贬地得知己，盖失中有得也。"

元丰七年（1084），在苏轼离开黄州的前夕，他听到别人说，苏子容（苏颂）患病久治不愈，马上给苏子容写了一封信，极力推荐庞安时为其诊疗。

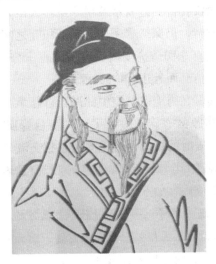

苏颂画像

苏子容（1020—1101），号苏颂，泉州同安（属今福建）人。第进士，历任宿州观察推官、校正医书官、光禄大夫、刑部尚书、尚书左丞、右仆射兼中书门下侍郎。绍圣四年拜太子少师致仕。是宋朝著名的医学家、政治家、天文学家。曾编撰《嘉祐本草》《本草图经》等书。苏轼家族与苏颂家族有着很深的交谊。从嘉祐、治平年间苏洵与苏颂同在馆阁时的联宗开始，两家"俯仰之间，四十余年"，保持着相当密切的联系。苏轼为他的母亲陈夫人逝世亲自写挽词，就可见一斑。"苏陈甥舅真冰玉，正始风流起颓俗。夫人高节称其家，凛凛寒松映修竹。鸡鸣为善日日新，八十三年如一晨。岂惟家室宜寿母，实与朝廷生异人。忘躯殉国乃吾子，三仕何曾知愠喜。不烦拥笏强垂鱼，我视去来皆梦尔。诵诗相挽真区区，墓碑千字多遗余。他年太史取家传，知有班昭续汉书。"

苏颂和苏轼的交往和交集很多。两人也曾共事，并在宋神宗元丰二年（1079）一起入过狱，两人可谓"生死之交"。

苏轼把这么好的朋友、长辈和领导介绍给庞安时治疗，足见苏轼对庞安时的医疗水平、医德的肯定、推崇和信赖，苏轼给苏子容的函云：

公所苦，想亦不深，但庸医不识，故用药不应耳。蕲水人庞安时者，脉药皆精，博学多识，已试之验，不减古人。度其艺，未可邀致，然详录得疾之因，进退之候，见今形状，使之评论处方，亦十得五六，可遣人与书，庶几有益。此人操行高雅，不志于利，某颇与之熟，已与书令候公书至，即为详处也。更乞裁之，仍恕造次。

可惜苏轼当时并不知道庞安时已于1099年2月不幸过世。所以庞安时并没有给苏颂治病，这是一大遗憾。苏颂病情不断加重，于1101年夏至的最后一天（6月18日）病逝。

在他离世后，苏轼途经镇江，还写下了著名的《荐苏子容

（苏颂）功德疏》以示怀念。可叹的是，两个月后文曲星苏轼也陨落了。这是后话。

在庞安时与苏轼后来的交往中，传得最广的要数赠"圣散子"医方一事。

苏轼听庞安时说正在写《补仲景伤寒论》（即《伤寒杂病论》），并即将完稿，苏轼非常钦佩，也非常支持。

苏轼的好友巢谷曾经给他一个治伤寒的秘方，叫圣散子，认为该方治疗伤寒有奇效，他想献给庞安时，并记录在他的书上。这样，既可以流传千古，又可以惠及百姓。于是，苏轼写一封书信寄给庞安时，《寄庞安常圣散子》内容如下：

昔尝览《千金方》三建散云，风冷痰饮，癥癖痎疟，无所不治。而孙思邈特为著论，以谓此方用药节度，不近人情，至于救急，其验特异。乃知神物效灵，不拘常制，至理开惑，智不能知。今仆所蓄圣散子，殆此类耶？自古论病，惟伤寒最为危急，其表里虚实，日数证候，应汗应下之类，差之毫厘，辄至不救。而用圣散子者，一切不问。凡阴阳二毒，男女相易，状至危急者，连饮数剂，即汗出气通，饮食稍进，神宇完复，更不用诸药，连服取差。其余轻者，心额微汗，正尔无恙。药性微热，而阳毒发狂之类，服之即觉清凉。此殆不可以常理诘也。若时疫流行，平旦于大釜中煮之，不问老少良贱，各服一大盏，即时气不入其门。平居无疾，能空腹一服，即饮食倍常，百疾不生。真济世之具，卫家之宝也。其方不知所从出，得之于眉山人巢君谷。谷多学好方，秘惜此方，不传其子。余苦求得之。谪居黄州，比年时疫，合此药散之，所活不可胜数。巢初授余，约不传人，指江水为盟，余窃隘（违背之意）之，乃以传蕲水人庞君安时。安时以善医闻于世，又善著书，欲以传后，故以授之，亦使巢君之名与此方同不朽也。用药如右。

肉豆蔻十个　木猪苓　石菖蒲　茯苓　高良姜　独活　柴胡

吴茱萸　附子炮　麻黄　厚朴姜炙　藁本　芍药　枳壳麸炒

白术　泽泻　藿香　吴术蜀人谓苍术之白者为白术，盖茅术也，而谓今

之白术为吴术　防风　细辛　半夏各半两姜汁制　甘草一两

剉焙作煮散，每服七铢，水一盏半，煎至八分，去滓热服，余滓两服合为一服，重煎，皆空心服。

这件事记录在《东坡集·卷二十四》和《伤寒杂病论·卷四》中。文中说，苏东坡的眉山同乡巢谷热爱医学，好收集医方。一次收得一个奇妙的"圣散子"医方，此方之药放至大釜中煮之，不论男女老少只服一大盏，便可免除邪疫。无病之人喝之，也能饮食倍增，百病不生。巢谷得此妙方如获至宝，连儿子也不传授，苏东坡苦求之，得此妙方。

元祐四年（1089），杭州瘟疫流行，杭州不幸爆发了疫病，时任杭州知州的苏东坡用此妙方，果然活人无数。这是后话。（见第五章）

巢谷传此方时，嘱苏东坡一定要秘不外传，并指江水为誓。后来，苏东坡想到庞安时会著书，能传于后，决定背约将"圣散子"方传给庞安时。他认为这样可以使巢谷之名与医方同传后世。

后来，庞安时果然按苏东坡授意，将"圣散子"方写入《伤寒总病论》第四卷时行寒疫论，作为时行寒疫治法治疗寒疫之剂流传下来。但从方药来看，圣散子方中有附子、良姜、吴茱萸、豆蔻、麻黄、藿香等22味药，皆性燥热，反助火邪，全方偏温，用于时行寒疫病效果较好，对时行瘟疫尚需辨证治疗。从苏轼的序文可见，此方效果非凡。但若云"一切不问。凡阴阳二毒，男女相易"，未免言过其实。

苏轼作为朝廷命官，只因"乌台诗案"，一下把他贬到黄州，这对他的打击该有多大！倘若是常人，可能会畏缩退让，会萎靡

不振；苏轼却恰恰相反，以乐观的态度生活，他在这干出了人生的最大业绩，度过了他一生中文学最辉煌的时期。

在四年零四个月的时间里，苏轼在黄冈期间创作的词有六十六首，诗二百多首，赋三篇，文一百七十多篇，书信二百八十多封。像前、后《赤壁赋》和《念奴娇·大江东去》等，成千古绝唱。在学术研究上也成绩很大，甚至在医学上也有所研究和体会。他喜欢医学，有许多医学体会和方剂流传后世，以至于南宋有人把他的医药论述与沈括的《沈氏良方》合编一书，还重新冠名《苏沈良方》。苏轼的医学成就与庞安时的影响不无关系。他以顽强的毅力手抄了《金刚经》，又第三次手抄了《汉书》，同时成就了父亲苏洵之志，抄写了九卷《易传》、五卷《论语》。

苏轼这次系统地对中国传统典籍的探讨，是一种有别于孩提观书、青春苦砚的钩深致远，达到了"君子不以命废志"的思想高度。这对于他此后人生价值的重新认定、生活方式的转换及人格发展的走向，产生了深远的影响。他在遭受如此打击的情况下，还能取得如此成就，靠的是理想、信念和顽强不垮的内在精神。

元丰七年（1084）一月二十一日，随着朝廷政策松动，年近五十的苏轼终于结束了管制生活调离了黄州，苏轼奉命离黄州赴汝州（今河南临汝）任团练副使，不得签书公事。

四月一日，苏东坡离开黄州前，把东坡田地、房屋，均赠给潘大临。作别黄州诗，准备经江宁到达常州，已有买田归老，度过余生的想法。

苏轼从黄州移任汝州，当地百姓依依不舍，前来送别。苏东坡十分感动，写下这首别具一格的经典诗句《满庭芳·归去来兮》赠送，有情有义更有才：

归去来兮，吾归何处？万里家在岷峨。百年强半，来日苦无多。坐见黄州再闰，儿童尽、楚语吴歌。山中友，鸡豚社酒，相劝老东坡。云何，当此去，人生底事，来往如梭。待闲看秋风，洛水清波。好在堂前细柳，应念我、莫翦柔柯。仍传语，江南父老，时与晒渔蓑。

全词的大意是说：归去啊，归去吧！可是我的归宿在哪里？故乡万里家难归，更何况劳碌奔波，身不由己！人生百年已过半，剩下的日子也不多。蹉跎黄州岁月，四年两闰虚过。膝下孩子，会说楚语，会唱吴歌。何以依恋如许多？山中好友携酒相送，杀鸡宰猪，请我吃饭，都来劝我留下。面对友人一片冰心，我还有什么可说！人生到底为什么，来来往往如梭，哪有停歇的时候？唯盼他年闲暇，坐看秋风洛水荡清波。别了，堂前亲种的细柳，请江南的父老乡亲，莫剪柔柯。致语再三，晴时替我常常晾晒渔蓑。

由于长途跋涉，旅途劳顿，苏轼的幼儿不幸夭折。汝州路途遥远，且路费已尽，再加上丧子之痛，苏轼便上书朝廷，请求暂时不去汝州，先到常州居住，后被批准。常州一带水网交错，风景优美。他在常州居住，既无饥寒之忧，又可享美景之乐，而且远离了京城政治的纷争，能与家人、众多朋友朝夕相处。于是，苏东坡选择了常州作为自己的终老之地。

远离了庞安时，从此两个挚友失去了再见面的机会。可是，没有想到，五月刚到常州，就在这个时候，朝廷出了大事，神宗驾崩，从此从根本上改变了苏轼的现实处境，好运到来。

宋神宗元丰八年（1085）三月五日，三十八岁的神宗皇帝病故了，他年仅十岁的儿子赵煦即位，改年号元祐，是为哲宗。哲宗年纪太小，不能亲政，暂时由太皇太后高氏垂帘听政。高太后是个保守派，坚决反对变法革新。她执政的第一个措施，就是任命年龄六十六岁、已经隐退十五年之久的司马光为尚书左仆射兼门下侍郎（宰相），主持国政。北宋历史从此进入一个新的阶段，史称"元祐更化"，就是重打锣鼓另开张。

司马光一上台就采取了三个重要举措：一是广开言路，让朝野士大夫就变法公开发表意见，其实是为废除新法制造舆论；二是纷纷贬斥新党人物，从人事上为旧党复辟扫除障碍；三是纷纷恢复、提拔神宗时期被贬斥的旧党人物，为旧党重新占据政坛奠定基础。

苏轼在这种政局大变的过程中获得了东山再起的新机会：

元丰八年（1085）五月六日，苏轼被任命为朝奉郎、登州知州，官阶七品。

九月十八日，苏轼被任命为礼部郎中，官阶六品。

十二月十八日，苏轼被任命为起居舍人，官阶六品。

元祐元年（1086）三月十四日，免试为中书舍人，官阶四品。

九月十二日，任命为翰林学士、知制诰，官阶正三品。皇帝特赐给他官服一套，金腰带一条，金镀银鞍辔马一匹。

从元丰八年（1085）的五月到元祐元年（1086）的九月，短短的十七个月里，苏轼便从一个地方偏远之州的犯官一直升到三品大员，提升了六个品级，飞跃了十个官阶，距离宰相只有一步之遥。

但不管他如何飞黄腾达，患难之交，他一个也没有忘记。更不用说庞安时好友，每个故交跟他通信，他都给予回复并向他们问好。

按照约定，庞安时的《伤寒总病论》撰成之后，请苏轼为其作序。于是安时写下《上苏子瞻端明辨伤寒论书》，叙述撰书经过，颇为详悉：

安时所撰伤寒解，实用心三十余年。广寻诸家，反复参合，决其可行者，始敢编次；从来评脉辨证，处对汤液，颇知实效，不敢轻易谬妄，误人性命。四种温病、败坏之候，自王叔和后，鲜有炳然详辨者，故医家一例作伤寒行汗下。伤寒有金、木、水、火四种，有可汗、可下之理。感异气复变四种温病，温病若作伤寒，行汗下必死，伤寒汗下尚或错谬，又况昧于温病乎？天下枉死者过半，信不虚矣。国家考正医书，无不详备，惟此异气败坏之证，未暇广其治法。安时所以区区略述，欲使家家户户，阅方易为行用，自可随证调治，脉息自然详明，不假谒庸粗，甘就横夭者也。设有问孙真人云：今时日月短促，药力轻虚，人多巧诈，感病厚重，用药即多。又云：加意重复用药乃有力。自孙真人至今，相去逾远，药反太轻省，何也？安时妄意，唐遭安史之乱，藩镇跋扈，迨至五代，四方药石，鲜有交通，故医家少用汤液，多行煮散。又近世之人，嗜欲益深，天行灾多，用药极费。日月愈促，地脉愈薄，产药至少。何以知之？安时常于民家，见其远祖所录方册，上记昔事迹，其间有广顺年，巴豆每两千二足，故以知药石不交通也。且温疫之病，周官不载；斑疮豌豆，始自魏晋；脚气肇于晋末，故以知年代近季，天灾愈多，用药极费也。礜石、曾青之类，古人治众病癫痫大要之药，今王公大人家尚或阙用，民间可知矣。人参当皇祐年，每两千四五，白术自来每两十数文，今增至四五百，所出州土，不绝如带，民家苗种，以获浓利，足以知地脉愈薄，产药至少矣。

　汤液之制，遭值天下祸乱之久，地脉薄产之时，天灾众多之世，安得不吝惜而为煮散乎。故今世上工治病，比之古人及中工者幸矣。设有问今之升秤，与古不同。其要以古之三升准今之一升；古之三两准今之一两。虽然如此，民间未尝根据此法而用古方者，不能自解裁减。又如，附子一枚准半两，是用一钱三字为一枚，使人疑混，如何得从俗乎？安时言，唐大和年，徐氏撰《济要方》，其引云：秤两与前代不同，升合与当时稍异。近者重新纂集，约旧删修，不惟加减得中，实亦分两不广。又云：今所删定六十三篇，六百六首，勒成六卷，于所在郡邑，标建碑牌，明录诸方，以备众要。又云：时逢圣历，年属大和，便以《大和济要方》为名。备录如左，已具奏过，准敕颁行。此方已遭兵火烟灭。安时家收得唐人以朱墨书者，纸籍腐烂，首尾不完，难辨徐氏官与名。即不知本朝崇文诸库，有此本否。安时谓裁减古方，宜根据徐氏，以合今之升秤；庶通俗用，但增其药之枚粒耳。是以仲景诸古方次第，复许减半，芍药汤中载之详矣。陶隐居云：古今人体大小或异；脏腑血气亦有差焉，请以意酌量药品分两，引古以明，取所服多少配之。或一分为两，或二铢为两，以盏当升可也。若一一分星较合，如古方承气汤，水少药多，何以裁之？所以《圣惠方》煮散，尽是古汤液，岂一一计较多少。治病皆有据，验在调习多者，乃敢自斟酌耳。设有问暑热重于温病者，宜行重复方，却多行煮散者何？安时谓：夏月多自汗，腠理易开。经云：天暑地热，经水沸溢，故用煮散。或有病势重者，即于汤证之下注云：不可作煮散也。如此之类者颇多，聊引梗概。俗云：耕当问奴，织当访婢。士大夫虽好此道，未必深造，宫妬朝嫉者众，吹毛求瑕，安不烁金。更望省察狂瞽之言。千浼台听，悚息无地。

某再拜

庞安时说自己研究伤寒"用心三十余年"，广采博取诸家学说和经验，反复验证，选取切实可行的医论和方药，才敢编入书中，自己看病从来都是十分慎重的，诊脉辨记，处方用药，讲求实效，不敢轻易妄断，误人性命。对苏轼过分看重了圣散子的作用及主张不问症情通用圣散子预防温病和治疗伤寒的观点，提出了自己不同的看法，有婉转而含蓄的批评。庞安时还指出，伤寒和温病有类型的不同，不可一概而论，温病如当作伤寒，用汗法和下法，必死无疑。这方面，国家考证的医书，无不详细论述了，自己所以"区区略述"，其目的是想使百姓检方运用方便，各人各取所需，可以随证调治。该书对脉证叙述也比较详细，学好以后，有病就不必求助于粗俗的庸医，以免耽误病情，甚至断送了性命。此外，该书还列举了古今人的体质、药物价格、剂量、度量衡及剂型演变的历史原因。他着重指出，汤剂和散剂有不同的适应证，强调它们不能混同应用。他说，古医书中早已记载：病热重者，即于汤证之下注明，不可作煮散。

可以看出，苏轼和庞安时不仅是相互仰慕、赤诚相见的朋友，还是在医术上相互切磋技艺的知心朋友。

一直待在蕲水的庞安时，尽管与飘浮不定的苏东坡很难取得联系，但《伤寒总病论》书稿完成后，还是专门托人送与苏东坡，请他兑现为书稿写题首（序言）的承诺。

然而，苏东坡当时远谪海南，身体及生活环境十分不好，他仍应允为其撰序及刻板，为庞安时写了回信，复函云：

咨久不为问，思企日深，过辱存记，远枉书教，具闻起居佳胜，感慰兼集。惠示《伤寒论》，真得古圣贤救人之意，岂独为传世不朽之资，盖已义贯幽明矣。谨当为作题首一篇寄去，方苦多事，故未能便付去人，然亦不久作也。老倦甚矣，秋初决当求去，未知何日会见。临书惘惘，惟万万以时自爱。

回信写完，苏东坡又添加几行字："人生浮脆，何者为可恃，如君能著书传后有几？念此，便当为作数百字，仍欲送杭开板也。知之。"（东坡续集·卷六）

从这封回信我们可清楚得知，"老倦甚矣"的苏东坡对旧日老友庞安时仍然保持着关怀和敬意。他对庞安时从事医师职业的选择和著书传后的精神表示真诚的赞许，允诺一定在著作"杭州开板"之前完成序言写作。信中，苏东坡一再叮嘱庞安时"好好保重身体，万万以时自爱"。然而，他哪里知道，《伤寒总病论》这部书稿传到他手中的时候，他的好友庞安时已于一年前即元符二年（1099）二月辞世，与他阴阳两隔了。自此只能梦中再会，实属遗憾。

啟久不為問思念日
深過辱存記遠枉書
敘具悉 起居佳勝
感慰兼集惠示傷
寒論真得古聖賢
救人之意豈獨為傳世
朽之資蓋言義貫幽
明矣 當為作題首

篇寬多方苦多事故
未能便付去人然此不
久作也老懶甚矣秋初
決當求去未知何日會
見修書惘惘惟萬萬以時
自愛不宣 再拜
安常處士閤下
五月廿八日

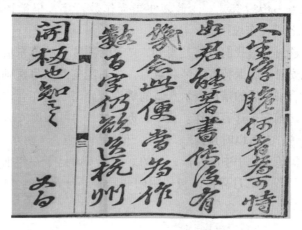

苏轼为《伤寒总病论》写给庞安时书信手迹

苏东坡从五十岁离开黄州，到六十六岁辞世这十六年时间里，又经过了几次大起大落。他先后回京担任过吏部尚书、兵部尚书、礼部尚书三部大员，担任或兼任过登州太守、杭州太守、颖州太守、扬州太守、定州太守、英州太守等地方要职。其间，他还分别被朝廷任命为翰林学士、翰林学士知制诰兼侍读（皇帝的秘书兼老师）、翰林院学士兼龙图阁学士，翰林院侍读学士兼端明殿学士等重要职务，其职权仅次于朝中宰相。

元祐八年（1093），极喜苏东坡才华的高太后突然辞世，使苏东坡失去了保护神。于是，他又从顶峰上跌落下来，重新踏上落职追官之路。先是贬为宁远军节度副使惠州安置，不得签书公事，随后再贬琼州别驾昌化安置，不得签书公事。

元符元年（1098）贬置儋州，元符三年（1100）遇赦，八月由儋州北归廉州安置。

元符三年（1100）十一月，朝廷虽为苏东坡复职，为朝奉郎提举成都玉局观，但告诉他不必赴任，可择地而居。

次年即宋徽宗建中靖国元年（1101）七月，六十六岁的苏东坡在去常州路上，不幸突患急病离世。伟大的一代文豪就这样匆匆地走了。也就是在庞安时去世三年后，一代文宗苏东坡也身心疲惫，在从海南奉调回京的途中离开了人世。他虽也带着遗憾，最终还是未能兑现向庞安时所承诺的事情，但是他们的友谊流传万世。两位伟人就这样在相互牵挂中走完了各自的人生之路。

苏东坡去世后，反对派全盘否定元祐施政，将苏轼、苏辙、苏门四学子等120人统统列为奸党，规定党人的子弟不准进京，焚毁他们已经出版的著作，未刊印的一律不准印刷出版。

北宋灭亡后，南宋朝廷痛定思痛，重新评价苏东坡，先后追复其端明殿学士职位，赐谥"文忠"，赠"太师"位，复刊苏轼文集。宋孝宗还亲为其御制文集赞序，称其为"一代文章之宗"。苏轼遗墨成了一字千金之国宝。

苏轼一生坎坷，仕途多舛。可面对人生的挫折，诗人苏轼坦然处之，不管是阳光灿烂还是山雨欲来，得也萧然，失也萧然，任其自然。究其根源在于苏轼兼容了儒、道、佛三家的思想，并能够很好地把它们内化到人生实践中去。在人生得意时，以儒家的积极用世来处理政事，为官一任，造福一方；当人生失意时，便用道家的无为超脱和佛家的空灭来排解其胸中块垒，修炼自己的品性。

所以，苏轼一生活得坦然，活得自在，活得有味。

心有东坡词，人生无难题。人生即便遭遇再多的风雨，读了东坡词作之后，经过东坡的过滤，都变成一片晴空了。因此，苏轼为我们撑开了一把遮蔽人生风雨的"伞"，撑出了一片笑对人生的晴朗天空，愿我们也能活得像他那样乐观，那样豁达，那样自在！

苏东坡是中国文学史上知名度最高的文学家之一，是一位非常了不起的人物，又是才华横溢卓越无比的文艺大师，给后人留下的遗产最多，古往今来没有一位大家能与之相提并论。

20世纪80年代，《光明日报》推出一项全国性民意调查，该报将中国历史上十大文学家列举，结果最受青少年喜爱的是大文豪苏东坡，远远超过屈原、韩愈、柳宗元、欧阳修、王安石等。1998年，法国《大公报》主办了一次全球性的调查，该报从998年至1998年这一千年当中选出12位影响世界一千年的杰出人物，将其称为"千年英雄"。十分荣幸的是，苏东坡作为唯一的一位中国人获得了"千年英雄"殊荣。他一生以修齐治平为抱负，求知、为政、著文、做人，沉浮宦海数十载，有过殊荣，但更多是磨难。无论顺境还是逆境，他都积极面对，奋力有为。刚正不阿，亲政爱民，可谓政坛典范；广采博取，开拓创新，终成文坛巨擘；自强不息，旷达洒脱，堪称旷世人杰。

庞安时与苏门学子黄庭坚

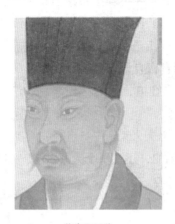

黄庭坚画像

黄庭坚（1045—1105），字鲁直，自号山谷道人，晚号涪翁，洪州分宁（今江西九江市修水县）人。生于北宋庆历五年（1045），比苏东坡小8岁，比庞安时小两岁。治平二年（1065），22岁即考中进士，随后担任过汝州县县尉、国子监教授、太和县知县。元丰八年（1085），入京担任秘书省校书郎，后任神宗实录检讨官、迁著作佐郎，后以修史"多诬"遭贬。哲宗即位后，又任哲宗校书郎。元祐二年（1087）免著作郎任集贤校理，拔为起居舍人。后母丧归家尽孝。元祐五年（1090）服丧期满，回朝任秘书丞，提点明道宫兼国史编修。其后因受苏东坡牵连贬出京城。文学上师从苏轼，与张耒、晁补之、秦观并称"苏门四学士"，诗文与苏轼齐名，世称"苏黄"。开创"江西诗派"，在宋代影响颇大。书法与苏轼、蔡襄、米芾齐名，为"宋四家"之一。

庞安时经过30年殚精竭虑而撰著的《伤寒总病论》，初稿已经完成，只是需要斟酌修改。此时他想：还请谁为之作序呢？

一天早起，庞安时就坐进书房。他考虑，老朋友苏轼是为此书作序的首选。可惜，此时苏轼已不在黄州了。那么，只有他写一封书信，《上苏子瞻端明辨伤寒论书》（书信内容见上一节），连同书稿一起寄给他。还需要一个人作序，该找谁呢？

这时，夫人陈氏走进书房，她问："夫君，你一个人早起就在房间里转悠，还自言自语，要干什么呀？"

庞安时说："你知道，我的《伤寒总病论》已经撰成了，现在要请两个人作序呢。"

"请苏轼吧！"陈夫人说。

"那是已经定了的，还要一个人写。"庞安时说。

"请潘氏兄弟推荐一个。"

"好！"

于是，庞安时到潘大临的住所——黄州柯山找到了潘氏兄弟。

潘大临问庞安时："跟苏先生写信去了吗？"

"写了。"庞安时答道。

"他只要收到你的信，一定会跟你作序的。书稿是不是也寄去了？"潘大临问。

庞安时说："还没有。我想等他回信后再寄。"

"好的，那也可以。"潘大临说。

"另一个作序的人你想找谁呢？黄庭坚，可以吧？"潘大临说。

"这当然可以，可他不认识我。"庞安时说。

潘大临立即说："我和他相识嘛。他从苏先生那里听说过你，还想专程到蕲水来会你，找个机会，我带你去见见他。"

庞安时非常高兴地说："好，那就这么定了。"

绍圣二年（1095）正月，黄庭坚仍因有宰臣奏修《实录》不实，又被贬黔州。二月至江陵，居承天寺。他想，苏先生原在黄州贬所住了四年零四个月，自己也没有去探望，非常抱歉。现在他离开黄州，已整整十年了。这次是个机会，江陵和黄州不远，一定要去看看，缅怀苏轼踪迹，虽然看不到苏先生，但可释情怀。

于是顺江而下，于三月下旬来到黄州。

黄庭坚擅长书法，因为名气很大，一到黄州，不知道有多少人登门求字。他也是个爽快的人，向来是有求必应，来者不拒。他最喜欢题写扇面，有时即兴赋诗题在上面，有时是借用古人或当代人的诗写在上面。

庞安时这时也正好到黄州会见潘大临，听说黄庭坚已到黄州来了，就相约去看他。

潘大临带庞安时走进黄庭坚的住所后，看见他为人题写扇面，就说："黄公，打扰你了。"

黄庭坚听声音一惊："你怎么来了？找得好苦吧？"接着互相问候。见面后，潘大临随即把庞安时介绍给黄庭坚。宾主之间相互客套一番，然后坐了下来。

庞安时环顾一下住室，觉得虽然比较简陋，但还有些雅意：上头架一张四方大桌，两边摆着四张木板椅，左右两壁挂有两个挂幅：右边是苏轼的《念奴娇·赤壁怀古》：

> 大江东去，
> 浪淘尽，
> 千古风流人物。
> 故垒西边，
> 人道是，
> 三国周郎赤壁。
> 乱石穿空，
> 惊涛拍岸，
> 卷起千堆雪。
> 江山如画，
> 一时多少豪杰！

遥想公瑾当年，

小乔初嫁了，

雄姿英发。

羽扇纶巾，

谈笑间，

樯橹灰飞烟灭。

故国神游，

多情应笑我，

早生华发。

人生如梦，

一樽还酹江月。

左边挂幅是黄庭坚在元丰七年夏秋之间在德平镇任所写的《寄黄几复》：

我居北海君南海，寄雁传书谢不能。

桃李春风一杯酒，江湖夜雨十年灯。

持家但有四立壁，治病不蕲三折肱。

想得读书头已白，隔溪猿哭瘴溪藤。

潘大临看了旅店的这个设置以后，他在思索：《大江东去》这在黄州好找到，《寄黄几复》是从哪儿寻到的呢？想必这个旅店主人有点来头。

潘大临随即把庞安时给黄庭坚做了简要介绍，特别是医德医术介绍得比较多，黄庭坚也早闻其大名，知道他是苏先生的好朋友，今日相见，不由对庞安时产生了由衷的敬佩。

接着，潘大临告诉黄庭坚："庞安时撰写了一部医学著作《伤寒总病论》，已经完成，苏先生已应诺为这书写前序，想要请您为它作后序。"

黄庭坚当即允诺，说："好！我拜读大作后，然后再作序。"

庞安时听后很是高兴，连忙说："好的，谢谢！"

庞安时是第一次和黄庭坚接触，虽然时间不长，但印象极好。庞安时觉得他很爽朗、很诚恳，也很有风趣，非常够交情，聚集在一块，使人无拘无束，精神舒畅。

潘大临听到庞安时谈到对黄庭坚的印象后说："你这才初交啊，大家在一起待长了，更有趣、更精彩。"

随即对庞安时说起黄庭坚曾和苏轼相互戏谑的故事。

苏轼和黄庭坚都是宋代一流的书法高手，两人在一起免不了要切磋一下书艺。一次，苏轼故作高深地对黄庭坚说："你的字虽然清俊道劲，但是笔势有时太瘦了，就像松树枝上挂了条死蛇，够吓人的！"

黄庭坚听罢，也摆出一副高深莫测的模样，道："老兄的字我也不敢妄加评议，但是用笔又扁又平，怎么越看越像大石头底下压着一只蛤蟆呢？"

话音刚落，两人不约而同拊掌启颜，开怀大笑。两句玩笑话，都形象地说出各自书法的缺点。心灵相通的知音，难得啊！

第二天上半晌，潘大临和庞安时正准备领黄庭坚在黄州走一走、看一看，缅怀苏先生的遗踪。

忽然从旅店门外走进一个人，说是鄂州朱寿昌太守派来的，请黄庭坚、潘大临、庞安时一同过江去，吃住都安排好了。

来人是鄂州的张别驾。

黄庭坚感到盛情难却，就答应了。

他们一行到鄂州会馆，朱太守早迎在门前。

朱太守和张别驾耳语了两句，就把庞医生一个人接走了。

事后才知道，太守有个儿子，新婚不久，突然全身肿胀，头脑像块发粑，眼睛不能开阔。太守家请来许多医生诊治，有外科的，有内科的，都解决不了问题。大家建议把蕲水龙井的庞医生请来试一试。

说请庞医生，别驾对太守说："他可不是一般的郎中，为医不

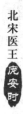

志于利，穷人请他，随请随到，收钱随便，如果是达官贵人请他，很讲排场，不能怠慢。"太守听别驾讲了以后，便叫轿子等在会馆门外。

庞安时来到太守家，立即进太守公子房间，对公子的病情仔细进行观察和询问，经过一番望、闻、问、切之后，仍看不出有什么大的头绪来。因为如此，庞安时一句话也没说。

太守这时陪黄庭坚一行出去了。只有太守夫人守在患者旁边，不明就里，急得不行，总想知道个病情好歹。

好大一会儿了，夫人看到庞安时还在观察思索，既未说情况，也未开处方。

这时，夫人发现庞安时好像饥饿了似的，老是喝水充饥，并不言语。突然，她明白了，赶快叫人把所备饭菜拿到公子房间的桌上，请庞安时吃饭。

庞安时还是没有讲什么，见了饭菜来，也不客气，又是扒饭，又是夹菜，大口大口地吃了起来。

忽然，庞安时发现患者用手撑开眼睛，看着他吃饭，还直咽口水，便问："你想吃饭吗？"

患者说："想吃，但医生不准许我吃，说吃了东西就会被胀死。"

庞安时不假思索地说："不要听他们的，想吃就吃，吃了无妨。"

于是，庞安时让患者与他一同进餐，他发现患者胃口很好。

到底病从何处来呢？庞安时陷入思索，想着想着，突然嗅到房子里有一阵阵生漆气味。

庞安时马上放下饭碗，在房间仔细进行观察，发现全房都是新漆的桌、椅、床、柜。他想，未必是生漆在作怪吧？想来可是真的，因为在中医经典中有关于生漆中毒的记载，描述的中毒症状与之相似。

于是，他向太守夫人提出，赶快让公子离开新房，暂时住到别的房间去。

同时，庞安时吩咐患者家属购买数斤新鲜螃蟹，请人和壳捣烂成稀汁，然后让患者脱光衣服，将螃蟹稀汁在全身敷涂。每天约要三四次，连敷涂一两天。

果然有效，头一天涂了三次以后，晚上就发现，身肿开始消退，但出现了痘疹。

第二天上午，患者说，他身上已经轻松多了。这说明，患者确是被生漆中毒所致，蟹汁不仅能治好生漆中毒，还能顺带将潜伏的痘症发出，一箭双雕，可谓妙哉。

太守在一旁，看见儿子的病情大为好转，又是惊奇，又是感谢，连声称赞："庞先生真是神医！庞先生真是神医！"

当晚，黄庭坚一行食宿在吴都旅馆。

第二天，朱太守盛情挽留他们，坚决不让黄庭坚回江陵，要他们再在鄂州逗留一两天。

潘大临对黄庭坚说："就按太守的意见办吧！"

黄庭坚点了点头。

晚餐，安排在吴都旅馆。

酒后，朱寿昌太守早已耳闻黄庭坚是位了不起的大书法家，事先已由别驾准备好了笔墨纸砚，恳请黄庭坚给他书一幅苏轼的《念奴娇·赤壁怀古》。

黄庭坚没有推辞，采用行书一挥而就，铺在桌上。黄字取法颜真卿及怀素，以侧险取势，纵横奇倔，自成风格。朱太守喜欢至极，激情满怀，高声朗诵。

朗诵完毕，太守说："这幅词字我要裱好，高挂在我的厅堂中间，以昭世人。"

黄庭坚来鄂州、黄州有两次，这是第一次。

第二次来是崇宁元年（1102）。这年，他结束了黔、戎二州的放逐生活。这是一种什么样的生活呢？他在来鄂州时路过洞庭湖，写了二首《雨中登岳阳楼望君山》，说明了他的情况。

其一

投荒万死鬓毛斑，生入瞿塘滟滪关。

未到江南先一笑，岳阳楼上对君山。

其二

满川风雨独凭栏，绾结湘娥十二鬟。

可惜不当湖水面，银山堆里看青山。

意思是，投送边荒经历万死，两鬓斑斑，如今活着走出瞿塘峡滟滪关。还未到江南先自一笑，站在岳阳楼上对着君山。满江的风雨独自倚靠栏杆，挽成湘夫人的十二髻鬟。可惜我不能面对湖水，只在银山堆里看君山。可见，这是一种"万死投荒，一身吊影"的生活。

他要前去的是太平州（今安徽当涂）。六月初九日领太平州事，干了九天即罢职。八月二十五日，诏管勾玉龙观。这是什么官职？按宋朝的新例，就是对被贬的朝廷官员，给他封为寺庙的主持人，以半退休状态归隐。当年苏东坡被封过故乡某地的庙产管理员。黄庭坚管勾玉龙观，也是这么一回事。当时有个迷信：大官若能辞去官职，还为寺庙做点奉献，就可以延年益寿。在上苍眼中，统治和掠夺人民几乎是同义词，这是十分合理的假设，辞官就等于答应重新做人。苏东坡说他当时曾听别人说到此事，他要决心试一试。所以叫管勾寺庙财产，他也欣然前往。

可黄庭坚没有想到这些，朝廷把他贬到"管勾玉龙观"以后，他就决定前往鄂州流寓（今武汉市武昌）。

崇宁元年（1102）九月从太平州出发，途经武昌（今鄂州）。此时，苏轼已病殁常州。朝廷新旧党争余波未息，其好友张耒，因"闻苏轼讣，为举哀行服"再遭贬斥，又即将第三次贬官黄州。黄庭坚闻此信息，便系舟武昌，一则补前次未遂之愿；二则专候张耒，以便与之会晤。

此时，庞安时已不在人世，他于 1099 年 2 月 6 日病逝于蕲水，9 月 27 日安葬。要会晤的在黄州、鄂州的老朋友只有张耒和潘大临他们了。

黄庭坚来到武昌时，松风阁刚刚落成，正待名人为之赐名。熊登《重建松风阁记》就曾指出："当年依山筑阁落成之日，待鲁直而名，故其诗曰'我来名之意适然'。"黄庭坚乃当世名贤，一生在政治上颇不得志，又不愿与世俗同流合污，因而"阅世卧山松风"的体会自然较他人更深一些，遂以"松风"为阁命名。当然，"松风阁"这个名字，也受到苏东坡"风泉两部乐"诗的启示。

黄庭坚给松风阁命名之后，又有"甚好贤"的二三子，邀他饮于刚刚落成的"松风阁"中。这几个人在历史上并未留下名字，可能是他在武昌的旧朋新友，也有可能是设计、建筑松风阁倡议者或主持者。虽然他们"力贫"，仍置酒阁中酬谢黄庭坚。大家畅饮纵谈，不觉夜已深沉，又遇上突如其来的夜雨，一行人不得不夜宿阁中。

根据所见所闻，黄庭坚诗兴勃发，遂挥毫疾书，写下了千古流传的《武昌松风阁》诗：

依山筑阁见平川，夜阑箕斗插屋椽，我来名之意适然。

老松魁梧数百年，斧斤所赦今参天。

风鸣娲皇五十弦，洗耳不须菩萨泉。

嘉二三子甚好贤，力贫买酒醉此筵。

夜雨鸣廊到晓悬，相看不归卧僧毡。

泉枯石燥复潺湲，山川光辉为我妍。

野僧早饥不能馔，晓见寒溪有炊烟。

东坡道人已沉泉，张侯何时到眼前？

钓台惊涛可昼眠，怡亭看篆蛟龙缠。

安得此身脱拘挛？舟载诸友长周旋。

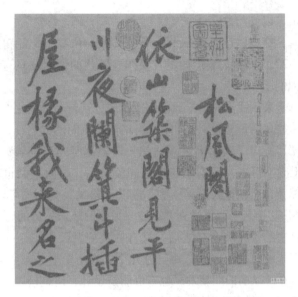

黄庭坚《松风阁》诗帖（部分）

这首诗前十五句记述了夜宿松风阁的所见所闻，描绘了一幅壮丽的山水画卷，创造了一个澄澈明净的高妙境界。站立阁上，可俯视山下那广袤的原野平川，仰观天上的星月云霓。又可感受到松涛阵阵，撼人心弦；还可领略西山夜雨的奇特气氛。后六句则是抒情：深切怀念已经作古的东坡居士，渴望与正受贬谪的好友张耒相见，希望摆脱现实，在友情与山水中逍遥自在地生活，同故人一起在孙权畅饮过的西山钓鱼台上去昼眠，到城外江中蟠龙矶上去欣赏被誉为"三绝"的恰亭铭文。通观全诗，章法严谨，笔势腾挪，一韵到底，是典型的"柏梁体"。

黄庭坚写出《武昌松风阁》诗后，又亲笔将其书写在花布纹纸上，字大二寸，纸色微黄，书法潇洒，笔锋雄劲，是我国古典书法艺术宝库中不可多得的珍品。真迹现藏于我国台湾，其影印刊载于日本印刷出版的《支那墨迹大成》三卷首页。

黄庭坚在松风阁宿一晚以后，第二天准备过江去，凭吊苏东坡的遗踪。

"甚好贤"的二三子一定要送他过江、陪他游览。

凑巧，他们刚刚准备出门，潘大临、马梦得赶来武昌，接黄庭坚过江，黄庭坚喜不自胜。

潘大临这次来接黄庭坚，有两个任务：一个是要领他与张耒在一起，在黄州凭吊东坡先生的遗踪；另一个任务，就是请黄庭坚完成为《伤寒总病论》作序的承诺。

黄庭坚一行过江后，潘大临首先领他去看定惠院，他一面走，一面介绍：这是一个寺庙，离江甚远，位于黄州一座林木茂密的小山边。房子四周，茂林修竹，池塘春草，风景清幽。院东的小山上，有海棠一株，枝繁叶茂，格外出众。春天，在满山杂花的映衬下，海棠更显得妩媚可爱。

东坡先生特为此写了一大首题为《寓居定惠院之东，杂花满山，有海棠一株，土人不知贵也》的诗，加以赞扬，寄托自己"天涯流客"的贬谪情感。

潘大临说，每次海棠花开，东坡先生总要邀约朋友来赏花。

有一次，他和崔成老坐在小板阁上赏花，崔成老弹起雷氏琴，作悲风晓月之音，其声铮铮然。东坡先生听着琴，赏着花，说道"这简直像不是在人世间似的"。

黄庭坚说："我还读到他写的《卜算子·黄州定惠院寓居作》，大临记得吗？"

"记得，'缺月挂疏桐，漏断人初静。谁见幽人独往来，缥缈孤鸿影。惊起却回头，有恨无人省。拣尽寒枝不肯栖，寂寞沙洲冷。'"

苏东坡从元丰三年（1080）二月二日起寓居定惠院，五月即迁居临皋亭，此词作于迁移之前。

黄庭坚赞叹说："这首词写得多好啊！他借"孤鸿"以托意，描绘半夜三更，一弯残月挂在疏疏的梧桐上，有一只孤雁，像幽人般地在天空中徘徊，忽然惊骇地回过头来，仿佛胸中有无穷怨恨，但无人明白，因而挑尽松枝都不肯停下来栖息。这个孤雁的形象实是作者的自喻，它所表达的孤高、凄清、寂寞的情绪，是作者贬谪生活中苦闷、孤独心境的形象表现。该词形象生动，意切深远，情景交融，有很高的艺术成就。"

潘大临又领头向江边的临皋亭走去。他说："这个地方离黄州城南一里左右，原是州府官员走长江水路休憩的驿站。先生在写给友人的信中说：'寓居去江干无十步，风涛烟雨，晓夕百变，江南诸山，在几席上，此幸未始有也。'其实临皋亭不算什么，但是风景一半靠地利，另一半靠欣赏人的眼光。先生身为诗人，不免看到、感受到别人在天国乐园也无法感受到的韵味。东坡先生在杂文中说，'东坡居士酒醉饭饱，倚于几上，白云左绕，清江右洄，重门洞开，林密岔人。当是时若有思而无所思，以受万物之备。惭愧！惭愧！'另一篇给范镇儿子的信则语含幽默，'临皋亭下八十数步，便是大江，其半是峨嵋雪水，吾饮食沐浴皆取焉，何必归乡哉！江山风月，本无常主，闲者便是主人。问范子丰新第园池，与此孰胜？所以不如君子，上无两税及助役钱尔。'老先生在这里住了三年。"

黄庭坚问："东坡先生勤耕东坡，东坡何在？"

马梦得说："马上就带您去。"

突然潘大临叹了口气，说："先生在黄州既受穷又受苦，在无可奈何的情况下，自立了一套特殊的开支预算法。他给秦观的信中有这么一段记载：

公择近过此，相聚数日，说太虚不离口。莘老未尝得书，知未暇通问……初到黄，廪入既绝，人口不少，私甚忧之，但痛自节俭，日用不得过百五十。每月朔，便取四千五百钱，断为三十块，挂屋梁上，平旦用画叉挑取一块，即藏去，钱仍以大竹筒别贮，用不尽者，以待宾客，此贾耘老（贾收）法也。度囊中尚可支一岁有余。

跟随他的马梦得看先生太困难，就向黄州府要来东坡上的数十亩田，让先生耕种。"

"这数十亩田地，原是荒的军营地，长满了荆棘茅草，到处是瓦砾。这年（元丰五年）天旱，先生雇了农工开垦，自己也参加劳动。出身书香门第，一向读书、做官且已年满四十五岁，所以他深感垦辟之劳，弄得筋力殆尽。"

潘大临边走边说，指指点点，告诉黄庭坚："这里田地比较贫瘠，除去人工、种子，其实收获不大，但可以对先生生活做点补贴。你看，这山顶上有三间小屋，先生耕田、种地和农工们就在这歇憩。下面就是雪堂。雪堂有房五间，我们可以下去看看。为什么叫雪堂？就是这年二月在雪中盖成的。"

潘大临走近门前，见门锁着，说："哎呀，今天没叫大观来，他管这个房子，现在我们还进不去呢！"

于是，他们就在雪堂门前的草坪上坐了下来，听着潘大临的介绍。

潘大临接着说："先生虽然在这里艰苦，但他因为自食其力，还感到心满意足。最宝贵的是他有慈悲的信仰。我目睹他对该地溺婴的恶俗深受震撼，深表同情。一听到当地文人提到鄂州杀婴的习惯，立刻写信给朱太守，并派一位朋友去见他。这封信我抄下来存了多年，请你看看。"黄庭坚马上接过《与朱鄂州书》来，一口气读了下去：

轼启。近递中奉书，必达。比日春寒，起居何似。昨日武昌寄居王殿直天麟见过，偶说一事，闻之辛酸，为食不下。念非吾康叔之贤，莫足告语，故专遣此人。俗人区区，了眼前事，救过不暇，岂有余力及此度外事乎？

天麟言：岳鄂间田野小人，例只养二男一女，过此辄杀之。尤讳养女，以故民间少女，多鳏夫。初生，辄以冷水浸杀，其父母亦不忍，率常闭目背向，以手按之水盆中，咿嘤良久乃死。有神山乡百姓名石揆者，连杀两子。去岁夏中，其妻一产四子，楚毒不可堪忍，母子皆毙。报应如此，而愚人不知创艾。天麟每闻其侧近者有此，辄驰救之，量与衣服、饮食，全活者非一。既旬日，有无子息人欲乞其子者，辄亦不肯。以此知其父子之爱，天性故在，特牵于习俗耳。

闻鄂人有秦光亨者，今已及第，为安州司法。方其在母也，其舅陈遵，梦一小儿挽其衣，若有所诉，比两夕，辄见之，其状甚急。遵独念其姊有娠将产，而意不乐多子，岂其应是乎？驰往省之，则儿已在水盆中矣，救之辄免。鄂人多知之。

准律，故杀子孙，徒二年。此长吏所得按举。愿公明以告诸邑令佐，使召诸保正，告以法律，谕以祸福，约以必行，使归转以相语，仍录条粉壁晓示，且立赏召人告官，赏钱以犯人及邻保家财充，若客户则及其地主。妇人怀孕，经涉岁月，邻保地主无不知者。若后杀之，其势足相举觉，容而不告，使出赏固宜。若依律行遣数人，此风便革。

公更使令佐各以至意诱谕地主豪户，若实贫甚不能举子者，薄有以周之。人非木石，亦必乐从。但得初生数日不杀，后虽劝之使杀，亦不肯矣。自今以往，缘公而得活者，岂可胜计哉！佛言杀生之罪，以杀胎卵为重。六畜犹尔，而况于人。俗谓小儿病为无辜，此真可谓无辜矣。悼耄杀人犹不死，况无罪而杀之乎？公能生之于万死中，其阴德十倍于雪活壮夫也。昔王浚为巴郡太守，巴人生子皆不举。浚严其科条，宽其徭役，所活数千人。及后伐吴，所活者皆堪为兵。其父母戒之曰："王府君生汝，汝必死之。"古之循吏，如此类者非一。居今之世，而有古循吏之风者，非公而谁。此事特未知者。

轼向在密州，遇饥年，民多弃子。因盘量劝诱米，得出剩数百石别储之，专以收养弃儿，月给六斗。比期年，养者与儿，皆有父母之爱，遂不失所，所活者亦数千人。此等事在公如反手耳。恃深契，故不自外。不罪！不罪！此外，惟为民自重。不宣。轼再顿首。

黄庭坚读完后，深深为先生的慈爱信仰所感动。

潘大临说："东坡先生不仅对鄂州太守写信，恳切要求解决此问题，同时自己还在黄州亲自成立救儿组织，请附近诚实博爱的古耕道先生担任会长。该会请富人捐得不少钱财，要他们每人一年出十缗以上，用来买米、买布、买棉被。古先生管钱，安国寺的一位和尚管账。他们到乡村调查即将生产的妇女，只要他们肯养小孩，就送钱送米送布给他们。先生说，一年若能救下一百个婴儿，也就功德无量了。他自己每年也捐十缗钱。"

黄庭坚说："我从这里还悟出一个道理：一个人不管他信仰什么，都不能没有人道主义精神。这应当是道德、信仰的起码条件。"

潘大临赞赏地点了点头。接着说，天色不早了，要带黄庭坚游安国寺去。

进门后，安国寺的大和尚继连听说是潘大临引来的大诗人、大学者、大书法家黄庭坚来此一游，赶忙迎了出来，连声致歉："潘先生，今天有这样重要的人物到此，你怎么不早给我打招呼？"

潘大临说："黄先生也是自己人，没什么。"

继连和尚邀请黄庭坚和潘大临到客厅喝茶，潘大临要先看看后喝茶。继连走前，边走边讲，到安国寺大厅，有一块大石头，立在正面，上面是东坡先生书写的《黄州安国寺记》。

黄庭坚一见此碑，站在碑前，高声地朗诵了起来：

元丰二年十二月，余自吴兴（即湖州）守得罪，上不忍诛，以为黄州团练副使，使思过而自新焉。其明年二月，至黄。舍馆粗定，衣食稍给，闭门却扫（指不与外通），收召魂魄（指刚出狱，惊魂未定，招魂复其精神）。退伏思念，求所以自新之方，反观从来举意动作，皆不中道，非独今之所以得罪者也。欲新其一，恐失其二。触类而求之，有不可胜悔者。于是，喟然叹曰："道不足以御气，性不足以胜习（言修养不能控制气质，悟性不能战胜习惯），不锄其本而耘其末，今虽改之，后必复作。盍归诚佛僧，求一洗之。"得城南精舍，曰安国寺，有茂林修竹，陂池亭榭。间一二日辄往，焚香默坐，深自省察，则物我相忘，身心皆空，求罪垢所从生而不可得。一念清静，染污自落，表里翛然，无所附丽（谓学佛后思想清静，感染的污垢自然消释，内外自由，无物积附。翛然：无拘无束，自由自在的样子），私窃乐之。旦往而暮还者，五年于此矣。寺僧曰继连，为僧首七年，得赐衣（指皇帝赐以袈裟）。又七年，当赐号（指皇帝赐给法号），欲谢去。其徒与父老相率留之，连笑曰："知足不辱，知止不殆。"卒谢去。余是以愧其人。七年（指元丰七年），余将有临汝之行，连曰："寺未有记，具石，请记之。"余不得辞。寺立于伪唐保大二年（指南唐李璟保大二年），始名护国，嘉祐八年（1063），赐今名。堂宇斋阁，连皆易新之，严丽深稳，悦可人意，至者忘归。岁正月，男女万人会庭中，饮食作乐，且祠（祭祀）瘟神，江淮旧俗也。四月六日，汝州团练副使眉山苏轼记。

安国寺在黄州城东南三里，苏轼因"乌台诗案"贬黄州时常去这个寺中读经思过。回忆自己以往的任职经历，觉得都跟那些权贵不是一路人，道不同啊，不是一时才得罪他们的。想改造自己的这一方面，又怕失去那一方面。他各方面都思考了一下，觉得自己也没什么做得不对的地方，于是大声叹息说："修养不能改变我的本性，悟性不能战胜我的习惯，不铲其根，而只除其枝叶，现在即使改了，以后老毛病还会犯，何不皈依佛门一洗了之呢？"于是过一两天就去寺庙烧香打坐，深深的自我反省、审察，心灵达到了忘我的境界，心灵清净，杂念全无，感觉良好。这样早去晚归有五年的时间。到元丰七年（1084）四月六日，苏轼将调任汝州安置，即将离开黄州时，应安国寺僧首继连和尚之邀而作。碑文回顾了苏轼居黄期间的生活及思想变化，表明了他从一个有为的封建政治家，经过"乌台诗案"的严酷打击后，佛老思想的滋长，这是苏轼思想变化的重要时期。黄庭坚念完碑文后，感慨万千，心中久久不能平静。

苏轼《安国寺记》手迹（部分）

这一天，黄庭坚一行已经走得很累了，入夜，宿齐安旅店。

第二天，潘大临与黄庭坚同游赤壁。

潘大临介绍说："先生爱黄州，更爱风景佳丽的黄州赤壁。

喜欢游览赤壁矶头的楼台亭阁。特别是对著名的栖霞楼的景色十分赞赏，认为这是'郡中胜绝'。他不仅白天游，夜晚也去游。元丰五年正月十七日，他梦见自己坐着小船渡江，中流回望栖霞楼，忽听'歌乐杂作'，说是修建栖霞楼的间丘孝终正在楼上会客（此时间丘孝终在苏州），醒来了，写了《水龙吟》词，云：

小舟横截春江，卧看翠壁红楼起。云间笑语，使君（指间丘孝终，曾在黄州做太守）高会，佳人半醉。危柱哀弦，艳歌馀响，绕云萦水……

梦境实际上是实境的反映。翠壁红楼，笑语歌乐，绕云萦水，栖霞楼的游赏是很令人神往的。每年重九（九月九日），先生总邀约知府徐大受同登栖霞楼，赏紫菊，看红萸。"

看了栖霞楼，潘大临又领黄庭坚去看涵晖楼。潘大临说："东坡先生登上涵晖楼，放眼望去，江水下降，浅波粼粼，远处沙洲隐现，就写出了'霜降水痕收，浅碧粼粼露远洲。'拂面的飕飕秋风，又使他产生了一种富有生活情趣的实感'破帽多情却恋头'（见《南乡子·重九涵晖楼呈君猷》）。"

黄庭坚一行随即向江边行走，观赏当年东坡先生泛舟于赤壁之下的情景。

潘大临介绍说，先生对赤壁这块地方情有独钟，他到这里游览不知有多少次，并在这里写了前、后《赤壁赋》。

一次是元丰五年七月十六日，先生同刚从庐山来黄州看他的绵竹五都山道士杨世昌等人一道，乘着月色，泛舟赤壁。杨世昌善画山水，通晓黄、白药术，能鼓琴，特别善吹箫，东坡形容说，洞箫入耳清且哀，吹得非常动人。他们在"清风徐来，水波不兴"的江面，驾着一叶扁舟，随波漂流，饮酒诵诗，杨世昌吹起了洞箫，东坡和着船舷歌唱。他们一直闹到深夜，酒喝完了，菜吃净了，就你枕着我，我枕着你，睡在船上，竟然不知道什么时候东方天亮。先生回来就写了那篇很有名的《前赤壁赋》。

　　壬戌之秋，七月既望，苏子与客泛舟游于赤壁之下。清风徐来，水波不兴。举酒属客，诵明月之诗，歌窈窕之章。少焉，月出于东山之上，徘徊于斗牛之间。白露横江，水光接天。纵一苇之所如，凌万顷之茫然。浩浩乎如冯虚御风，而不知其所止；飘飘乎如遗世独立，羽化而登仙。

　　于是饮酒乐甚，扣舷而歌之。歌曰："桂棹兮兰桨，击空明兮溯流光。渺渺兮予怀，望美人兮天一方。"客有吹洞箫者，倚歌而和之。其声呜呜然，如怨如慕，如泣如诉；余音袅袅，不绝如缕。舞幽壑之潜蛟，泣孤舟之嫠妇。

　　苏子愀然，正襟危坐，而问客曰："何为其然也？"客曰："'月明星稀，乌鹊南飞。'此非曹孟德之诗乎？西望夏口，东望武昌，山川相缪，郁乎苍苍，此非孟德之困于周郎者乎？方其破荆州，下江陵，顺流而东也，舳舻千里，旌旗蔽空，酾酒临江，横槊赋诗，固一世之雄也，而今安在哉？况吾与子渔樵于江渚之上，侣鱼虾而友麋鹿，驾一叶之扁舟，举匏樽以相属。寄蜉蝣于天地，渺沧海之一粟。哀吾生之须臾，羡长江之无穷。挟飞仙以遨游，抱明月而长终。知不可乎骤得，托遗响于悲风。"

　　苏子曰："客亦知夫水与月乎？逝者如斯，而未尝往也；盈虚者如彼，而卒莫消长也。盖将自其变者而观之，则天地曾不能以一瞬；自其不变者而观之，则物与我皆无尽也，而又何羡乎！且夫天地之间，物各有主，苟非吾之所有，虽一毫而莫取。惟江上之清风，与山间之明月，耳得之而为声，目遇之而成色，取之无禁，用之不竭。是造物者之无尽藏也，而吾与子之所共适。"

　　客喜而笑，洗盏更酌。肴核既尽，杯盘狼籍。相与枕藉乎舟中，不知东方之既白。

　　赤壁，实为黄州赤鼻矶，并不是三国时期赤壁之战的旧址，当地人因音近亦称之为赤壁，苏轼知道这一点，将错就错，借景以抒发自己的抱负。《前赤壁赋》通过月夜泛舟、饮酒赋诗引出

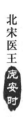

主客对话的描写，表现了作者吊古伤今的情感，矢志不移的情怀。全赋情韵深致、理意透辟。

潘大临说，过了三个月就是十月份，东坡又和两个朋友从天雪堂出来，要到临皋去，路上经过黄泥坂。地上洒满白霜，树枝光秃秃的，他们看到地上的人影，抬头望见明月，竟被夜色迷住了，开始轮流唱歌。朋友开腔了："有客无酒，有酒无肴，月白风清，如此良夜何！""今者薄暮，举网得鱼，巨口细鳞，状如松江之鲈。顾安所得酒乎？"先生决定回家请太太弄些酒菜来，他太太说，家有斗酒，藏了好一段日子了。于是大家带着鱼和酒，又乘船到赤壁之下。水位下降，江面石头——露出来，赤壁高高立在岸边。风景变化太大，先生几乎认不出来。他兴致勃勃地叫朋友陪他登赤壁，朋友拒绝，他就一个人攀登。他把衣裳撩起，小心绕过矮树和荆棘，终于爬到顶上，对夜空长啸，回声响彻山谷。突然他觉得飘飘欲仙，不知身在何处，一股悲风袭来，他觉得不能待太久，便回到船上，任船随风漂泊。

正当午夜，四顾寂廖。两只孤鹤由东方飞来，白色的羽毛有如仙人的白衣。鸟儿戛然长鸣，由舟顶向西飞，先生不知什么预兆，不久各自回家，他上床做了一个梦，梦到有个道士身穿羽衣，认出是他，就问他赤壁之游如何？先生问他们的姓名，他们不肯说，先生猜想："呜呼！噫嘻！我知之矣。畴昔之夜，飞鸣而过我者，非子也耶？"道士笑笑，先生就醒了。他开门看看，眼前只见空空的街道，什么也没有。

是岁十月之望，步自雪堂，将归于临皋。二客从予过黄泥之坂。霜露既降，木叶尽脱，人影在地，仰见明月，顾而乐之，行歌相答。已而叹曰："有客无酒，有酒无肴，月白风清，如此良夜何！"客曰："今者薄暮，举网得鱼，巨口细鳞，状如松江之鲈。顾安所得酒乎？"归而谋诸妇。妇曰："我有斗酒，藏之久矣，以待子不时之需。"于是携酒与鱼，复游于赤壁之下。江流有声，断岸千尺；山高月小，水落石出。曾日月之几何，而江山不可复识矣。予乃摄衣而上，履巉岩，披蒙茸，踞虎豹，登虬龙，攀栖鹘之危巢，俯冯夷之幽宫。盖二客不能从焉。划然长啸，草木震动，山鸣谷应，风起水涌。予亦悄然而悲，肃然而恐，凛乎其不可留也。反而登舟，放乎中流，听其所止而休焉。时夜将半，四顾寂寥。适有孤鹤，横江东来。翅如车轮，玄裳缟衣，戛然长鸣，掠予舟而西也。

须臾客去，予亦就睡。梦一道士，羽衣蹁跹，过临皋之下，揖予而言曰："赤壁之游乐乎？"问其姓名，俯而不答。"呜呼！噫嘻！我知之矣。畴昔之夜，飞鸣而过我者，非子也耶？"道士顾笑，予亦惊寤。开户视之，不见其处。

《赤壁赋》写于苏轼一生最为困难的时期之一——被贬谪黄州期间。元丰五年（1082），苏轼曾于七月十六日和十月十五日两次泛游赤壁，写下了两篇以赤壁为题的赋，后人因此称第一篇为《前赤壁赋》，第二篇为《后赤壁赋》。两篇赋虽都以秋江夜月为景，以客为陪衬，但《后赤壁赋》重在游、状景，而《前赤壁赋》意在借景抒怀，阐发哲理。

《赤壁赋》分前后两篇，珠联璧合，浑然一体。文章通过同一地点（赤壁），同一方式（月夜泛舟饮酒），同一题材（大江高山清风明月），反映了不同的时令季节，描绘了不同的大自然景色，抒发了不同的情趣，表达了不同的主题。字字如画，句句似诗，诗画合一，情景交融，真是同工异曲，各有千秋。

《后赤壁赋》是《前赤壁赋》的续篇，也可以说是姊妹篇。前赋主要是谈玄说理，后赋却是以叙事写景为主；前赋描写的是初秋的江上夜景，后赋则主要写江岸上的活动，时间也移至孟冬；两篇文章均以"赋"这种文体写记游散文，一样的赤壁景色，境界却不相同，然而又都具诗情画意。前赋是"清风徐来，水波不兴""白露横江，水光接天"，后赋则是"江流有声，断岸千尺，山高月小，水落石出"。不同季节的山水特征，在苏轼笔下都得到了生动、逼真的反映，都给人以壮阔而自然的美的享受。

黄庭坚听潘大临讲得有声有色，感慨地说："这位慷慨的天才对世人的贡献远远超过他从世上收取的一切。他到处捕捉诗意的片刻，化为永恒，使我们大家都充实不少。先生在黄州这些年过的浪民生活，很难视为一种惩罚或拘禁。他享受这种生活，写出四篇著作：短词《大江东去》，两篇月夜访'赤壁'的文章，以及'承天寺夜游'。难怪政敌要妒恨他，把他送入监狱。两篇月夜记游的文章是以'赋'体写成的。苏先生完全靠音调和气氛写作。这两篇文章一定会流传千古，因为短短几百字就道出了在宇宙中的渺小，同时又说明人在此生可以享受大自然无尽的盛宴，没有人写得比他更传神，虽然不押韵，只运用灵活的语言，他却创造出普遍的心境。无论读者读多少遍，还是具有催眠般的效果。"

当潘大临正要领黄庭坚一行回齐安旅馆的时候，府衙张别驾来传太守徐大受旨意：明日，张耒来黄州。

黄庭坚、潘大临都是张耒的好朋友，由太守举宴，为大家会晤。

建中靖国元年（1101），苏轼在常州逝世。苏门四学士之一张耒在颍州闻讯，十分悲痛，即身着缟素，拿出自己的俸禄给荐福禅寺做法事，并率生员百余人哭祭于寺庙。后被人告发，朝廷以"徇私以致哀，迹涉背公"的罪名罢职。勾管亳州明道宫，责授房州（今湖北房县）别驾，黄州安置。

这次张耒来黄州，就是从颍州贬谪过来的。他想到太守徐大受让他和黄庭坚、潘大临等在黄州相晤，非常高兴。

张耒到达黄州时间为九月三日，两人相见，老泪纵横。第二天，张耒、黄庭坚、潘大临等即到苏轼的故居——雪堂去凭吊。

苏轼在离开黄州时，把雪堂无偿地转给了潘大临兄弟。潘氏兄弟俩，大临是长兄，名邠老，弟名大观，字仲达。苏轼在黄州时，兄弟常来问学，并吟诗作文，得到苏轼的不少指教。张、黄等来雪堂，正好雪堂有人。除了潘氏兄弟外，还有一人，名叫何颉之，字斯举，本地人，当年同潘氏兄弟一样，同在苏轼门下学诗。见张耒等来，惊喜异常，忙迎进雪堂中，让座沏茶。得知二人来意后，大家不胜悲痛。在雪堂正屋挂有东坡肖像一幅，是潘氏兄弟百般设法求得的，出自李公麟之手，描绘的是苏轼醉饮东坡时的神态。

潘大临取来香后，黄庭坚、张耒依次点好香，插在画像下几案上的香炉中，然后跪拜垂首久之。

重新入座后，黄庭坚说："东坡先生捐馆舍，岂独贤士大夫悲痛不能已，所谓'人之云亡，邦国殄瘁'。立朝堂危言，论切于事理。这种人，举世岂能有第二？庭坚听常州人说，先生病重，即要求沐浴，换上官服，谈笑风生，随即坐化。其胸中本来就不存在丝毫遗憾啊！"

"先生贬谪海南，有诗云'平生万事足，所欠惟一死'，此老心胸，自非人间人。自海外北归，有问迁谪艰苦。先生云：此骨相所招，老夫少时在京师，有个相面的人说：一双学士眼，半个配军头。异日文章必当名闻天下，然有迁徙不测之祸。若此，人之祸福贫贵，也是命中注定。"张耒说。

"先生乃人物之冠冕，道德文章足以增九鼎之重，竟如此去了。况你我平生师友之义，真叫人有割肠荼毒之感，何胜悲伤！"黄庭坚说。

众人继续议论着有关苏轼的事，张别驾催大家到齐安旅馆饮宴。

今天太守令人做的菜，非常合黄庭坚、张耒等的口味。其中最显眼的莫过于一大盘螃蟹，张耒见了，连声称好，他是最喜欢吃蟹肉的，虽晚年苦于风痹之病，仍嗜好如故。黄庭坚自从破了戒，尽管酒是再次戒了，而荤菜却是不再回避了，这是因为身体实在太差了，只得如此。饮食之间，话题仍是离不开苏东坡。

何颉之酒兴之余，唱起了苏东坡在黄州时写的词《念奴娇·赤壁怀古》。唱完后，众人都感慨万千。接着潘大临朗诵了苏轼的《赤壁赋》和《后赤壁赋》。读毕，片刻间，众人不语。

后来张耒打破了沉寂说："东坡先生以谗言谪居黄州，郁郁不得志，凡赋缀词，必写其所怀，然一日不负朝廷，思君之意，未尝忘怀。至其布衣芒履，出入阡陌，每数日必泛舟江上，听其所往，乘兴或入邻州郡，经宿不返，寄情山水间，故多感慨。"

"文潜所言极是，观此老词中叹华发早生，人间如梦，令人不禁遗憾终日。天地间是个大旅馆，人寄寓其间，瞬息而已。故人大半归同丘，你我已是须发霜染十之八九，欲求田问舍，何日能如意？盖人生与忧患同生，仕宦与劳苦同处，可胜言哉！"

黄庭坚说罢，竟自酌了盏酒，一饮而尽，吟唱了一曲新词，名《定风波》，云：

把酒花前欲问溪，问溪何事晚声悲。名利往来人尽老。谁道，溪声今古有休时。

且共玉人斟玉醑。休诉，笙歌一曲黛眉低。情似长溪长不断。君看，水声东去月轮西。

唱完后，张耒举杯，连声说"干"。你来我往，众人都醉倒在雪堂了，连黄庭坚也不例外。

醉梦中，黄庭坚忽然遇到苏轼在鄂州、黄州间，两人互致问候，黄庭坚就背诵着寄长兄大临觞字韵诗数篇。

苏轼笑着说："鲁直诗比前大有长进，当今之进，难有其比。"说着，也和唱了一首觞字韵诗。

黄庭坚听后，击节称赏，叹曰："先生诗语意新奇，非食人间烟火所能为。"

"老夫也以为如此。"苏轼高兴地说。

两人便在山岭水溪间穿行，快如飞梭，并不停地唱和着……直到张耒他们唤他，醒来方知是梦，但梦中用觞字韵和的诗还记得一清二楚，黄庭坚急忙取来纸笔，写了下来，诗云：

天教兄弟各异方，不使新年对举觞。

作云作雨手翻覆，得马失马心清凉。

何处胡椒八百斛，谁家金钗十二行。

一丘一壑可曳尾，三沐二薰取刳肠。

写完后，又对众人讲述了梦中之事。张耒他们听后纷纷称奇，对黄庭坚此诗想得奇异写得奇特更是赞赏有加。

言谈间，潘大临想起了庞安时。他说："太可惜，庞安时神医走了！有他在一起，到处总受到人们的欢迎。"

接着他向大家讲起了当年庞安时同苏先生游赤壁治病救人的故事。

晚饭后，潘大临提议，请黄庭坚明日去蕲水，凭吊一下庞医生的遗踪。黄庭坚表示同意。

天公真是作美，第二天到蕲水，天气晴朗，万里无云。

庞安时的儿子庞瓘领着黄庭坚一行，看了门诊部，看了住院部、药坊，看了陈夫人。陈夫人对他们十分感谢。

一会，从书房取出了庞安时的《伤寒总病论》书稿，说："这是安时生前遗留的，他要请黄先生为其作序。"

张耒说："是的，临终前，请我为他写墓志铭时也交代了这件事。"

潘大临说："更早请黄先生作序是绍圣二年（1095）。那次是我领庞医生去见黄先生的。那时，因为书还未完全定稿，黄先生叫他放一下，但答应一定为其作序，现在是时候了。"

黄庭坚非常乐意地将书稿接了过去，说："我把序写好立即寄过来。"

这一天，黄庭坚、张耒、潘大临到蕲水龙井来凭吊庞安时，谈到庞安时行医的许多奇闻异事和他与苏轼交往的故事，回忆起他们的音容笑貌，不胜唏嘘。

话说元符三年（1100）四月的一天，庞安时二女婿郭迪来到龙井，主要是看看岳母。

郭迪可不是一般的读书人，是个饱学之士。

幼年在蕲州麒麟书院读书，特别用心。家贫买不起油，夜晚不能花油点灯，常常一有空时，就到山上刮松树脂，砍流油的松树烧柴来照读。睡在床上，还大声背诵。

一天深夜，郭迪的母亲从梦中被读书声惊醒，她以为是郭迪又在挑灯攻读，可是透过窗户一看，却毫无一线灯光。她刚刚合眼，耳边厢房又传来琅琅书声。她实在放心不下，便披衣起床，赶到郭迪房里看个究竟。她见室内漆黑，不能看书，问道：

"迪儿，你在说梦话吗？"

郭迪听见是母亲的声音，就坐了起来，内疚地说："母亲，又惊动您了。我不是说梦话，是在复诵我白天读过的书哩！"

"迪儿，不要用心过度，要注意休息啊！"母亲关爱地说。

"好，母亲，孩儿注意就是了。"郭迪顺从地答道。

在他母亲回房安寝之后，他又继续复诵他白天读过的书，只是为了不惊动母亲睡觉，读书声放小了一些。

郭迪由于勤学苦读，二十岁考中进士，盛名远播。

他正跟岳母寒暄时，邮差送来了一封信，是鄂州来的，岳母想这一定是黄庭坚为《伤寒总病论》所作的序言寄来了，叫郭迪拆开来看一看。

果然，是黄庭坚写的序言。

黄庭坚是大学者、大诗人、大书法家，又是一个不小的官吏，名闻遐迩。他想，黄庭坚怎么会为《伤寒总病论》写序呢？

岳母告诉他："是你岳父生前同潘大临找过他，要他代劳的。"

郭迪明白了。他慢慢地阅读着，品味着，不禁拍案叫绝。

岳母说："这大学者、大诗人、大书法家的序言写得怎么样？"

郭迪看完后说："写得好，写得好！'庞安常自少时喜医方，为人治病，处其死生，多验，名倾淮南诸医。'说岳父医术精湛，在江淮间独冠群芳，声名远播，这讲得很到位。

'然为气任侠，斗鸡走狗，蹴鞠击球，少年豪纵事，无所不为。博弈音技，一工所难而兼能之，家富多后房，不出户而所欲得，人之以医聘之也，皆多陈其所好，以顺适其意。其来也，病家如市。其疾已也，君脱然不受谢而去。中年乃屏绝戏弄，闭门读书。自神农黄帝经方，扁鹊《八十一难经》，皇甫谧《甲乙》，无不贯穿。其简策纷错，黄素朽蠹，先师或失其意；学术浅薄，私智穿凿，曲士或窜其文，安常悉能辩论发挥。每用以治病，几乎十全矣。'说岳父医术精法的由来，是他苦钻医学经典，深刻理解并能创造性地运用，所以治病的痊愈率极高。

'然人疾诣门，不问贫富，为便房曲斋，调护寒暑所宜，珍膳美馔，时节其饥饱之度。爱老而慈幼，不以人之疾尝试其方，如疾痛在己也。盖其轻财如粪土，耐事如慈母而有常，似秦汉间任侠而不害人，似战国四公子而不争利，所以能动而得意，起人之疾，不可为数。他日过之，未尝有德色也。'把岳父高尚的医德医风，为医不志于利，描述得淋漓尽致。

'其所总辑《伤寒论》，皆其日用书也。欲掇其大要，论其精妙，使士大夫稍知之。然未尝游其庭者，虽得吾说而不解；若有意于斯者，读其书自足以揽其精微，故不著著其行事，以为后序云。前序海上人诸为之，故虚其有以待。元符三年三月，豫章黄庭坚序。'说明《伤寒总病论》是岳父在行医中的理论和实践的总结。他不想为读者讲得那么清楚、那么透彻；因为他们没有身历其境，没有和庞先生接触，就是把《伤寒论》的精微讲给他了，他们也不一定理解。他在这里来个'且听下回分解'，这是'引人入胜'的手法。很高明，很高明!"

郭迪把序言的要点讲得清清楚楚，使岳母脸上堆满了笑容，连声赞叹，说："高才，高才! 我们要感谢潘大临的引荐，感谢黄庭坚的后序啦!"

熟悉北宋文学史的人都知道，苏东坡门下有四位品格和学识皆佳的学子——黄庭坚、晁补之、张耒和秦观。元祐元年（1086），年幼新皇哲宗登位，高太后垂帘听政，深受高太后赏识的苏东坡结束流浪生活，奉调进京担任要职。黄庭坚、晁补之、张耒参加太学院学士院考试，均被主考试官苏东坡录取重用。元祐三年（1088），秦观即秦少游，也被苏东坡召调进京担任太学博士、校正秘书。黄、晁、张、秦四人尊苏东坡为师，同游京都名胜，一起题诗作画，互相砥砺，共佐朝政，一时间名艳京都，众皆称颂。

然而好景不长，八年后（元祐八年），苏东坡的保护神高太后一去世，小哲宗马上变了脸，将苏东坡及四弟子全部贬离京城，让他们再次过上流放生活。在流贬过程中，追踪苏东坡足迹的黄庭坚，特地跑到黄州，跑到蕲水麻桥，与庞安时再续了一段历史奇缘。

绍圣元年（1094），有人以黄庭坚撰《英宗实录》不实追罪，贬黔州安置。黄庭坚觉得，黔州远离中原风险极大，难知返程何年，便在赴黔途中转道黄州，追寻苏东坡旧址旧友、以慰其崇师心愿。

到黄州后，他会见了苏轼的好友庞安时，与庞安时从相识相知到相惜。庞安时早知黄庭坚声名，请他为医著《伤寒总病论》写一篇后序。黄庭坚当时就知道苏东坡已承诺写题首，觉得自己能配合苏公同为庞安时医著作后序是一种荣幸，便满口答应。元符三年（1100），黄庭坚后序写成。

崇宁元年（1102），庞安时用一生主要精力写成的《伤寒总病论》，在后人精心筹划下正式面世，前序因苏东坡突然离世未成，黄庭坚的后序则如期刊印了出来，后序共 520 余字。（后序内容见上文）

这里还要提及的是，元符三年在黄庭坚的人生中还发生过另外一件事情，与黄庭坚为朋友关系的河南永安县令张浩，将他得到的苏东坡手书《寒食雨二首》，专程送给黄庭坚，请他辨其真伪。黄庭坚一见诗稿，便知是苏东坡真迹无疑。

回想起与东坡先生的交谊，想到先生在黄州所受之苦，而且至今还远在琼州受罪，他情难自抑，欣然拿起笔来，在诗稿上题跋：

东坡此诗似李太白，犹恐太白有未到处。此书兼颜鲁公、杨少师、李西台笔意。试使东坡复为之，未必及此。他日东坡或见此书，应笑我于无佛处称尊也。

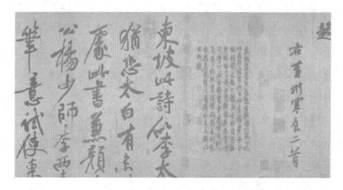

黄庭坚在《寒食帖》上加注的批语

黄庭坚深知，苏东坡的《寒食雨》是在黄州那样特定的困境中逼出来的，当时的如神笔法也是在那种环境之下逼出来的。但黄庭坚却无法意识到，他自己题跋中的论语和书法也是在见字如见人的情感中迸发出来的。后世一致公认，黄庭坚的题跋"论语精当，书法妙绝，气酣而笔健，叹为观止，与苏诗苏字并列，可谓珠联璧合，堪称旷世神品"。

自此，《黄州寒食二首》书稿被称之为"帖"。元代书法鉴赏家鲜于枢把它称为继王羲之《兰亭序》、颜真卿《祭侄稿》之后的"天下第三行书"。清代将《寒食帖》收归内府，并列入《三希堂帖》，乾隆皇帝亦亲手题跋于帖后。此帖后历经战难烽火流失中国民间，后高价流传到日本。第二次世界大战后，由民国政府重金从日本购回存入北京故宫，后又转到台北故宫博物院。

庞安时的历史研究者认为，世间很多事情存在于巧合之中，如果没有苏东坡因手臂痛与蕲水麻桥庞安时交往这段历史，《寒食雨二首》书帖恐怕就没有问世的机缘了。

到宋徽宗崇宁二年（1103），徽宗皇帝这时有意继承神宗创立的法制，蔡京就迎合其心意，得到重用，于是朝廷大权，又被蔡京、蔡卞兄弟把持，他们将元祐朝臣创立的法制尽行废弃烧毁。这时赵挺之也因蔡京的宠用，得到执政大臣的位子，他更是排斥元祐旧党的得力打手。蔡卞等颁布了一系列对元祐旧党的措施，如禁止宗室人员与元祐旧党子孙及亲戚结为婚姻，不准以元祐旧党的学术政事等聚徒传授；同时诏令禁、毁苏轼、黄庭坚、秦观、张耒等人诗文集，又凡在任官仍有与元祐旧党人名同者，必须更改。蔡京还令籍定元祐旧党人姓名，开列文彦博、司马光、苏轼、黄庭坚、张耒、晁补之、秦观等一百二十人的名字，其中包括新党陆佃等，悉称作"奸党"，并由徽宗皇帝御书刻石，立于京城端礼门和各尽路、州、军、府官厅中，以昭示天下，不得录用。

这年十一月下诏，凡入元祐党籍的人员，生者曾任职通判以上的，依条例勾管官观，任职县令以下的，依例注监岳庙。黄庭坚是属于勾管官观的，朝旨下来，准他勾管洪州玉隆宫，还没等他准备返归洪州故里，朝廷又有旨下来，他被除名，勒令羁管宜州。黄庭坚又遭贬谪，而且比前次贬得更远更偏僻。

今天广西的宜山，宋时称宜州。宋徽宗继位后，先前遭贬的元祐朝臣都蒙恩放还，而黄庭坚又遭贬谪，是事出有因的。

黄庭坚自巴蜀东归至荆州时，应承天寺住持借智珠之请，写了《江宁府承天禅寺院塔记》，末后署名有知府马城等，当时围观的转运判官陈举等也请黄庭坚将他们的名字写上刻石，以托名不朽。黄庭坚根本未予理睬，陈举就怀恨在心，当得知赵挺之与黄庭坚有过节，于是就将刻在石碑上的原文全部拓下来，赶往京城，拜见赵挺之，出示了黄庭坚的撰文。而赵挺之正想找岔子整黄庭坚，便与陈举断章取义选出数句，上奏皇帝。云黄庭坚在文中说"蝗旱水溢、或疾疫连数十州""天下之善人少，不善人多"等为幸灾乐祸，诽谤朝廷。

如此，黄庭坚还不倒霉吗？可谓欲加之罪，何患无辞？此时蔡京一手遮天，黄庭坚就在劫难逃了。没有别法，只得正视现实。贬到宜州时，是崇宁二年（1103）十一月，这年黄庭坚已有59岁。

黄庭坚在激烈的新旧党之间的斗争中，受到的打击太大，对政治产生了厌恶情绪，声称自己"身如槁木，心如死灰"，把居室取名为"槁木庵""死灰寮"，表示自己今后将顺从命运，寂寞自守，再不提关心政治了。

庞安时与张耒

张耒（1054—1114），字文潜，别号柯山（贬官黄州时住陶店柯山），人称宛丘先生、张右史。原籍亳州谯县（今安徽亳州），后迁居楚州淮阴（今江苏淮安市楚州区），父母皆为官宦世家出身。

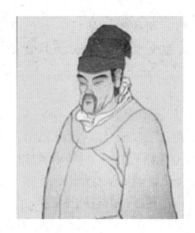

张耒画像

　　张耒从小受家庭影响，为官清廉，以微俸养其家小，淡泊平生。少年时即表现出对文辞的灵感，"十有三岁而好为文"（《投知己书》），十七岁作《函关赋》，传诵人口。此后，他游学于陈州，得到当时陈州的苏辙的厚爱。熙宁四年（1071），苏轼出任杭州通判前，来与其弟话别，张耒得以谒见苏轼，自此便成为苏氏兄弟的门下客。熙宁六年（1073），即张耒二十岁时，由神宗亲策为进士，开始步入仕途。于熙宁六年至元丰八年（1073—1085），先后在安徽、河南等地做了十多年县丞一类的小官。熙宁八年（1075），苏轼在密州修"超然台"，张耒应邀写了《超然台赋》，苏轼称他"超逸绝尘"，有秀杰之气，"其文汪洋淡泊，有一唱三叹之声"（《答张文潜书》），这是他们诗文交往的开始。元丰八年（1085），张耒应苏东坡主持的太学学士院考试入京，成为苏门学士成员，先任秘书省正字，后任著作郎、秘书丞、史馆检讨，直至起居舍人（修撰起居注，古称右史）。在苏轼主持的礼部贡举考试中，他还担任过读卷官，入试院检点，审阅举子试卷。从苏轼游，与秦观、黄庭坚、晁补之称苏门四学士。他比苏轼小十八岁，比庞安时小十二岁。

　　张耒两度坐党籍受贬，三次到黄州：第一次是绍圣四年（1097）。苏轼遭贬张耒因株连落职，以直龙图阁知润州（今镇江）任上，徙守宣州（今安徽宣城县），中途贬为监黄州酒税（主管酒税的小官）。在黄州待了两年左右的时间，住在柯山（今黄冈市黄州区陶店），便自号柯山，并以这个地名为他的诗文集的名称。后再贬复州（即竟陵，今湖北天门市）监竟陵郡酒税。第二次到黄州为元符三年（1100），起任黄州通判（州官副职）。时任不久，张耒一度内召为太常少卿，先后调任兖州、汝阳（即颍州，今安徽阜阳县）、颍州（今阜阳）。建中靖国元年（1101），苏轼自海南迁内地，张耒赋诗相庆："今晨风日何佳哉，南极老人度岭来。此翁身如白玉树，已过千百大火聚。"可是，不久，在颍州任上（1102），噩耗传来，苏轼于途中卒于常州。张耒在鄂州得知苏东坡病逝的消息，极为悲痛，便为苏轼举哀行服，尽弟子礼。后因祭悼苏轼事被人揭发，朝廷又给张耒贬谪，蒙罪降职。第三次于崇宁元年（1102）为房州（今湖北房县）别驾（刺史的佐吏），但在黄州安置（让张耒房州任职，却要他在黄州居住，这是朝廷对贬官的一种惩罚形式）。于崇宁元年（1102）九月初三到黄州。张耒三次贬至黄州，他在黄州前后的时间约十二年，但实际居住的时间约七年。

　　张耒作为逐臣，他不得住官舍和佛寺，只能在柯山旁租屋而居。荒树枯木，蓬蒿满眼，自然令人惆怅莫名，但"江上鱼肥春水生，江南秀色碧云鬟"，倒也给他不少安慰。特别值得一提的是，在柯山脚下，张耒与苏轼好友潘大临结为近邻，两人彼此安慰，相濡以沫，共守大节。当时的郡守瞿汝文怜其家贫，欲为其购买一份公田，以种植豆粟蔬菜等，贴补家用，张耒敬谢不取。正是此地的哀和乐使他难以忘怀，故他自号为"柯山"。

　　崇宁五年（1106）被赦，才回淮阴家乡。殁于政和四年（1114），享年六十一岁。

张耒三次在黄州共待了七年时间，多次到蕲水造访庞安时。庞安时不仅治好了他多年不愈的风痹病，还使他经常发作的哮喘病也得到了有效治疗，因此两人的关系非同一般。

他贬于黄州，为什么住在陶店柯山？黄州为历代封建王朝的府城县治。陶店位于黄州东北九公里处，是通向鄂东必经之道路。古时交通不便，人们进府从事各种活动，常在这里休息和住宿，因此，逐步形成集镇。同时它也是黄州府的一个基层行政终权单位。一些被贬的人，有的可以住在黄州，如苏轼，有的也可以住在陶店，如张耒。

住在这个地方也有好处，离城不是太远，办事比较方便；跟郊区接壤，在小集镇生活，自然生态美不胜收。但作为贬人的封建统治者来说，把被贬的人放得更远一些，觉得对自身安全有好处。

北宋诗人潘大临的曾祖潘衢在宋真宗大中祥符元年（1008）擢第，知同安县，后累官知黄州。退休以后，本来可以住在城里，可他偏要迁到陶店居住。后几代人都安居在此。

张耒贬黄州后，安置在陶店柯山，开始不太习惯，一方面是举目无亲，另一方面住房也不太好，心里很不是滋味。他在《陋屋》中云：

> 陋屋秋霖后，荒城落叶中。
>
> 坏墙朝插菌，幽草昼闻蛩。
>
> 岂是不浪出，直缘无奈慵。
>
> 何劳求季主，吾自了穷通。

观这屋，破旧不堪，土砖损坏，经秋霖之后，墙上都长出了长菌；房屋周围，野草丛生，白天虫子躲在里面，一片噪声。即使如此，他不愿求人，甘受委屈。

这是所有名士的共同情愫，共同品质。

张耒为什么会来到这个地方？是为小人所害。因此，他在看到路旁花时，就有感而发了，写了一首《道旁花》，诗云：

长夏百草秀，道旁多野花。

无名自红紫，有意占年华。

灼灼照流水，斑斑上古槎。

中原何日扫，将尔付泥沙。

君子道消，小人道长；贤士受排斥，小人正得志，多么不公平！

张耒在柯山住下后，因为举目无亲，自觉孤寂。然而"有缘千里来相会"，一天，蕲水县尉潘鲠带着儿子潘大临来他家串门了。

张耒一惊。

潘鲠自我介绍："我叫潘鲠，这是我的长子潘大临。"

潘鲠说，他的祖籍在河南，唐僖宗时远祖潘季荀为避战乱，定居福州；高祖潘吉甫仕于吴越，后来说是越王归宋，终国子博士；曾祖潘衢，累官黄州，就此定居下来了。

潘鲠一生淡泊名利，沉于学术，著述甚丰。后来由于家道衰落，所著无资刊印，都没有流传下来。

潘鲠对张耒说："你来得好，现在我们有个伴了。我家在这里住了几代人，周围的人我们都熟悉，你有什么事可找我。"

张耒非常高兴，他执意要留潘鲠吃饭，好好谈谈。

潘鲠说："今天我们初次见面，往后日子长着哩！我们走了。"

张耒自从有了潘鲠这个朋友，感到甚是惬意，"在家靠父母，出外靠朋友"，交上潘鲠以后，觉得这个朋友交对了。

绍圣四年（1097）九月十一日，张耒带着自己的家人去了潘鲠家。他们和潘鲠相隔不远，张耒居柯山之东，潘鲠住柯山之西。

按照张耒的想法，潘鲠从官场下来的时间不长，而且又是世代书香门第、官宦世家，家境自然不同凡响。可是到家一看，甚为意外。无论厅堂、卧房、饭厅，家具都很简单、很破旧，好像值钱的东西不多。张耒看好的只是两个书房，一个是潘鲠的书房，一个是潘大临和潘大观共用的书房。两间房除了桌、椅以外，就是书架，各种书籍塞满架子。

张耒在潘家经过慢慢交谈以后才知道潘家人对读书、著作有兴趣，对当官谋财无兴趣。几代人差不多都是这个秉性。

潘鲠出仕是宋神宗元丰二年（1079），此时已是不惑之年，因为家庭生活困难，才被迫赴京应举，擢第，授蕲水县尉，开始了官宦生涯。潘鲠身在官场，却不脱书生本色，恪守着自己济世爱民的儒家理念。执政之时，无论遇上高官大吏，还是豪门贵族，他都与之较义理，丝毫不为权势所屈。在蕲水县尉上，县人敬佩他为政清廉，送给他一盆异花，潘鲠接过来嗅而还，说："受赐多矣。"后来任瑞昌（今属江西）知县时，他既注意减轻百姓负担，数次向郡守进言，使一郡之赋税连续数年都低于旁郡；又注意体恤民情，执法与情理相结合，使受罚百姓口服心服。当他调离瑞昌后，一次有事经过瑞昌，拜于马前探望的人就有曾经受过处罚的百姓，这个事后来被人称为"瑞昌之拜"。知书而不拘泥于书，是潘鲠为官做事的一大特点；但持心中正，不阿谀权贵的人总是难以在官场得志，所以潘鲠学问虽高，官声虽好，一生也只能做着下层官吏，最后以奉议郎致仕。

潘鲠致仕时，潘家已经比较清贫了。家人衣食仅够自足，但潘鲠不以此为耻，他萧然病卧一榻，每与子弟口讲指划，清谈学问，口不及俗事。他这种"忧道不忧贫"的君子之风，深深地影响了潘大临、潘大观兄弟。

张耒在柯山住下后，经初步的熟悉环境和结交朋友，心情开始平静了下来。这时，他耳濡目染，有了创作的冲动。

在来黄州的前一年（即绍圣三年）秋，他寓居宛丘（今河南淮阳）南门灵通禅刹之西堂，是年冬季，手植两株海棠于堂下。至丁丑之春，雨水多，海棠长得很茂盛。第二年在黄州，海棠一岁，寺僧来书，说长得不错。如果在宛丘，他一定要与邻里亲戚一饮而乐之；今天身在罪籍，不可得也，"亦安知此花不忽然在吾前乎。因赋问棠以自广云"。作《问双棠赋》：

寓舍之壤，既膏且腴。手植两棠，于堂之隅。风来自东，冰雪融液，兴视吾棠，既菢而泽。乃沽我酒，又命我人，期一醉于树间，聊快酬于芳春。夹钟之初，谪书在门陆。走千里，止于江滨，天星一周，穆然旧春。想见吾棠，粲然含姿。俯视旧堂，今居者谁？婉如怨而有侍，淡无言其若思。嗟乎！始种自我，其享将获，盈我旨酒，会我宾客。一酌未举，俯仰而失。事至而惊，其初孰测；惟得与失，相寻无极，则亦安知，夫此棠不忽然一日复在余侧也？且夫棠得其居，愈久愈敷，无有斧斤斫伤之虞。我行世间，浮云飞蓬，惟所使之，何有南东！夫以不移。俟彼靡常，久近衡从，其志必偿，歌以讯之，用著不忘。

该赋借怀棠以抒愤懑，叹贬谪而失芳春！命运不能自己主宰，"惟所使之，何有南东！"徒有哀叹而已。

随后，张耒又作了《柯山赋》《芦藩赋》《燔薪赋》《菊赋》，等等，反映的都是一个大诗人、一个正人君子，无辜遭贬后的生活困厄情况。它读来使人心酸，以致凄然而涕。

然而，福无双至，祸不单行，穷往往与病结伴而来，就叫人更难受了。张耒来黄州住柯山，因生活环境的改变，生活困难的增多，加之心情的不愉，体质下降，疾病袭击来了。

第一次在柯山患病是因为过不惯黄州炎热的夏天，导致身体很胖，肚子鼓鼓的，比一般人怕热一些。

他在《齐安行》一诗中，先写了地域，再写市况，然后写气候。他说黄州"最愁三伏热如甑，北客十人八九病。百年生死向中州，千金莫作齐安游"。

过了夏天以后，天气突然转凉，医生叫作"热证凉发"，一下病倒了。每天冷一阵子，又热一阵子，卧病将近一个月。

中间，柯山的一个医生给他开了几剂药，吃了都未见效

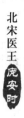

果。他想起了苏辙来，就写了两首诗，题目叫《卧病月余呈子由二首》：

> 蒿室悠悠昏复朝，强披庄子说逍遥。
> 四禅未到风犹梗，九转无功火不烧。
> 学道若为调鹿马，是身不实似芭蕉。
> 丹砂赤箭功何有，想听清言意自消。
>
> 风叶鸣窗已复朝，唤回归梦故山遥。
> 酒壶暗淡浮尘集，药鼎青荧败叶烧。
> 闭户独依寒蟋蟀，移床就近雨芭蕉。
> 雪深更请安心术，长日如年未易消。

张耒在这里倾诉了病中的困难和孤寂的苦闷心情，期盼老朋友能相聚畅叙。

张耒这种情绪的产生不是偶然的，因为此时，近邻潘鲠已经逝世，有共同语言的朋友少了，所以，就想起苏子由来。

一天，潘鲠的长子潘大临来家，当得知张耒病了较长时间，本地行医治了几次也未治好。潘大临就劝说张耒："一定要抓紧治疗，再不要在家里耽搁了。"

他要送张耒到蕲水龙井找庞安时诊治。张耒已久闻庞安时大名，同意潘大临的建议。

张耒来到蕲水龙井后，受到庞安时的热情接待。张耒知道他耳聋，就在他桌上写字以示。

庞安时说："我早知道你这个大诗人来黄州了。我不来找你，你总会要来找我的。"说得两人哈哈大笑起来。

又对潘大临说："你送文潜来，就准备陪他几天。我这里写诗的环境好，不会要你写出一句，就给你打断思路。"

张耒懵了。

潘大临红着脸说："庞医生讲的是我的一个写诗的故事，就是去年的事儿。"

他继续说："我作诗有一个怪癖：凡诗兴勃发时，谁插话或打诨冲淡了我的思路，便下文与上文无法衔接，甚至把它残缺下来。"

"去年秋天，重阳节的时候，阴绵多雨，凉风飕飕，落叶敲窗，我面对此情此景，想起友人谢无逸求我的近作，于是在赠诗的开头就写了"满城风雨近重阳"的诗句。正在这时，催收田租的人进来了，打断了我的诗兴，再也无法写下去了。后来只得把这一句寄赠。"

大临说罢，三人都笑了起来。

这三个人，张耒和潘大临年龄不相上下，大体差不多少，都是四十几岁，只有庞安时有五十五岁，约大十多岁。

作为医生的庞安时，性格倔强，他不讲什么官阶，也不讲什么有罪无罪，只要你到这里来治病，他都一视同仁，给你看病，给你药吃，治好了，就放你走；他治不好的病，当面对你说清楚，也不给你药吃，就叫你走人。

正当三人说话的时候，一个小伙子站在庞安时的背后。潘大临话音刚落，小伙子就告诉庞医生：房间准备好了。

庞安时向张耒望了望，叫张耒把手伸出来，他摸了手脉，对他说："没大事，你就住下来，一切你不用过问，有饭吃，有水喝，有书读，药有人煎，有人送，过几天病治好了，你想到哪里去，我陪你们去。"

喝一剂药后，张耒就不发冷不发热。喝三剂后，浑身像蜕了一道壳。喝五剂，病魔完全脱体。

张耒高兴地对潘大临说："庞医生真是神医，是医王！真没想到疾病好得这样快！"

突然，庞安时来到了他们的面前，他笑哈哈地问："现在身体没事吧？"

"好了，好了，全好了。"张耒把两手并拢连连摇晃说："感谢你，感谢你！"

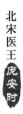

庞安时说："不用谢。病好了，就不要待在家里，换个地方好呼吸一下新鲜空气去。你们想到哪里，跟我说，路近就走路，路远或坐车、或骑马都行，由你们定，其他的，由我来安排。"

张耒想了想说："我来黄州，就听说东坡先生游麻城万松亭写了一首诗，很有感慨，可不知道万松亭离这有多远？"

庞安时说："不太远，坐车骑马都不难。你卧病月余，游远一点，饱览农村城市、高山沼泽、平野田畴的风景秀色，乃健康之需也。"

于是，庞安时令家佣庞小山备了车子，第二天他们一行出发了。

第一天晚上，他们宿在淋山河。这是个小集镇，有七八家小商铺，有卖油盐，制镰刀、锄头的小铁铺，有做米饭、做麦粑的小吃铺，有供行人歇脚过夜的小旅馆。庞安时说："天色不早了，就在这里歇脚吧！"

店老板看见他们一行多人，还都坐车子，读书人打扮，颇看得起，在门口毕恭毕敬地欢迎道："先生请进！有客间，住得下。"

庞安时进去各处一看，还算比较干净，有八间房，两边各四间，厅堂在中间，厨房、饭厅从屋里的走廊往后走，单间一列，与卧房分开着，因而既无烟熏，也无嘈杂声，显得十分安静。

庞安时原来在这里住过，但他说，现在有变化：卧房增多了，厨房、食堂分开了，比原来好多了。

这一天晚上，四人谈得很久。张耒有个习惯，凡新来乍到一个地方，晚上完全睡不着，但在他旁边睡的是潘大临（即邠老）。他也怕打扰邠老，眯着眼不作声，就打着腹稿，写了两首绝句，题名《蕲水道中二首》，诗云：

> 蚕老麦枯田舍忙，谁令四月雨浪浪。
>
> 未容乌鸟私遗粒，鸣蚓跳蛙欲满场。

　　绿野新晴风日凉，肩舆细路转重冈。

　　桥边野水侵官道，旋唤渔舟渡夕阳。

　　第二天早起，张耒把写的两首诗念给庞、潘二人听。潘说："难怪昨晚我觉得你好像不安神似的。诗写得不错。"

　　安时对邰老说："你也来两首吧？"

　　邰老说："我昨天不是讲了"满城风雨近重阳"的故事吗？我这个人比较笨，诗思来的慢，今天不行，以后我补上吧。"

　　第二天傍晚，他们到了目的地——麻城万松亭。庞小山一下车，就迅速把住店找到了，把大家安顿好了。

　　这一天是行得够累的。晚上漱洗完毕即各自休息。

　　麻城建县于隋开皇十八年。境内东与北属高山区，西北与东南，川原旷阔，好似江南鱼米乡。

　　万松亭在县治西七里许，县令张毅植松树万株于西冈，立亭其间，以庇行者。苏东坡曾为此作《万松亭》诗一首：

　　十年栽种百年规，好德无人助我仪。

　　县令若同仓庾氏，亭松应长子孙枝。

　　天公不救斧斤厄，野火解怜冰雪姿。

　　为问几株能合抱，殷勤记取角弓诗。

　　后因亭成而观赏的人多了，需要吃住，各种小商店、旅店也相继开设起来。此时已有几家了。

　　庞安时、张耒、邰老早起以后，就漫步亭中，观赏四面八方景色，鉴赏县令张毅的创造，怀念东坡的德操，痛恨党祸帮派的残忍。

　　庞安时忽然对张耒说："我还要送你去看一个地方。"

　　张耒问："什么地方？"

　　"你知道方山子这个人吗？"

　　张耒摇摇头。

　　潘大临说："就是陈慥，陈季常。我曾听到苏先生说过。"

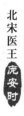

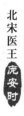

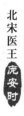

庞安时将陈季常进行了全面的介绍。他先朗诵了苏轼在元丰四年（1081）在黄州为陈季常所作的一篇传记：

方山子，光、黄间隐人也。少时慕朱家、郭解为人，闾里之侠皆宗之。稍壮，折节读书，欲以此驰骋当世。然终不遇。晚乃遁于光、黄间，曰歧亭。庵居蔬食，不与世相闻。弃车马，毁冠服，徒步往来山中，人莫识也。见其所著帽，方耸而高，曰："此岂古方山冠之遗像乎?"因谓之"方山子"。

余谪居于黄，过歧亭，适见焉。曰："呜呼! 此吾故人陈慥季常也! 何为而在此?"方山子亦矍然问余所以至此者。余告之故，俯而不答，仰而笑，呼余宿其家，环堵萧然，而妻子奴婢，皆有自得之意。余既耸然异之。

独念方山子少时，使酒好剑，用财如粪土。前十九年，余在岐山，见方山子从两骑，挟二矢，游西山，鹊起于前，使骑逐而射之，不获。方山子怒马独出，一发得之。因与余马上论用兵及古今成败，自谓一世豪士。今几日耳，精悍之色，犹见于眉间，而岂山中之人哉?

然方山子世有勋阀，当得官，使从事于其间，今已显闻。而其家在洛阳，园宅壮丽与公侯等。河北有田，岁得帛千匹，亦足以富乐。皆弃不取，独来穷山中，此岂无得而然哉?

余闻光、黄间多异人，往往阳狂垢污，不可得而见，方山子傥见之欤!

接着庞安时讲了苏轼与陈季常交往的故事。

宋仁宗嘉祐六年（1061），苏轼、苏辙兄弟在仁宗当面对策时，苏轼考了第一。仁宗对他非常满意，认为日后定能成大器，但目前需要对他多加磨砺，决定安排他到凤翔府（今属陕西）当签书判官。

时间过得很快，一晃，苏轼在凤翔过了半年，然而他生活得很不顺心。初来时，正值渭河暴涨，湍急的河水，咆哮奔腾着，活像一头红了眼的牯牛。这时，他看见在河里放木排的饥民，由于技术不精，往往在河水转弯之处触岩身亡，极为沉痛。

他问身边的军校："那些放木排的是什么人呀？他们明明不会放排，为什么要这样玩命呢？"

军校告诉他："这件事，说起来寒心呀！关中连年兵祸灾荒，徭役又重，不少农民破产。他们没法过日子，有的就逃亡了。他们应服的徭役，就需要别的农民来顶替了。官府里便宜行事，便把那些在本地乞讨的破产百姓组织起来，顶替外逃农户的徭役。他们终年在岐山伐木，到汛期扎成木排放出来，得几个脚钱。只是因为不懂技术，不熟悉地形，就常常出事，甚至丢掉性命。"

听了军校的话，苏轼心里很不平静，回到州署里，就向太守宋选建议：由官府出面，选择会放排的水工，替换那些破产的百姓，以保证放排的安全。另外，对凤翔内的户籍重新登记，去掉那些外逃的空头户，按实际户籍来摊派徭役。

宋选采纳了他的建议，并委派他办理这件事。

两个月后，苏轼就把这件事情办得很好。从这以后，放排的事故就大大减少了。这件事使他赢得了很好的声誉，州界内外不少人都尊敬他，称他为"苏贤良"。

不久，宋选罢任，接替他的太守叫陈希亮。那次，苏轼刚从乡间回来，听说新太守来了，就风尘仆仆地赶去拜见。刚到衙前，皂吏（旧时差役）就纷纷呼喊他："苏贤良！苏贤良！"

喊声惊动了正在大堂理事的陈希亮，他把一个皂吏叫进去训斥道："一个小小的签书判官，也敢称贤良吗？老爷我当太守都不敢哩！"

皂吏说："我们都是这么叫的。"

陈希亮一听，仿佛火上浇油，骂道："奴才，有我在这里，就不许人这么叫！"

骂完，叫人把这个皂吏拖下去，杖责二十，为后者戒。

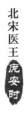

惩罚皂吏后，才叫人传话给苏轼："老爷今天公事很忙，签判改日再来吧！"

苏轼吃了闭门羹，回到家邸，一肚子牢骚没处发泄，提笔写了一首《客位假寐》的诗。云：

> 谒入不得去，兀坐如枯林。
>
> 岂惟主忘客，今我亦忘吾。
>
> 同僚不解事，愠色见髯须。
>
> 虽无性命忧，且复忍须史。

苏轼在诗里发了一顿牢骚。诗很快就传到了陈希亮的耳朵。

过了几天，就是中秋节，陈希亮在府里办了几桌酒席，大宴同僚，也请了苏轼。苏轼余气未消，不肯去。陈希亮请了三次，苏轼推了三次。

陈希亮恼火了，说："这书生太狂妄了，连本府也不放在眼里，罚他黄铜八斤，即日送到官库！"而且，不安排他府里办事，命他去学府教书。

一天，苏轼心里郁闷，便出外走走。西北的春天脚步来得比较慢，虽然清明已到，但仍不见报春的雷声。苏轼走着走着，忽然听到远处送来了《杨柳曲》，苏轼苦笑着摇了摇头，春天在哪里？"春风不度玉门关"哩！

一会，密林深处又传来了一阵急促的马蹄声。紧接着，"嗖"地一声，一支羽箭流星般射过来，从苏轼鼻尖擦过。他一惊，吓得一身冷汗！只见一阵旋风卷出三匹马、三个人来。打头一匹雪白的骏马上，坐着一个十八九岁的青年公子，头戴一顶白范阳毡大帽，上撒一撮红缨，身穿一件蓝色紧身箭衣，手挽强弓，腰悬宝剑，卓然独立，浑身上下透出一股英气。跟在他后面的两个人，是仆人打扮，皂衣黑马。他勒住缰绳，两眼闪电般扫视着苏轼，问："阁下是苏轼吗？"

苏轼不认识他，也不知对方来意，慌忙中随口答道："我是苏轼，足下……"

青年公子一听，滚鞍下马，几步跑到苏轼跟前，双手抱拳，恭敬地作上一揖："久闻大名，不料在这儿相遇，太巧、太巧了！"

"足下是……"苏轼疑惑地问。

青年公子笑了笑，正要回答，一个仆人却抢先说："苏贤良，你不认识他吗？他是太守老爷的四公子呀！"

苏轼一惊："怎么，你是府台的四公子？"

"是啊，我就是陈慥，陈季常啊。"

"我以前怎么没见过你？"

"我前天才从洛阳老家来这儿，你以前到哪儿去见呀？"

苏轼默默无语，过了好一会儿，讪讪地说："四公子，不惊扰你打猎，我走了。"

陈慥一愣，随即明白过来，哈哈大笑："苏兄，你在生家父的气吧？你中了他的计了！"

"什么？"苏轼更感惊疑。

陈慥停住笑："他是在磨炼你呀！来凤翔前，他去觐见皇上，皇上特地关照他：'苏轼是个难得的人才，我把他交给你，你要尽心尽力造就成才，不负我的器重！'到凤翔后，他见州府内外对你捧得太厉害，担心你年少气盛，自满自骄起来，将来会害了你。因此，他决定先折折你的锐气！其实，他背地里一直都夸你呢。"

"真的？"这大出苏轼意外。

"谁骗你，这是家父昨天亲口对我讲的。"陈慥老老实实地回答。

苏轼悔恨地一拍脑袋，说："我对不起皇上，也对不起老大人啊！"

苏轼拉着陈慥坐在石板上，两人亲切地攀谈了起来。陈慥行侠好义，性格豪爽，苏轼乐观放达，两人刚一交谈，就觉得非常投机，真是相见恨晚。陈慥很欣赏苏轼的文章，他眉飞色舞地说："昨天，我在家父那儿看到你写的《喜雨亭记》，哎呀，写得真是好！"

苏轼来凤翔后修了个亭子，落成那天恰好遇上久旱后大雨，农民都感到很高兴，说这场雨落的是粮食。因此，他给自己的亭子命名为"喜雨亭"，并写了篇《喜雨亭记》。他没料到陈慥一来就看到了这个，忙说："公子过奖了，那只是一时即兴写的，请多指正。"

"你逼我在关公面前耍大刀呀！"陈慥笑着，"论剑术，你当我的徒弟；论写文章，我甘愿拜你为师。老兄，你那篇文章我读了好几遍，你猜我最喜欢哪几句？"

"是不是最后一段？"

"对呀！"陈慥用手敲着节拍，琅琅地背诵着：'使天而雨珠，寒者不得以为襦；使天而雨玉，饥者不得以为粟。一雨三日，繄（句首语气词，相当于唯）谁之力？民曰太守。太守不有，归之天子。天子曰不然，归之造物。造物不自以为功，归之太空。太空冥冥，不可得而名，吾以名吾亭。'这段文字如行云流水，妙趣横生，真亏你想得出！哎，我问你，你写文章有什么秘诀呀？"

苏轼笑了："我写文章哪有什么秘诀呀！这只不过是像泉水一样，碰到哪儿就在哪儿涌出，流到平地上，一天能淌好远好远啦。要是碰到山石挡道，它就随着地形曲折变化往前流。写文章就靠变，一句话：当行则行，不当行就止！"

陈慥听后，拍手称妙："对！对！这同我舞剑是一个道理。"

说着说着，陈慥的劲头来了，拔出宝剑，在寒风中舞了起来，变幻出各种花样，使苏轼连连惊叹。

等陈慥停住，苏轼忽然问："四公子，诸子百家中，不知道你喜欢哪一家？"

"《孙子》。"陈慥脱口而出。

苏轼一笑："我猜你就喜欢《孙子》！那书上说：'知己知彼，

百战不殆。'你看目前大宋同辽和西夏的局势怎样？"

当时，辽占领北方，西夏占领西北地区，不断向大宋发动进攻，许多人都为这事担忧，苏轼也是这样。

在他看来，像陈慥这样武艺高强的青年人，自会关心国家大事。果然，陈慥一听苏轼说起此事，神情愤然。他抓起碗口大一块石头，摆在西北面，说："这是辽邦，自太祖伐辽失利后，大宋一直采取守势，现在每年还给它送去二十万两银、十万匹绢！"

说着，他又捡起一块拳头大的石头摆在西北面，说："这是西夏，每年都对大宋发动一两次军事进攻，大宋每年也得给它送去白银七万两、绢十五万五千匹、茶叶三万斤，以换西北一个苟安。朝廷虽然养着重兵，但都驻在内地，防止民变。边防都只有防守的兵力，在军事上造成了薄弱的局面。辽和西夏就像两把刀子架在大宋朝的脖子上啊！"

苏轼很佩服陈慥的精辟分析，感叹地说："不改变这种积贫积弱的局面，将来不得了，要想富国强兵就必须革新除弊。我在离京前曾向皇帝献了二十五箱《进策》，提出了丰财、强兵、择吏的主张，目的就是想改变这种积贫积弱的局面。四公子，你以为对辽和西夏应采取什么样的用兵方略呢？"

"我以为，应将内面重兵移向边陲，先击败西夏，打开购买西北边区战马的通道，然后训练精锐骑卒，再击辽邦。"陈慥举起手中宝剑，向碗口大的石头猛力砍去，火花迸射，石头已成粉碎。

苏轼也振奋起来，真想挥戈杀贼，报效朝廷。

他忽然想起一件事：昨天，太守府接到紧急边报，说西夏进犯边境，大宋边防上粮草告急，陈希亮正准备派人押送粮草去。想到这儿，他对陈慥说："我有件事，想请公子帮忙。"

陈慥问："什么大事？"

苏轼说："令尊大人正准备派人押送粮草到西北边防去。你能不能同令尊大人说说，把这个差事派给我吧！"

陈慥对他上下打量一番，好奇地问："你！行吗？那可不是写文章啊！"

苏轼不服气地说："你别小看本书生啊！"

"好！那我试试吧。"

这时，刚好有两只鸦雀落在不远处的一棵树上，对着他们乱叫。陈慥灵机一动，开玩笑地说："要是我能把这两只鸦雀射下来，就预兆着你能领到这份差事。"

两个仆人一听，从背上取下弓来，连发数箭，都未射中。鸦雀惊叫着，飞离了枝头。陈慥笑骂道："饭桶！"他跳上马，急抽一鞭，骏马嘶鸣，扬起铁蹄，马蹄骤雨般敲击着山路。陈慥轻扭身躯，弓开满月，对着鸦雀"嗖嗖"两箭，两只鸟儿连翻几个跟斗，坠落在山岩下边。

陈慥立马掉头，连连向苏轼招手，朗声大笑："预祝你为国立功！"

庞安时说到这里戛然而止……

张耒感叹道："陈慥，可敬可佩！"

但他觉得故事未完，发问："陈季常后来怎么要隐居呢？又怎么隐居到这里来呢？"

庞安时说："我没有向东坡先生深问这件事。"

潘大临说："东坡先生来黄州后，我看到陈季常几次来看先生，不知陈季常如何归隐，又居然来到麻城的歧亭杏花村。"

（编者按：史载，宋英宗治平元年（1064），苏轼任凤翔府签判（州府的助理官），同知府陈希亮的儿子相识。同年十二月，即罢官还朝。因"乌台诗案"遭贬，为元丰二年（1079）十二月二十九日，苏轼由直史馆贬职为检校水部员外郎、黄州团练副使，安置黄州居住。前后时差为十五年。那么，陈慥的归隐歧亭，就是在这个时间内。时苏轼在二十九至三十四岁，陈慥亦如是。陈慥年轻刻苦读书，想以此在当世建立一番功业，但始终是怀才不遇。于是，他愤然"毁衣冠，弃车马，遁迹山林"，晚年隐居在歧亭这个地方。他住的是茅草屋，吃的是粗茶淡饭，不和世人来往。唯独与苏轼交好，苏东坡在黄州的四年里，他去歧亭看望陈季常三次，陈季常跑去黄州找苏东坡玩了七次，哥俩每次都要在对方家里住上十天半个月，两人一块谈论佛法、吟诗作画、赏花登山，玩得不亦乐乎。苏东坡离开黄州时，众多好朋友相送，唯有陈季常舍不得离开，一直从湖北黄冈送到了江西。）

天擦黑，赶到了歧亭。因为考虑到夜宿陈家恐不方便，这一晚就住在歧亭。

歧亭，唐武德三年（620），由县置亭，位于府城西南端，离县治七十四里，离黄州一百四十里，是麻城西南的门户。自古为兵家必争之地，历代统治者都设有重兵镇守。传说以前一个姓歧的人，在这商人必经的水陆要道上建亭谋生而得名。镇内有东门、南门、西门、北门、小南门、府门六条街道，长二里，宽一里。城周长五里，高二丈许。"齐梁间为歧亭县，十八蛮县之一。"

次日晨，庞安时领大家来到陈家。这是离歧亭二十五里的一个小山村——杏花村，村子周围的山上全是参天茂密的森林，大都为松树、枫树；在西北角上还有一片楠竹园，约三四亩。绕村有一堵院墙，进院经一个院门，里面有一个比较宽敞的场地。场地的东南边是几畦菜地，白菜、架豆、黄瓜、韭菜、芹菜，长得青翠欲滴。场地的西北是鸡棚、鸭棚，不少畜禽在院里安然自得，或行或止，或匐或立。坐北朝南的一幢连三平房。走进室内，却如《方山子传》中所写"环堵萧然"，但堂屋四壁由陈季常书写的挂在上面的苏轼的若干首诗，特别引人注目。其中左壁挂的是《歧亭五首》，右边挂的是元丰三年，苏轼赴黄州途中，经歧亭，到季常寓作客，见到主人珍藏的古画《朱陈村嫁娶图》，遂作了两首题画诗。诗云：

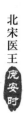

何年顾陆丹青手，画作《朱陈嫁娶图》。

闻道一村惟两姓，不将门户买崔卢。

我是朱陈旧使君，劝耕曾入杏花村。

而今风物那堪画，县吏催钱夜打门。

堂屋的上壁斜挂的是陈季常心爱的宝剑。从堂屋这个氛围，就可以看出主人所好所乐，就是学习、写字、练武。

庞安时不无感慨地说："东坡先生被贬黄州，陈季常算是他结识的第一个朋友——一个邂逅相遇的老朋友。他们俩友谊之深、相交之厚从《歧亭五首》可见一斑。"

于是，张耒仔细品味苏轼写的《歧亭五首（并叙）》。

元丰三年正月，余始谪黄州。至歧亭北二十五里山上，有白马青盖来迎者，则余故人陈慥季常也，为留五日，赋诗一篇而去。明年正月，复往见之，季常使人劳余于中途。余久不杀，恐季常之为余杀也，则以前韵作诗，为杀戒以遗季常。季常自尔不复杀，而歧亭之人多化之，有不食肉者。其后数往见之，往必作诗，诗必以前韵。凡余在黄四年，三往见季常，而季常七来见余，盖相从百余日也。七年四月，余量移汝州，自江淮徂洛，送者皆止慈湖，而季常独至九江。乃复用前韵，通为五篇以赠之。

其一

昨日云阴重，东风融雪汁。

远林草木暗，近舍烟火湿。

下有隐君子，啸歌方自得。

知我犯寒来，呼酒意颇急。

抚掌动邻里，绕村捉鹅鸭。

房栊锵器声，蔬果照巾幂。

久闻蒌蒿美，初见新芽赤。

洗盏酌鹅黄，磨刀削熊白。

须臾我径醉，坐睡落巾帻。

醒时夜向阑，唧唧铜瓶泣。
黄州岂云远，但恐朋友缺。
我当安所主，君亦无此客。
朝来静庵中，惟见峰峦集。

其二

我哀篮中蛤，闭口护残汁。
又哀网中鱼，开口吐微湿。
刳肠彼交病，过分我何得。
相逢未寒温，相劝此最急。
不见卢怀慎，烝壶似烝鸭。
坐客皆忍笑，髡然发其幂。
不见王武子，每食刀几赤。
琉璃载烝豚，中有人乳白。
卢公信寒陋，衰发得满帻。
武子虽豪华，未死神已泣。
先生万金璧，护此一蚁缺。
一年如一梦，百岁真过客。
君无废此篇，严诗编杜集。

其三

君家蜂作窠，岁岁添漆汁。
我身牛穿鼻，卷舌聊自湿。
二年三过君，此行真得得。
爱君似剧孟，扣门知缓急。
家有红颊儿，能唱绿头鸭。
行当隔帘见，花雾轻幂幂。
为我取黄封，亲拆官泥赤。
仍须烦素手，自点叶家白。
乐哉无一事，十年不蓄帻。

闭门弄添丁，哇笑杂呱泣。
西方正苦战，谁补将帅缺。
披图见八阵，合散更主客。
不须亲戎行，坐论教君集。

其四

酸酒如齑汤，甜酒如蜜汁。
三年黄州城，饮酒但饮湿。
我如更拣择，一醉岂易得。
几思压茅柴，禁网日夜急。
西邻推瓮盎，醉倒猪与鸭。
君家大如掌，破屋无遮幂。
何从得此酒，冷面妒君赤。
定应好事人，千石供李白。
为君三日醉，蓬发不暇帻。
夜深欲逾垣，卧想春瓮泣。
君奴亦笑我，齾齿行秃缺。
三年已四至，岁岁遭恶客。
人生几两屐，莫厌频来集。

其五

枯松强钻膏，槁竹欲沥汁。
两穷相值遇，相哀莫相湿。
不知我与君，交游竟何得。
心法幸相语，头然未为急。
愿为穿云鹘，莫作将雏鸭。
我行及初夏，煮酒映疏幂。
故乡在何许，西望千山赤。
兹游定安归，东泛万顷白。
一欢宁复再，起舞花堕帻。

> 将行出苦语，不用儿女泣。
>
> 吾非固多矣，君岂无一缺。
>
> 各念别时言，闭户谢众客。
>
> 空堂净扫地，虚白道所集。

看完苏轼为陈慥写的这几首诗，三人一起交谈，对他们之间的友谊和苏轼的美妙诗词赞叹不已。

"真是有缘千里来相会啊！"张耒感情冲动起来了，"你要我们去看看陈隐士，值啊！走吧！"

陈季常自称"龙丘居士"，钦佩汉代隐士龙丘苌，他又好养生，喜读禅，自认为于禅学有心得。陈季常的妻子很厉害，陈季常很怕她。

苏轼曾开玩笑说："谁似龙丘居士贤，谈空说有夜不眠。忽闻河东狮子吼，拄杖落手心茫然。"

陈季常妻子姓柳，柳姓祖居河东郡。佛教经典中有"狮子吼"的故事，苏轼用这两个典故，戏笑陈季常的惧内，也嘲笑他的谈禅论佛，这就是"河东狮吼"的来历。

庞安时、张耒、潘大临三个人和陈季常的妻子交谈了一下，气氛还比较热烈。然后他们谢绝了女主人的邀请，又回到歧亭。

此时，庞小山从店里出来了，说九江也来了一个人找庞医生。是胡道士要他来请的。

张耒笑说："庞仙人要有分身法，不然真没法应付。"

在歧亭用过午膳后，庞安时要庞小山把张耒、潘大临送回柯山，自己就随车仆回龙井村。

此后，张耒在黄州的第一次贬谪生活，得到庞安时的不少关照，因而他们也成了很亲密的朋友。

张耒在黄州，仍住柯山。此时张耒已有五十岁，他感到政治上没多大指望，心情比较平静，开始注重搞好"安乐窝"，养妻训子。特别是感到在贬谪生活中，妻子何氏身受其累，颇感内疚。

因此，这次回到柯山以后，张耒便对妻子的生日特别看重，在头一天的时间，亲自到潘大临家，请他来参宴、庆祝，他自己特为妻子写了一首《内生日》诗，诗云：

> 从我奔驰走四方，清贫殊不厌糟糠。
> 黔娄环堵贫常醉，寿母高堂老亦康。
> 夷险百为吾有命，穷通一意子真刚。
> 今年生日心无事，好为儿孙举寿觞。

席间，他很感慨地念了诗后，频频为妻子举杯祝寿。

邠老（潘大临）说："你们俩高兴我也高兴。"他举杯祝福张耒夫妻白头偕老，寿比南山。一个人高寿是不完全的，两个人高寿，才是真正高寿。

儿子张秬、张秸也接在长辈之后，相继举杯，为母亲高寿、为父母双双高寿举杯。气氛十分热烈，心情无比欢畅。

散席以后，张耒乘着醉意，对邠老说："今天为内人生日祝寿，意义重大。我们都是五十左右的人了，养生是摆在我们面前的头等任务。为了共同的健康长寿，我还跟你写了一篇《粥记赠邠老》。他随即从书房里取了出来，递到邠老（潘大临）面前，邠老念道：

> 每晨起，食粥一大碗。空腹胃虚，谷气便作，所补不细，又极柔腻，与脏腑相得，最为饮食之良。妙齐和尚说山中僧，每将旦一粥，甚系利害，如或不食，则终日觉脏腑燥渴，盖能畅胃气生津液也。今劝人每日食粥，以为养生之要，必大笑。大抵养性命，求安乐，亦无深远难知之事，正在寝食之间耳。

邠老连忙收起，感谢张耒的宝贵馈赠，表示一定做到。

张耒对儿子张秬、张秸的教育比以往要求更高更严。尽管他自己在政治上很失意，但"致君尧舜上"的儒家政治理念是永远无法泯灭的。他在柯山住着，每天五鼓未旦，北邻卖饼儿即绕街呼卖，虽大寒烈风不废，而时略不少差也。有感于邻儿的吃苦精神，作诗一首，以警示儿子秬、秸。

　　　　城头月落霜如雪，楼头五更声欲绝。
　　　　捧盘出户歌一声，市楼东西人未行。
　　　　北风吹衣射我饼，不忧衣单忧饼冷。
　　　　业无高卑志当坚，男儿有求安得闲。

　　到黄州后，因居住的几次迁徙，搬运修葺，都令秬、秸去做，以此培养他们的动手技能和习惯，克服那种纨绔子弟的懒惰恶习。

　　另外，张耒还写了《柯山杂诗四首》，云：
　　　　幽人睡足戴纶巾，策杖开门卯酒醺。
　　　　黄叶满山乌鹊噪，江城秋日少行人。

　　　　萧萧茅屋土山前，翁媪关门去刈田。
　　　　朝日满檐鸡犬静，荻篱深处有炊烟。

　　　　断涧横桥卧古槎，晚鸡鸣处有人家。
　　　　山头月出疏钟断，江上风高落雁斜。

　　　　九月江城霜气清，旅人寒事略经营。
　　　　隔窗便是山前树，永夜叶声如雨声。

　　进一步印证了张耒初来时的心境：淡泊、闲适、平静，不为政治上的失意而烦恼，以平常人的心态过好生活，显出了一个士人的高超气节和情操。

　　张耒就这次迁到柯山之后不久，庞安时听说他又被贬，在黄州安置，一下牵动了老朋友的心。

　　一天后半晌，张耒正在东床高卧，庞安时走进屋了。因为他耳闭，也把人看成是聋子，高声喊道："张知州（张在山东兖州任过知州）在家吗？"

一下把张耒惊醒了。未见其人，只闻其声，张耒就知道是庞安时来了。

张耒忙迎出来，也高声地说："庞先生，贵客贵客！对不起，有失远迎。"

庞安时说："还是前天听人讲，朝廷怕累坏你了，要你在老地方休息休息。好啊，你就领了这份情吧！"

张耒知道老朋友是在跟他开玩笑的，跟着附和："也是，也是，有老朋友在这里，我舍不得走啊！"

家人跟庞安时沏上茶后，两人就特别愉快地寒暄了起来。张耒告诉庞安时，他这次又贬到这里来的具体情况。有些地方没有听清楚，张耒就用笔写在纸上，庞安时看着直点头。

这天晚上，庞安时被留宿，还把潘大临请来陪饮。

第二天，庞安时要回龙井村，才从包包里拿出一部书稿《伤寒总病论》，他说："要请你写个跋。"

张耒说："只要先生看得起，我写。"

张耒在庞安时离开后，即开始阅读《伤寒总病论》书稿，研究张仲景的《伤寒论》，然后才写下《跋庞安时伤寒论》，兹全文录下：

古之良医，皆不预为方，何也？病之来无穷，而方不能尽，使不工者惑其疑似而用之，则害大矣。惟仲景《伤寒论》论病处方，纤悉必具，又为之增损进退之法，以豫告人。嗟夫！仁人之用心，且非通神造妙者不能为也。庞安常又窃忧其有病证而无方者，续著为论数卷，其用心为术，非俪古人，何以及兹！淮南人谓庞安常能与伤寒说话，岂不信然哉。予将去黄，栾仲实以黄别驾后序求予书，而仲实之父为医，得庞君之妙，谓予言何如也。

张耒在跋中肯定庞安时如同东汉张仲景一样，论病处方，有其独到之处，同时犹有过之。他"窃忧其有病证而无方者，续著为论数卷"，足见其对庞氏的倾倒和深厚之友谊。

"天有阴晴，月有圆缺，此事古难全。"张耒初来柯山的一年多后，家庭遭遇变故，接二连三地给他带来不幸和痛苦。

首先是姊丈杨奉议，未六十而终，给姐姐以莫大的痛苦，使他心里也十分难受。姊丈是个读书人，"廉静乐道，不交世俗，造道微妙，自得不耀"，和张耒很谈得来。张耒在"红"时，他从不找麻烦，张耒倒霉时，他不远千万里，要来探视，要来安慰，直到心里和谐才愿离开。姊丈死了以后，张耒十分悲痛。知己难得啊！根据其外甥的要求，张耒先是给杨君写了墓志铭，后又为杨君诗文集跋其卷末。触景伤情，"怀想平常，不知涕之横集也"。

第三年，妻何氏，也因病不治，倒在异乡，更使张耒痛心！多少年来，无论自己是顺是逆，是为官为民，何氏总是和他生活在一起，相濡以沫，关照关怀。这一下，她撒手离去，他的生活怎么办，孩子怎么办？他是个读书人，平时就是读书、做官，哪管其他什么家事琐事？他好喝酒，何氏不仅给他沽酒，还给他办菜，每次总要他喝个痛快。俗话讲，诗从酒出。张耒就有个习惯，喝了酒以后，一高兴起来，就诗如泉涌。

夫人去世了，一切都是不可以想象的。因而自然悲痛，自然流泪，并发而为诗。在柯山，张耒先后写了《悼逝》《悼亡》等诗多篇。《悼逝》诗云：

> 结发为夫妇，少年共饥寒。
> 我迁趋世拙，十载困微官。
> 男儿不终穷，会展凌风翰。
> 相期脱崎岖，一笑纾艰难。
> 秋风摧芳蕙，既去不可还。
> 滴我眼中血，悲哉摧肺肝。
> 儿稚立我前，求母夜不眠。
> 我虽欲告之，哽咽不能言。

積金雖至斗，纖朱走華軒。
失我同心人，撫事皆悲酸。
積日而成時，積時更成年。
山海會崩竭，音容永茫然。

《悼亡诗》共九首，现录五首：

菊花還似去年黃，一寸愁心萬事傷。
獨立高樓對殘日，秋風吹得淚千行。

遙夜新霜凋碧槐，三更寒月滿堂階。
美人化作秋風去，只有清魂夢裏來。

新霜已重菊初殘，半死梧桐泣井闌。
可是神傷即無淚，哭多清血也應干。

嵩陽道出建春門，同入西都四見春。
誰謂回頭隔存沒，斷腸今作獨歸人。

曉梳零亂髮星星，病眼昏昏怯夜燈。
烏几素屏雙草履，百年從此學山僧。

张耒和何氏本是恩爱的一对，同甘苦，共患难，想不到，猝然离去，生离死别，叫一个多情多义的丈夫，如何舍得？所以，自然而然地会滴眼中血，悲痛摧肺肝。从此以后，阴阳两隔，"只有清魂梦里来"。其悲伤之情，感人至深。

作为一个读书人，在政治上失意，想开一点，也不算什么；只有"失我同心人"，才最感痛苦，难以释怀。张耒前面的那首《悼逝》诗，可以说是道出了天下恩爱夫妻的心声。

就在他痛苦之际，庞安时来家了。自从将《伤寒总病论》书稿交给张耒写跋后，半年没有见面了。

庞安时这次来，倒不完全是为了取跋，最主要的是要叙叙久别之情怀，交流读书之心得。可到张家以后，看到这种情况，庞安时大吃一惊，心里非常难过。

庞安时嗔责道："你家里发生这么大的变故，怎不告诉我呢？夫人患病，应该及时送到我那里去。你不是看见了吗？龙井常年总有百数十人住院治疗。夫人有病，早早送去，我不相信，就治不好。"

张耒说："她这次得病，非常怪，一起病就叫头痛，痛得抬不起头来。叫张耜去城里请个医生来，医生开了几剂药，吃了没见效果，到第二天晚上，就迷迷糊糊地睡过去了。"

庞安时说："你要在起病时即送到我那里去就好了。现在事情已经过去了，你要想开一些，暂不要在家待了，到我那里去调养一段时间，等精神心情好一些，再回来。"

张耒答应了。

庞安时令庞小山去雇两乘轿子，一起到龙井村去。

庞安时要张耒在这里安下心来休养一段，先开了药吃了三天，然后就是在生活上对他进行调养。白天无事，张耒就在病房附近转转，或接待前来访问的士人。

庞安时白天为人治病比较忙，晚上他都要来病房与张耒闲聊。张耒有一次向庞安时请教医学，特别是关于脉象，为何如此神奇？

庞安时说道："世所谓医书，予皆见之，惟扁鹊之言深矣。盖所谓《难经》者也，扁鹊寓术于其书，而言之不详，意者使后人自求之欤！予之术盖出于此，以之视浅深，决死生，若合符节。且察脉之要，莫急于人迎、寸口，是二脉阴阳相应，如两引绳，阴阳均，则绳之大小等。凡平人之脉，人迎大于春夏，寸口大于秋冬。何谓人迎？喉旁取之，《内经》所谓别于阳者也。越人不尽取诸穴之脉，但取手太阴之行度，鱼际后一寸九分，以配阴阳之数，而得关格之脉。然不先求喉手引绳之义，则昧尺寸阴阳关格之所起。寸四倍于尺，则上鱼际而为溢。故言溢者，寸倍尺极矣。溢之脉；一名外关，一名内格，一名阴乘之脉。曰外关者，自关以上外脉也，阴拒阳而出，故曰外关。阴生于寸，动于尺，今自关以上，溢于鱼际，而关以后脉伏行，是为阴壮乘阳而阳竭，阳竭则死，脉有是者死矣，此所谓寸口四倍于人迎，为关阴之脉者也。关以后脉当取一寸而沉，过者谓尺中倍于寸口，至三倍则入尺而为覆。故言覆者，尺倍寸极矣。覆之脉，一名曰内关，一名曰外格，一名曰阳乘之脉。曰内关者，自关以下内脉也。外格者，阳拒阴而内入也。阳生于尺，动于寸，今自关以下覆入尺泽，而关以前脉伏行，则为阳亢乘阴而阴竭，阴竭亦死，脉有是者死矣。此所谓人迎四倍于寸口，为格阳之脉者也。《经》曰：人迎与寸口皆盛，过四倍则为关格。关格之脉赢，不能极天地之精气而死。所谓关格者，覆溢是也。虽然，独覆独溢，则补泻以生之。尺部一盛，泻足少阳，补足厥阴；二盛，泻足太阳，补足少阴；三盛，泻足阳明，补足太阴，皆一泻而一补之。四盛，则三阳极，导之以针，当尽取少阳、太阳、阳明之穴，脉静者取三阳于足，脉数者取于手。泻阳二，当补于阴一。至寸而反之。脉有九候者，寓浮、中、沉于寸、关、尺也。且越人不取十二经诸穴，直以二经配合于手太阴行度，自尺至寸，一寸九分之位复分三部，部中有浮、中、沉，以配天、地、人也。"

又说道："中风木，伤寒金，湿温水，热病火，温病起于湿，湿则土病，土病而诸脏受害，其本生于金、木、水、火四脏之变也。阳浮阴濡为风温，阳数阴实为温毒，阳濡阴急为湿温，阴阳俱盛为温疟。其治之也，风温取足厥阴木、手少阴火，温毒专取少阳火，伤寒取手太阴金、手少阴火，湿温取足少阴水。乡人皆谓我能与伤寒语，我察伤寒与四温之变，辨其疑似而不可乱也。故定阴阳于喉手，配覆溢于尺寸，寓九候于浮沉，分四温于伤寒。此皆扁鹊略开其端，而予参以《内经》诸书，考究而得其说。审而用之，顺而治之，病不得逃焉。"

张耒听后，说："听君的叙说博而不繁，妙而易晓！君之术，皆完备矣。"

庞安时关于解释脉象的内容，讲得非常详细，让他深受启发。当然，在这些日子里，庞安时与张耒交流内容甚广。张耒不仅学到了很多医学知识，而且对庞安时有了进一步了解。

这一段时间张耒深深体会到庞安时对他的一颗火热的心肠，想到这些，他无比激动。一天早起，他独自一人到桃花港岸上走走，呼吸着这里的空气，感到特别新鲜，看到港里的鱼儿自由自在地悠游，感到特别的闲适。

一会儿，一对斑鸠栖在树上，向他咕咕地叫唤。见他老是瞄着它们，突然飞走了。这里屋舍俨然，峰峦叠嶂，茂林修竹，鸟鸣嘤嘤，村头和一港两岸，桃花盛开，许多蝴蝶围绕着花梢或飞或停，悠闲自在，再看看冈峦起伏的绿葱葱的山色，嗅嗅这里的清新空气，觉得这真是块好地方，庞安时的祖宗真是有眼光，一块福地！一下子张耒的诗兴大发，又一首《感春》，就此写成！

> 若若堂北桃，昨日花犹小。
> 暖风迟景一日功，万萼千葩烂相照。
> 东风漾漾吹朝雨，朝日满檐春鸟语。
> 樱桃得暖花意忙，接萼连枝间先吐。
> 兰芽出地长可握，小笋如簪堪荐箸。
> 欣欣万木谁使然，时来不肯居尘土。
> 盛衰相感但如此，镜中安得朱颜驻。
> 古来百计无可奈，惟有饮者谋犹庶。
> 乃知其急莫如酒，有衣可典犹为富。
> 我今不乐欲何待，薄俸自给供朝暮。
> 功名有命不可求，白发无私谁得拒。
> 从今酩酊勿复辞，弃置人间千万虑。

张耒在龙井村居住期间，感慨良多。不仅受庞安时医德医术的影响，而且对庞安时的悉心安排非常感谢！他想，安时啊安时，你可对我照顾得真周到啊！在家靠父母，出门靠朋友，千真万确，我好幸运呀！

张耒在蕲水麻桥龙井住了一些时候，经过一段时间的调理，张耒心情慢慢好起来，身体似乎也好很多。看到庞安时这么忙，再三要求回去，庞安时依依不舍地送他走了。

张耒从龙井回来后，想了很多很多：家庭遭了这大事变，自己几乎承受不了，不是有两个挚友：近有潘大临，远有庞安时，谈心有近友，治病有远友，不然有些坎坷真是没法过去。感到这是不幸中之大幸。

想起来，他应该给老朋友庞安时写一封信。拿起笔来，他突然诗兴勃发，想出了"德公本自隐襄阳"，作《赠庞安常先生》（《柯山集拾遗·卷六》）这首诗赠给庞安时。在这首诗里，张耒给庞安时戴上"医王"的桂冠，不是妄说，更不是什么随意性，是当之无愧的，是认真分析比较北宋的许多名医以后做出的正确判断，因为庞安时在医学理论和临床实践均有过人之处。由此，"医王"的称誉广为传播。

> 德公本自隐襄阳，
> 治病翻成客满堂。
> 懒把穷通求日者，
> 试将多病问医王。
> 一九五色宁无药，
> 两部《千金》合有方。
> 他日倾河如石鼓，
> 著书犹愿记柴桑。

（编者注：德公：即庞德公，汉末襄阳人，隐居襄阳岘山之南，未尝入城府，为司马徽、诸葛亮、徐庶等所尊重。荆州刺史刘表数延请，不能屈。后入山采药不返。日者：指占候卜筮、算命看相之人。石鼓：相传周宣王时制鼓形石十块，上刻史籍所作之纪功颂德。此喻庞安常著书立说，功德不朽当有如石鼓者。柴桑：古地名，宋时属江州浔阳郡，因有柴桑山而得名，地在今江西省九江市。晋代陶潜的故居柴桑里即在于此。这里以庞安常暗喻陶潜，隐居不仕。）

在这首诗里，张耒把庞安时同汉末名医襄阳庞德公相比。庞德公曾隐于襄阳岘山之南，未曾入城府，为司马徽、诸葛亮、徐庶等所尊重。荆州刺史刘表数次延请，他不去。甘当隐士入山采药，为人治病，不愿到朝廷为官。张耒认为，庞安时也是襄阳人氏，和庞德公一样，是一个了不起的人，来到蕲水（浠水）以后，你尽心竭力办好你喜爱的医业，既当出诊郎中，又开办家庭医院，病客多得满屋装不下。那些以往指望看相算命求菩萨保佑的患者，现在都来求你这位医王治病来了。为了造福人民，服务社会，当个名医，每天堂前客满。特别是庞安时所著的《伤寒总病论》，他极为推崇。相传周宣王时制鼓形石十块，上刻史籀（史官名）所作之纪功颂德。庞安时所著的《伤寒总病论》，功德更为不朽。这比庞德公更明智、更伟大。当时在社会上医治患者多是占候卜筮、算命看相之类的人，这都是骗术，不起作用，实是害人。所以张耒不求这些人，而只请庞安时来诊治。庞君啊！你凭借自己渊博的医学知识和高超的医疗技术，使众多患者恢复健康。这样的功德像周朝的制石鼓者一样，永远让人记颂，也像晋代不愿做官的隐士陶潜公（陶渊明）一样著书立说，永世流芳。

转眼又过了一年，绍圣三年（1096）的十二月，连下了两三天的大雪，大地一片银装素裹。天突然放晴，雪白的亮光反映在厅堂上，格外鲜明。

连日来，因为天寒地冻，张耒肺痨（肺结核病）复发，咳嗽相当厉害，这几天又加上牙齿疼痛，心里不由产生许多联想，马上成诗一首，诗题为《病肺痛齿对雪》：

　　　　拥庭晴雪照高堂，卧病悠悠废举觞。

　　　　肺疾仅同园令渴，齿伤不为幼舆狂。

　　　　交飞翠羽知谁醉，独嗅乌巾认旧香。

　　　　惟有烹茶心未厌，故知淡泊味能长。

写成以后，正在吟诵时，潘大临从雪地进屋了。"惟有烹茶心未厌，故知淡泊味能长。"

潘大临接着称赞道："好诗啊，好诗！这可是你经典之句。孟郊诗云：'镜破不改光，兰死不改香。始知君子心，交久道益彰。'英雄所见，大抵略同吧！我们是邻居，有事别瞒我，我看你每天咳嗽这么厉害，自己也难受，要赶快找医生诊治。快要过年了，明天我陪你到龙井庞先生那里去看一下，你要不愿在那里住，可抓点药回来煎着喝。"

张耒点了点头。

这次他们到龙井，正好庞安时从桐城归来。张耒笑着说："这叫来得早不如来得巧。"

潘大临告诉庞安时："他在家咳嗽了很长时间，近来又患牙疼，我非要他到你这来诊一诊不可。"

"应该要这样，有病早诊，无病早防啊，他夫人不就是耽误了吗！"

因年近岁末年关，张耒的病又比较重，所以庞安时要他留下来住院治疗不可。

可是，张耒想开点药回家，又怕庞安时耳朵听不见，于是高声地说："马上要过年了，天寒地冻，我不能再给你多添麻烦，你给我开点药，我带回去自己煎着喝。"

庞安时听清楚了，不高兴地说："今天先住下来，我看了病后再定。"令庞小山把他俩带到病房住了下来。然后给他摸了脉，看了他的气色，问了他的病况，对他说："你的牙痛容易好，肺上的问题治疗有个过程。我一次给你开上一个月的药，明天你带回去。过一个月后，你再来看看。酒，可莫再喝了！酒逢知己饮，就是我们三个人在一块，也不能喝，从今晚起，我不给你酒喝啊。"

他们只好住下来。经过治疗，张耒的病情得到有效的控制，病情明显减轻，心情也开朗了许多。于是要求回家了。

宋元符二年（1099）春，庞安时病情加剧，门人请他自视其脉，他笑着说："予察之审矣，且出入息亦脉也，予胃气已绝，死矣。"

因尽屏药饵，忽而韵语数句，授其婿魏渊，并授以遗书一封，交代后事，请友人张耒为其作墓志铭，在与客人谈论之间安详去世。显然，这也是庞安时与张耒深厚友谊和信赖的体现。

张耒与苏东坡有一个共同爱好就是喜欢医学，他俩学医都是因为幼年多病所逼。不过，张耒有一段时间还真的想当一名为民治病的医生，为此，他还写了一部医著《治风方》，但他的医术跟庞安时比较起来，远不在一个水平上，一个是业余的，一个是专业的。俗话说，外行看热闹，内行看门道。

张耒在与庞安时的交往中，亲眼看到他用中药、针灸、推拿、贴敷等多种手段为不同患者治好病痛的精湛医技，看到他对"远道踵门求诊者辟邸舍居之，亲视汤药必待愈而后遣"的崇高医德，看到他边行医边总结经验边著书以其术告诫后世的传承精神，内心敬佩不已。在张耒看来，庞安时的医术高超和医德高尚，称颂庞安时确称得上一代北宋医王。

后世因此开始称庞安时为北宋医王。

元符二年（1099）春，张耒听到庞安时瘤疾发作去世的消息十分悲痛。

庞安时去世三年（1102）后，家人决定遵照遗嘱，将庞安时倾一生心血所著的主要医学著作《补仲景伤寒论》定名为《伤寒总病论》，贡献给社会，公开出版发行。苏东坡这时已去世，写序没指望了，黄庭坚的后序已经到手，现在就差一篇张耒先生的跋文。当张耒收到庞安时弟子栾仲实转递的书信后即刻动手，很快完成了跋文的写作。他的跋文对庞安时的《伤寒总病论》给予了很高但又符合客观事实的评价。他认为张仲景的《伤寒论》不预为方，论病处方，乃通神造妙之术；而庞安时的《伤寒总病论》提出，伤寒有寒热之分，这就解决了仲景书中有的有病而无方的问题，因此功可并列前人。

有点令人意外的是，庞安时生前不求名利，临死时却吩咐家人一定要请张耒为他写一篇墓志铭。

张耒不负朋友之托，是年闰九月二十七日完成了庞安时墓志铭的写作，全文长达 2500 余字，这在惜字如金的古代文献中实属罕见。墓志铭对庞安时的家族、个人身世、学医经历、医学成就、医德医风以及张耒自己与之交往的经过一一做了比较翔实的介绍。从这份得到庞氏后人认可的真实性毋庸置疑的墓志铭文中，人们了解到：

庞安时祖籍襄阳，为世医。曾祖讳愃，祖讳震，父讳庆（号高医），皆不仕。庞安时其貌伟然，娶妻陈氏，生二男，子曰瓘、曰琪。二孙曰仲容、叔达。三女已嫁，魏渊、郭迪、陈翔，其婿也，各举进士。庞安时自幼即喜读书，闻人有异书，购之若饥渴，书工日夜传录。君寒暑疾病，未尝置卷。其藏书至万余卷，然皆以考医方之事。庞安时为人治病有奇功，率十愈八九。而君恺悌明豁，好施而廉。有舆疾自千里踵门求治者，君自辟第舍居之，亲视饘粥、汤药，既愈而后遣之，如是常数十百人不绝也。其不可为者，必实告之，亦不复为治。活人无数，病家持金帛来谢，不尽取也。

关于庞安时著医书之事，墓志铭中写道："予欲以其术告后世，故著《难经解》数万言；观草木之性与五脏之宜，秩其职位，官其寒热，班其奇偶，以疗百疾，著《主对集》一卷；古今异宜，方术脱遗，备伤寒之变，补仲景《伤寒论》；药有后出，古所未知，今不能辨，尝试有功，不可遗也，作《本草补遗》一卷。"

墓志铭中关于庞安时生卒情况的记载：生于宋仁宗庆历二年（1042），宋哲宗元符元年（1098）冬痼疾发作，第二年（1099）二月初六，与客坐而卒，终年五十八岁。

庞安时当年闰九月二十七日墓葬龙门乡佛图村（今清泉镇麻桥龙井村）。

墓志铭文最后，张耒以传统四字文形式对庞安时的一生进行了概括性总结和评价：

> 生民之病，尧舜是医。
>
> 惟周与孔，世之良师。
>
> 遘疠于身，扁鹊善治。
>
> 惟民与身，同一矩规。
>
> 猗欤庞君，有见于兹。
>
> 独显以方，用不大施。
>
> 孰疾于衷，孰毒于肢？
>
> 有来求予，径取无遗。
>
> 饮酒著书，终身遨嬉。
>
> 欲知其仁，吊者垂涕。
>
> 即化而安，不爽厥知。
>
> 有考其书，铭以昭之。

第七章　授业弟子　尽得其传

宋代的医学教育，用今天的话来讲，可以说是"两条腿走路"。一条是由国家统一办学，按需分配；另一条是城乡个体户，由医生个人授徒。

从国家层面来说，在王安石变法以后，将原太医局兼有的医政职能，改革成了专门的医学教育机构。规定每年春季医学招考学生以 300 名为额，内设方脉科、针科、疡科，分别学习专业课和共修课。

城乡个体医生授徒，在当时是比较普遍的，而且一直延续到近现代。既有徒弟拜师学艺，又有名师择徒而授。宋代医家庞安时授徒甚多，基本也是采用的这种方式。

到底庞安时的弟子有多少呢？今天的医学界也是众说纷纭：李经纬主编的《中医人物词典》（上海辞书出版社）说有"弟子六十人"；陈梦赉编的《中国历代名医传》（北京：科学普及出版社）说"六十余人"；李云主编的《中医人名词典》（国际文化出版公司）说"有弟子数十人"。最早记载庞氏弟子人数的文献是宋代罗愿（1136—1184）于淳熙二年（1175）所撰的《新安志》。该书卷八"仙释"中说："张扩，字子充，歙县人，少好医，从蕲水庞安时游，时同学六十人，安时独喜扩。"罗愿的另一著作《鄂州小集》中亦有同样记述。其后，《歙县志》及《古今图书集成医部全录》等各种书籍，均沿用此"六十人"之说。

在庞氏弟子"六十人"中，有张扩、王实、胡道士、李百全、栾仲实父子、杨可、熊觉、屠光远、魏炳、庞瓘、庞琪等十余人。

庞安时的授徒人数达 60 余人的说法，是可信的。理由主要有三：一是庞氏世代业医，影响深远，慕名而来者自然不在少数；二是庞氏的医德高尚，医术精湛，活人无数，是儒家学人崇拜的偶像；三是在封建社会里，读书人寻求出路，主要是科举，但这条路很不容易走通，那么还有一条路，就是"难为良相，便为良医"。儒书精博的人就具备了学医的重要条件。综上所述，师从庞安时的弟子有五六十人之多，是完全可以理解的。

还有一条是庞安时这个人心地善良，以天下为己任，无自私自利之心。这不仅决定了从医者众多，桃李盈门，而且也决定了他的医术医德，后继有人。他有求必教，无私无隐。

弟子杨可

蕲水县方郭乡杨可，是个务农青年，诚心诚意来龙井向庞安时学医。凑巧，这天庞安时坐诊，要求治疗的人过多，不经意间就治疗到午餐过后了。

杨可从上半晌便来诊室外等候，当看到庞先生治疗到中餐过后，才下班往回走。他不忍心打扰庞医生，耽误他吃饭，于是没有吭声，仍然在门外等着。

下半晌，门诊部还是门庭若市，挤满了慕名而来求诊的患者。庞医生一来，患者就都凑了去。杨可看到这个形势，便仍然选择在门边等着。

天快黑了，患者都治完了，庞医生下班，看见门边站着一个年轻人，便问道："你要看病，怎么不进来呢？"

"不是看病，我想拜庞先生为师学医。"

"你从哪里来的？"

"我从方郭乡来的。"

"你什么时候来的?"

"上半晌。"

庞安时说:"你上半晌怎么不告诉我,吃中饭没有?"

杨可答:"没有。"

"你一直饿到现在!"

"是的,我看您太忙。"

"你告诉我了,我就好安排时间跟你讲哩。"

杨可不好意思地说: "我这不耽误您的休息,耽误您吃晚饭?"

庞安时说:"那怕什么,你有事,就跟我讲。"

庞安时叫杨可坐下,听他慢慢地讲。

杨可幼年时,有一个幸福的家庭,父母就生他和妹妹两个,种了五六亩田地,日子还算过得去。在他五岁的时候,父母都因患伤寒病相继去世,兄妹二人跟着舅父生活。一年以后,妹妹得了出血热,也走了。他没法生活,就跟本村一个殷实户放牛。这殷实农户的儿子在本村私塾读书,杨可每天在私塾外放牛。老师跟学生上"四书"课,他就傍在教室窗户边静静地听。

杨可很聪明,老师对学生怎么讲,学生们怎么读,他都默记于心。每次学生放学,他也跟少爷一路回来。他告诉少爷:"你读的书,我也记得。"少爷叫他背诵,他背诵如流。大概也是因为年纪相仿吧,少爷同他很是合得来。

原来杨可去听课是偷偷地听,后来有了少爷支持,他也听得大胆一些。再后来,少爷把自己读的书,都给杨可读。两年以后,少爷读完了"四书",杨可也跟着读完了。

下一步,少爷是读"五经",他不想再跟少爷一路走,他想学医,读医书。但他也不知学医应该要读哪些书,从哪里学起,便特来向庞医生请教。

庞安时听完杨可的述说后,说:"你现在靠打工过生活,怎么学医呢？"

杨可说："庞医生，那不怕，我一面打工，一面学医呀。"

庞安时说："你晓得吗？儒医儒医，儒书读得多，学医才会容易，你才读这么几本书，学医是会有很多困难的，医书你不一定看得懂。"

杨可说："庞医生，就是因为这样，我才来找你，请你帮助，跟你学医呢。"

庞安时了解杨可的家庭情况后，看他真心真意地想学医，就说："这样吧，你就在我家住，在我家生活，帮我做些杂事，从我学医。"然后送他一本《内经》，叫他先从此书学起。

一年以后，杨可把《内经》背诵得滚瓜烂熟，还时常向老师提出一些问题，仔细聆听老师的教诲。然后，他又自学了《针灸甲乙经》《伤寒论》等。

一天工作完毕，杨可送庞安时回到家里休息。他先给庞先生打来了洗脸水，让他洗手洗脸。然后又为他沏上一杯茶，放在先生的书桌上，之后又请老师闭目养神。

吃过晚饭后，他陪老师到桃花溪的岸上散步。此时，他看到老师比较轻松，兴致较高，就向老师讲了自己学习《伤寒论》的体会，虽然自己也不知到底是对是错。

杨可说："《伤寒论》我读了几遍，懂得了不少知识，但首先我想了想，到底《伤寒论》是本什么书？我想谈谈我的理解：伤寒这个概念，在《素问·热论》里有很明确的定义，'今夫热病者，皆伤寒之类也'，这个定义说明了伤寒的一个非常显著的特征，那就是发热的特征。凡是属于发热性的疾病，或者说凡是具有发热特征的疾病都属于伤寒的范畴。再读《难经》，我看它又做了一个更具体的定义。《难经·五十八难》云：'伤寒有五，有中风，有伤寒，有湿温，有热病，有温病。'《难经》这个定义说明，这个具有发热特征的伤寒常见于五类疾病里，即中风、伤寒、湿温、热病、温病。我想研究伤寒就要着眼于这五类疾病。"

"原来我担心,光研究一门伤寒病会不会太局限了?担心学习伤寒的只会治外感,不会治内伤;只会治伤寒,不会治温病;或者只会治内科,而不会治其他各科的疾病。通过研究《伤寒论》或《伤寒杂病论》,我觉得,如果从发热的角度去认识,天下的所有疾病中,要么是发热的,要么是不发热的。那么,发热的疾病让伤寒占去了,不发热的疾病就非杂病莫属了。这样说来,一个伤寒,一个杂病,就把天下的疾病占尽了。想到这里,我觉得原来想学《伤寒论》或《伤寒杂病论》,只会治内科,而不会治其他各科疾病的担心是多余的,是读不通《伤寒论》的表现。"

庞安时高兴地说:"杨可,你讲得对呀,说明你开始读懂了《伤寒论》。但我还要告诉你,你还要明确一个问题,这也是一个首要的问题。'经'和'论'是有区别的,首先你要读经。'经'是什么?经就是经典。中医有中医的经典,儒家有儒家的经典,道家有道家的经典,佛家有佛家的经典。这个经典意味着什么?它是代表某一门学问里最权威的东西。经典产生的时代,往往是这门学问最成熟的年代。经典这样一个特性决定了我们要研习这门学问,就得要研究这门学问的作者。经典的作者是很讲究的,像佛家这门学问,只有释迦牟尼所讲述著作能够称经,其他后世的这些著述统统不能称经。儒家的学问也是如此,只有孔子的著述,或孔子册定的诗、书、礼、易等能够称经,而后世的那些著作也不能称经。经典作者的这样一种特殊性,使我们发现,他们都是这门学问的开山祖师,只有开山祖师的东西才能称经。开山祖师亦称圣人,像儒家这门学问,只有孔子才能称圣人。而孔子以后的人统统不够圣人的条件,要称的话,最多只能称亚圣或后圣,亚于圣人,后于圣人。那么后人的杰作称什么呢?称论,论是对那些经的诠释,对经的补充和发挥。经和论是一个相对的概念，没有经就没有论。还有，杨可，你有没有发现，我们中医有四部经典，即《内经》《难经》《神农本草经》《伤寒杂病论》，目前还没有称为圣人的。但是，《伤寒杂病论》确立了理法方药辨证论治体系，临床意义巨大，是一部划时代的医学著作，张仲景于危难之中拯救了中医。中医之所以能够发展到今天，张仲景是功不可没的。正是张仲景的这个功绩，宋治平二年（1065）开始称其"祖述大圣之意"，其实称他为"圣人"也不为过，事实上，他的论也成了经。当然，"论也者，弥纶群言，而研精一理者也""凡言语循其理，得其宜，谓之论"。所以张仲景并没有把自己的著作叫做《伤寒杂病经》。这是很明智的，也是很确切的，这不仅不会让后人小看他，小看他的著作，相反还会更加钦佩他。"

（编者按：张仲景《伤寒杂病论》是在继承前人理论的基础上创新发展起来的，对后世影响巨大。明朝1182年，刘完素称张仲景为"亚圣"，到1589年方有执称"仲景曰圣"，从此以后，历史上才称张仲景为医圣。庞安石在宋当代就被称为医王，可见其医术高超、医德高尚。）

杨可非常赞赏老师的看法。他说："我每听老师一席话，就增加一些知识。像我们这样学问肤浅的人，没有老师的谆谆教诲，要想当医生是根本不可想象的。"

庞安时见杨可求学的心诚，对老师也很尊敬，教导也就不断。一天，有一个病者前来求治，正值庞先生刚吃完饭上班。此患者可能患的是肠胃疾病，就在庞先生的座位旁边，又是吐又是泄，臭气、馊气令人无法忍受。杨可一见，马上把患者搀扶到厕所，让他在那里尽量排泄。随即转身到庞先生身边又是扫又是抹，一下便搞得干干净净，并燃上一根檀香，屋内便立即馨香扑鼻，臭气、馊气尽除。庞先生再坐下为患者治病，也颇感轻松。然后他又招呼患者，帮他漱洗。庞安时抓紧开了助消化治泻的药，患者服下之后，很快便好转了，随即高兴而去。

　　两天以后，夏凉有个患者患病比较严重。家属来请庞先生出诊，庞先生便带上杨可跟他一同出诊。患者姓孔，即孔夫子的孔。庞医生进屋后，只见患者正烧得满脸通红，多日来头痛、高热不退，不恶寒反恶热。经过望、闻、问、切以后，庞医生为其开一剂清热解毒之药，并令患者家属立即到药店买回来煎煮。庞医生和杨可都坐在患者家里，他们要等到患者服药以后，热退转危为安才离其家。就这样，他们硬是在孔家坐了大半天时间。

　　正是这个等待，给了杨可很大的教育和启发，使他更加由衷地赞叹老师认真负责的敬业精神。

　　在等待的过程中，庞医生觉得与其这样干等，还不如向杨可传授一点医学知识。他突然问："你读《伤寒杂病论》，研究了序论没有？"

　　"请问老师，您指序论中的什么问题？"杨可恭敬地请老师具体指明。

　　老师说："《伤寒杂病论》中有这样一句话'若能寻余所集，思过半矣'，这是什么意思呢？就是说，学医的人，要能把我撰著的伤寒杂病论弄通弄懂了，则治疗伤寒杂病也就要成功过半了。"

　　"我对你讲这句话的目的，是想说说'病'之造字问题，其实很有意思。本来病，作为医生来说，已是司空见惯，但是若问问这个病字，大家是否懂得，恐怕没有人能讲得周全。这个病字里面有很深的含义，悟透了这个字，这门学问的大门，可能也就打开了。所以我想借问张仲景在《伤寒杂病论》的序言中讲的一句话来说明，如果你真正把病字弄通了，那对于中医也就'思过半矣'。"

　　"我们首先来看'病'这个造字，它是由'疒'加'丙'而成，'疒'是形部，'丙'是声部。病的形部'疒'在古文字里也是一个单独的字，它的读音是：厄厄切。《说文》解为：'倚也，人有疾病象倚箸亡形.'为什么叫倚呢？人有疾病以后就会不舒服，不舒服自然就想靠着，或者躺着。所以，'疒'字就像一个人倚靠在一个东西上，是一个象形文字，人生病了就是这副样子。"

"那么，为什么在形部偏旁之外，又要加一个'丙'字呢？这个声部字，就是把疾病牵涉的方方面面都揭示了出来。丙是十天干里的一干，位于南方，五行属火。古人云：东方甲乙木；南方丙丁火，西方庚辛金，北方壬癸水，中央戊己土。《说文解字》释云：'丙位南方，万物成炳然。阴气初起，阳气将亏，从一入门，一者阳也.'炳然就是很茂盛。《素问·四气调神大论》的'夏三月，此为蕃秀'，说的就是这个炳然。丙代表南方，代表方位。那么，方是干什么的呢？《易系辞》讲：'方以类聚，物以群分，吉凶生矣.'方是用来聚类的，东方就有东方这一类的东西，南方就有南方这一类的东西。'疒'这个形符加上丙以后，就揭示出一个很关键的问题：疾病的相关性，即这个病跟什么因素相关。比如疾病的相关因素如果都是寒温。寒是北方的气，温是中央的气，一个北方，一个中央，这就把疾病相关的最重要的那个因素归结到方来了。方以类聚，这个类可以很多，疾病的许多因素都离不开它。我们治疗疾病叫开方，开什么方呢？就是开的这个方。如果你是寒导致的疾病，这个致病的因素在北方，你可以根据'寒者热之'这个原则，模拟一个南方，就用这个南方去对治上面的北方。南方起来了，北方自然要下去，不可能冬夏在一个时间出现。中医治病的关键因素就在这里。"杨可用极为敬佩的眼光看着老师，说："医学，太博大精深了！"

庞安时接着说："你还要记着这两句话：任何医学研究不外乎这两个问题：一个是疾病的发生与哪些因素相关；一个是疾病的治疗与哪些因素相关。在病的造字上，都把这两个因素包括进去了。"

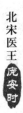

杨可说:"感谢老师教导。"

杨可在老师的悉心教导下,成长很快,后来也成为当地的名医。

有一天,庞安时从桐城出诊回来后,正遇上学生杨可从本县方郭乡来,请他去跟一位远道来的求医者会诊。庞老师二话没说,就跟着杨可去了。

庞老师开出药方后,杨可向他提出了一个问题:"为何你的处方在龙井煎药服后十分灵验?如果把你的处方拿到我们方郭乡来服用,就要差一些呢?"

庞安时说:"你这个问题问得好。但道理很简单,我那里煎药用的水是从'龙井'取出来的。你们这里大家吃水、用水不分家,从污秽不堪的塘堰、河沟里取水煎药,能保证水的质量吗?现在要解决的问题是:饮水与用水要分开。饮水需要干净无杂质。煎药更需要干净无杂质的水。那么,干净无杂质的水从哪里来呢?唯一的办法是打井。从井里取水烧茶、煮饭、熬汤、煎药。"

杨可深表赞成。

庞老师急着问他:"你这里有好的泉水源吗?"

杨可说:"我还没调查过。"

庞安时说: "走!就趁这个时候,咱俩到村子周围去勘探勘探。"

杨可说:"今天你太累了,请休息一会儿再去。"

庞安时执意不肯,二人当即到村子周围山麓垅田去实地看了一下,在一颗小树边的草丛里,庞安时发现了一个泉眼,高兴地说:"你看,这么干燥的天气,这儿还有泉水流出,不就是打井的好地方吗?"找到了打井的地方,二人都高兴极了。

杨可送走老师以后,按照庞老师的设计、策划,开始组织有关人员,包括土工、石工等,开始在此打井。将白石打成石头圆圈，然后用石头圆圈从井底砌到井口，共用了 72 个圆圈。一直从井底砌到井口，砌成一眼深层泉水井。不一会儿井水充满了，可以看到，井里水清澈见底，水质清洌甘醇，毫无污质。此后，杨可用此水煎药，效果很好，药到病除。从此当地村民取此水食用，男女老少个个笑逐颜开。

大家都知道是庞安时和杨可合计做了这样一件好事，十分感激。特请石匠来，准备在井边刻上"庞公井"三个大字，以志"喝水不忘设计人"。

庞安时知道此事后，立刻赶到村里前来劝阻，他说："这井是你们杨家人开的，供大家用，怎么能把功劳记在我账上呢？要是给井取个名，就叫'杨可井'。"可杨可也不同意，结果石碑未立。

但此后"杨可井"名声很快就传开了。但由于年代久远，现在人们误传这口井叫"羊角井"。

如今，"杨可井"已成为国家重点保护文物了。

庞安时为医，总是存心救人。有一天，他又到了方郭乡杨可处，为了进一步探明杨可井井水的药用价值和改进中药制剂及服用方式，特地开了一个处方，在杨可药店里用一口大水缸将药用井水浸泡七七四十九天后，再给有关患者服用。果然，大部分人疗效比当时取水煎药更为理想。后来杨可在这个浸药缸边贴了"安时玉液"四个大字的红纸标记，以记住恩师的功绩和教诲。

元丰五年（1082）三月，庞安时陪苏东坡游历清泉寺时，又陪同游了"杨可井"。杨可舀了一杯井水给苏东坡喝，苏东坡喜滋滋地说："上次王安石要我从兰溪'天下第三泉'带水给他，不过是看到唐代陆羽把它写进《茶经》而已。依我看，这井水比三泉水更好。"走时叫杨可给他装了一壶水带回黄州。

后来，庞安时五十八岁辞世后，杨可十分悲痛，哭成泪人。自此，每年清明扫墓，杨可都要带一壶"安时玉液"祭奠恩师。

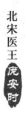

但杨可其人一生只注重实干，没留下什么医学著作，连他珍藏不外传的玉液处方，也是由他的老药工在中药加工和制剂时，暗暗记在心里，留传给他的后人。

弟子张扩

张扩，字子充，歙县（今安徽歙县）人。年少时便好学医学。熙宁十年（1077），他来蕲水龙井，师从于庞安时，是庞安时的高徒之一，以医名于世，后传其弟张挥，挥传其子张彦仁，彦仁传其子张杲。世代业医，经久不衰，应该说，他们是著名的新安医学的重要奠基人。新安医学的继承、发展，除了受师传影响外，主要是家族链传授的结果，这也是新安医学很突出的特点之一。新安医家的医技和医疗经验是由家族一代代流传下来，从而形成独具特色的医学专科。因为他们在同一个专科或领域经过了几代甚至几十代人的努力，因而在临床上积累了大量的经验。张杲著有《医说》十卷，至今流传，不能不说与庞安时的学术思想有关。

有关张扩的史料，主要见于《医说》。另外，罗愿的《新安志》《鄂州小集》也有记载。

在庞安时的众多弟子中，张扩特别为庞氏所赏识。

张扩除师从庞安时外，还师从了蜀人王朴。王善脉，还能以太素知人贵贱祸福。王朴对一些绝诀视为珍宝，曾把素书藏于衣领内。张扩师从王朴数年，颇得王朴的喜爱，后来，王朴将藏于衣领内的素书，交给了张扩。

张扩师从二人，加之勤学苦钻，使得医术精湛，疗效愈加显著，名振当时。在《歙县志》上记载了他的不少故事。

有一年，南陵县（今安徽芜湖市南部、青弋江流域）一个富人家的子弟，患伤寒很重，完全不认识人。他的舅舅来看他，他却叫他娘把舅舅赶出去。娘说："这是你舅舅。"

他说："我没有舅舅，你骗我。"

隔不多久，全身完全瘫软，起身也不行了，话也不能说了，仅有一点气息尚存。家里人都急得团团转，亲戚来看看，也都唉声叹气。请了不少的医生，但都是束手无策，全家人以为不可救了，但又不甘心。

这一天，这个富人家的子弟有位同门，闻讯赶来看他。发现患者已不省人事，这位同学就说："你们请过歙县张扩医生来治过吗？"

其父答道："没有。"

同学说："听说他是位神医，是湖北蕲水一个医药世家庞安时的大弟子，技术很高，江淮间无人不知，无人不晓，为何不去请来看一下呢？"

其父连说："一定要去请的，就算天涯海角也要去请！"

精诚所至，金石为开。

为患者延医的，是患者的姐丈。他日夜兼程，硬是从南陵赶到了歙县。

在张扩的门前，车水马龙，向张扩求医问药的人很是不少。张扩听说来人是从南陵远道而来的，即首先要他说明情况。

医生以"济世活人"为天职，张扩问明情况后，马上令助手代替他在此处看病，准备好行装，他随从患者的姐夫出发赶往南陵。

刚一进门，就听见屋内有忍痛的暗泣声，他想可能是危急了。于是走近病床，执手扪脉，一会儿对其家人说："有救，有救，此嗜卧证也。患者三天以后，一定会苏醒的，不用担心。"随后说道："请拿笔来！"张扩于是伏在桌上，沙沙地开了药方后，说："患者苏醒以后，即欲喝水，你们要把此药熬好，他一要喝，就把药递上，要不泼不洒不浪费，让他全部喝尽。喝药以后，即可熟睡。能睡到什么时候，就让他睡到什么时候。觉足汗出而愈。这次醒来后，疾病也就好了。"

听张扩医生这样一讲，家人连连回答："好，好！"一家人听到医生说有救，个个都高兴得泪水夺眶而出。

后来，家人按照张扩说的做，患者苏醒后服了药便又睡下了。觉睡足了，全身微汗出后，果然疾病痊愈了。

还有一次春夏之交，南陵县令的夫人患了伤寒病多日，延请多名医生诊视，但都束手无策。

县令只好把张扩医生请来，询问夫人病情。张扩经过仔细诊察后，非常自信地回答说："大人不用担心，我比较有把握，夫人虽是患的伤寒病，但一定要考虑患病的季节特点。这样的病，我的老师庞安时多次治过，他曾经说，'冬季伤寒，发汗极效，时雨散，苍术甘草麻黄猪牙皂角汤主之'，我照此开一剂药，照方服之，服药后再加盖床被取微汗，立效。"县令立即吩咐下人照办，果如其言。

在安徽当涂县有一望族，主人郭详正，字功甫，少有诗名举进士，隐于青山，著有《青山集》。他的儿子得了一种怪病，四处求诊无效后，病情不断加重，患者四肢逐渐消瘦，气息微弱，感觉他的生命不长久了，只好去请张扩来诊疗试一下。

这天，张扩因为得了一孙，非常高兴，饮了两小杯酒以后，睡了一觉，起来，感到非常轻松。一会，门童来报，当涂县有人来请张扩治病。张扩问："谁？请进来！"

当涂在安徽省怀远的东南。原始社会末期是涂山氏氏族聚居之地，称之涂山氏国。当年大禹治水到此，娶了涂山氏女为妻，并在涂山南麓禹会村的地方，召会了天下诸侯。

张扩听说当涂患者家属来请，问了情况，又问了大禹会诸侯的地方。

来人告诉张扩，患者村庄就在禹会村的南面，与此地相隔只有一里左右路程。

张扩点了点头，立即出发。

张扩刚走进郭详正儿子的门，就听见他在房间里咳嗽。经过仔细地望、闻、问、切后，张扩问："之前有没有请过医生治疗？"

郭详正的儿子说："已经请过五六个医生……"才说了一句就又止不住地咳起来了。

张扩见他太累，就不敢继续再问，只是朝他仔细观察：患者瘦得皮包骨，年轻的小伙子，脸上皱纹如沟壑纵横。在之前治疗的两三个月中，医生都把他看作痨病，吃了无数治痨之药，却丝毫未见效果。

张扩观察之后，心里已经有底了，说："不用担心，会很快好的。"

张扩令患者起来，坐在椅子上，给患者一个丸药，请他立即喝下去。

一会儿，患者忽然呕吐不止，涎沫皆出，张扩说："患者痰涎中一定有什么东西。"于是令家人仔细观察患者吐出的涎沫，看一看有没有什么东西。

查找中，突然患者姐夫发现涎沫中有一根鱼骨。

张扩待家人洗干净后仔细观察说："这个病就是它在作怪。"然后问患者："现在如何？"

"好多了。"患者答道。

张扩说："今夜你要睡好觉，明天就没事了。"

得知患者的病快要好了，一家人高兴得像迎来一个盛大的节日一样。张扩则准备返回家中。可郭家怎么也不同意，执意挽留他。根据张扩的意愿，郭详正的姐夫陪他游览涂山。

"涂山，亦名当涂山""禹娶于斯而治水始焉"，早在唐代，古文家柳宗元在《涂山铭》中热情颂扬了大禹治水的丰功伟绩，并高度评价了大禹于涂山会诸侯的重大历史意义。所谓"涂山岩岩，界彼东国，惟禹之德，配天无极"。

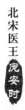

正因为大禹治水功德无量，人们十分崇拜。淮南人把六月六日定为大禹的生辰，每年逢此日登山朝拜者成千上万，盛况空前。

郭详正的姐夫领张扩上山后，边走边介绍，使张扩游兴大增。听说涂山的山巅有一座禹庙，张扩等二人又往庙里走去。

庙里的主要建筑有禹王殿和启母殿。禹王殿的正面是泥胎彩绘的大禹塑像，身着黄服，头戴冕旒，神态端庄，气韵非凡。

庙内庭院，竹木溢翠，绿荫婆娑，环境清幽，静谧典雅，是游人小憩和品茗的佳境。

在禹王庙的门前，有一块四四方方高出平地三尺的平台，是登高览胜的好地方。张扩到了这里，立即登了上去。他环山四顾，长淮西来，涡水北汇，远村平畴，皆在冥茫昏杳之中。不觉发古幽思，感慨萦怀。从庙前循石级而下，沿山岚云影，崖陡谷深。不远处，有一巨石危立，俨然似一老妪端坐其上，郭详正的姐夫说："这就是'启母石'。"

从启母石向北，通过一段错落的石级，便可发现一块苔痕斑驳的石壁，上面镌刻着两个潇洒遒劲的斗大朱字"圣泉"。郭详正的姐夫说："这是苏东坡写的。"张扩久立字前，悲恸哀思。怀念他的老师庞安时和苏东坡两个"异人"，今天他们都已作古，然墨迹长留，会受到千秋景仰。

距圣泉右侧数步，便是灵泉。圣泉、灵泉人称姊妹泉。她们像是涂山一双清澈明亮的眼睛，泉水大旱不涸，终年不竭。

今天张扩到此一游，实在是感到非常快乐了。这是他向往已久的地方，然而因为工作忙碌，都没能亲历其境。

当他要离开患者家时，主人馈赠不少礼物，以示谢意。在无可奈何的情况下，张扩向其患者姐夫说："你带我参观了涂山，看了禹庙，禹的功劳该有多大，但人家要老百姓馈赠他什么没有？还有，我的老师庞安时，他一生救人无数，但他只取所需，从不多收患者钱财。你们要理解我啊!"

说完,他也只取所需就上路了。

崇宁四年(1105),张扩与其弟张挥在南京应诊。一天夜晚,有一妇人叩门求医,刚好张扩不在家。其弟张挥随即给妇人进行诊治。第二天,张扩回屋后,张挥将对妇人的望、闻、问、切及处置情况,如实报告给张扩。张扩欣喜地说:"此方完全有效,明日可能痊愈。但按照你把脉所得到的脉象,这个妇人应该是丧偶独居有三年了,她的左乳下有痣。"

几天后,这位妇女疾病痊愈,特来感谢张挥,当时张扩正好坐在张挥那里,经询问,妇人左乳下果真有痣。

崇宁五年(1106),在歙县做官的何某,上面来令调他到都下齐州任职。一天,他找到张扩,告诉张扩他要调齐州,请张扩看看他身体如何?因为这次调动,属于升职性质的,他很自信、很乐观,骄矜之气,形之于色。

张扩对他的心情是很理解的。何某要张扩看看他身体如何,似有如今体检的味道。

张扩看他的气色、号他的脉,非常仔细,过了一会儿,张扩说:"你的脉象显示,你的生命只有七天。"

这位官员很不以为然。

过了五天后,他的身体没有任何不适,这时任命通判齐州(今山东济南)的通知也到了。

他愤怒地对他人说道:"张扩断定我活不过七天,可我现在过了五天,你们看,我这身体棒得很啦,他岂不是胡言乱语!我才升官,怎么可能会死呢?"

两天以后,何某早晨起床,兴致勃勃地又对他老婆讲:"张扩,什么医生!专搞骗人的把戏,我这不是活得好好的吗,他说我很快会死,完全是胡说!如果过了七天后,我要是还没死,一定要去羞辱他!"

他老婆说："不要这样说，管他讲得对不对，出门走路要小心一些，高崖莫攀，低谷莫下，人多地方莫去，斗殴场合莫近。祸福无常，谁能说得清楚，一切小心为好。"

当他老婆话说完以后，他就拿起面盆，准备去打水洗脸。就在这时，他忽然心里发慌，跌倒在地上，儿子走近想扶起他，发现他已不省人事，不久，就死了。

他的儿子很是惊奇，事后专程去找张扩询问他父亲的病情，张扩说："你父亲出现了虾游脉，这是非常危险的脉象，前面我已经告诉他了，没有办法治疗了，最多只有七天的寿命。"他的儿子听后，非常惊叹：世上还真有如此高明的医生，能断人生死，真是匪夷所思。为此他专门写了一篇文章称赞张扩，把他比作扁鹊，医术如神。

张扩的这个病例，庞安时也遇到过多次，每次都能准确地判断，从没失误。张扩的这次诊断，与庞安时号脉诊病、断生死有异曲同工之妙，可见，张扩的医术受他的老师庞安时的影响之深，真可谓授业弟子，尽得其传，名师出高徒。

建中靖国（1101）初，朝廷召范纯仁回京师。

范纯仁是范仲淹的次子，字尧夫，皇祐进士。以前曾跟着胡瑗、孙复学习。他的父亲在世时，他为了服侍父亲，拒绝从仕做官。父亲去世后，才开始出仕做官，出任襄城县的知县。后官至侍御史、知谏院。对王安石变法持反对态度，认为他对老百姓不利，前后上书多次，无所顾忌。王安石发怒，将他贬职出任河中府知府，后又辗转至和州、庆州。徽宗即位，命范纯仁为任观文殿大学士，督促他早日入朝觐见。他将要出发时，疾病发作了，于是请来张扩诊视，问道："我此次出去赴任能活多长时间呢？"张扩回答说："按照你目前的脉气，怕是活不过半年。"

范纯仁说："如此说来，我若还能活着到京师，这是你的恩赐啊。"于是，他邀请张扩一同去往京师，奏请皇上，任命张扩为假承务郎。

范纯仁到京师后，时间不久，疾病大作，卧床不起，结果完全如扩所云。

当朝又一位大员尚书赛序辰，在应天府任职，患有疾病，找张扩诊视。张扩摸脉，说："尚书没有官脉，不久将遭到贬谪。"果真如他所说，在短时间内，尚书就被朝廷放归故里。一年后，张扩复同尚书相见，他摸摸尚书脉后，对他说："有运，可能起用知州。"不久，朝廷令任杭州知州。

张扩在京师时，一次权相蔡京之妻患病，众医束手无策，他应召诊治，很快治愈。蔡京赞叹道："天下医工未有如张承务者。"张扩诊治患者以出手奇特，神机妙算著称。户部郎中黄漠父子均经张扩手而治愈，黄漠认为张扩医术已经达到出神入化的境地，如果不是术数穷天地，知识窥造化，那是断然难以如此妙手回春的。

绍兴丙寅年，余杭人何铸，政和进士，担任资政殿学士时，因为帮岳飞说话，为岳飞申辩，得罪了秦桧，贬官到安徽歙县（新安），经常找张扩之弟张挥看病，张挥多次解决了他的病痛，他非常感动，后何铸为张杲（张扩的侄孙）著《医说》写一篇序，云：

余自弱冠，游学金陵，已闻张子充（张扩）以医名。江东士大夫多神其术，以谓其察脉，非特知人之疾，至于贵贱祸福，期以岁月旬日若神。余尝异之，而恨未识其人也。后三十年，余谪居新安，识其弟挥，方知子充为此邦人，且闻其事甚详。挥尝亲授指教于子充，故其议论有据，切脉精审，今为此邦医师之冠。余居徽三年多，赖其诊治，故特书之，因以见子充之术果不凡，其传于后者犹如此也。

在学术方面，张扩继承了庞安时精研伤寒、善疗奇疾的传统，亦以治伤寒为特长。切脉的神奇，完全是庞安时无私无隐、悉心传授指导的结果。崇宁、大观年间，张扩几乎成为京、洛一带的"神医"。民谣说："有疾莫耽搁，快去找张扩。"其弟张挥、侄张彦仁、侄孙张杲，均传其学。尤其是张杲撰《医说》，家声益振。故张扩是庞氏弟子中影响最大的一家。

张扩后以罪贬谪永州，后至洪州。一天早晨，张扩会见了当地郡守，说："我将在今日中午时死亡，我的后事可能要麻烦你了。"

郡守说："不至于吧。"

张扩说："我已经诊断过我的脉象，邪气已经从我的血脉进入心了，已无药可治。"

过了中午，郡守不放心，派人过来看一下情况，发现张扩果然如期死亡。张扩临终前也像他的老师庞安时一样，都是通过脉象准确判断自己死亡时间，足见其医术如神。

弟子李百全

李百全，字儿道，舒州桐城（今安徽桐城市）人。他是唯一见于《宋史·庞安时传》的庞氏著名弟子。

从史料看，李百全在学术上继承了庞安时善用针刺治病和重视起居将养、培补正气的学术传统。

但李百全原来对针刺治病，实属外行。宋·洪迈在《夷坚甲志·卷十》记载了这样一个故事：舒州桐城地方，政和进士朱新仲的邻居，有一孕妇难产，七日而子不下。远近医生都请来诊过，巫师道士也请来看过，都束手无策。一天，李儿道恰好在朱新仲家。于是，朱新仲请李儿道过去看一看，李儿道说："我看过了，没有别的办法，这只有用针刺的方法才可解决。但这一艺，我未学到，不敢动手。"

只好邀请庞安时前往治疗。庞安时先用手上下抚摸产妇的肚腹，然后取出针来朝着一处扎了一针，说也灵验，随针一扎，产

妇肚肌抽搐了一阵，生出了一个胖胖的婴儿。（见第四章）

庞安时针刺之高明，令李几道钦佩咂舌。

晚上，庞安时住在几道家，几道恭请老师言传身教。

庞安时告诉他：要学习皇甫谧（215—282）的精神。他原也不懂针灸学，曹魏甘露年间（256—259），不幸患风痹、耳聋，经过百日方才治好。在这段时间里，他认真研究《黄帝内经》十八卷，即《针经》九卷和《素问》九卷；又研究《明堂孔穴针灸治要》。这三部书都讲黄帝、岐伯事，而文多重复，错互非一，于是加以改编，使事实相从，并删去浮辞和重复，论其精要，写成《针灸甲乙经》十二卷。

庞安时说：“这三部书，你要熟读深思，学习实践，终能得心应手，运用自如。”

李几道说：“你讲的我懂，但具体操作起来，我又胆怯。”

“是的，”庞安时说，“俗话讲艺高人胆大，当你没有掌握医理，而还未一试，胆子何从大得起来呢？操作起来，还是要首先深谙腧穴。‘腧’，转输、转注之义；‘穴’，即孔隙的意思。腧穴，是指人体脏腑经络之气转注于体表的特定部位，即通常所说的穴位。人体腧穴既是疾病的反映点，又是针灸的施术部位。腧穴分别归属于各经脉，经脉又来源于一定的脏腑，故腧穴—经脉—脏腑之间形成了不可分割的联系。”

“人体腧穴很多，一般归纳为十四经穴、奇穴和阿是穴三类。”

“腧穴不仅是气血转注的部位，当人体生理功能失调时，又是邪气所客之处，在防治疾病时又是针灸的刺激点。通过针刺、艾灸等对腧穴的刺激，可以通其经脉，调其气血，使阴阳平衡，脏腑调和，从而达到扶正祛邪的目的。”

“十二经脉和奇经八脉，每一条经脉都有一定的循行路线，其循行分布与该经腧穴的主治有着密切的联系。腧穴是针灸治疗疾病的特定部位，只有掌握了它的定位、主治和操作，才能为临床打下扎实的基础。"

李几道这个人吃苦精神很强，遇到困难的事情，他有一股子锐气，不攻克决不罢休。他在送走老师以后，按照老师的指点，刻苦学习《素问》《灵枢》《名堂孔穴针灸治要》，并能从头到尾背诵出来。

一年后，他又背着书箱来蕲水，住在庞家，跟随庞氏临床学习一年，才回舒州。

此时舒州的李几道，就不是昔日之李几道了，他成了"全能医生"，内科、外科、儿科、妇科，或开药，或扎针，样样都行。走乡串镇，有人称他"李名医"，有人称他"李神医"。

一次，有个姓王的家长带一个14岁的男孩来问诊，主要病症是四个月拒食。起因：三个月前，被人用拳头猛击头部，从此经常头痛、眩晕、疲倦无力、饮食不振。近半月粒米不进，终日卧床，呻吟不止，靠喝糖水维持生命。当地多个医生治疗，用药多种，终未见效。患者父亲来请李几道。李看后，发现患者外观为慢性虚损性病容，消瘦，面色苍黄，嗜睡，能正确回答问题，但言语含糊。脉弱，四肢冰冷，不能自由屈伸。舌质润，无苔。李几道认为，此乃脾胃阳衰。治当急补脾胃，提升阳气。李几道采取药针并行，加上饮食调理等方法，治疗四十余天，病即告愈。

这个消息不胫而走，迅速传遍舒州城乡。

过数月，又来一个患者，女，40余岁。她反映下腹皮肤奇痒。起病的时间是她生第三胎以后，其下腹自外阴以上共一手掌处，常发奇痒，就寝后尤甚。患者没有办法，常用热水烫洗。短时间可以缓解，时间长一些，痒又照旧，患者简直苦恼极了。

当时舒州有名气一点的医生，几乎全部诊治过，但都未发生效验。这些医生对此病大都作"血风疮"治，屡用泄热、清营、凉血诸法治疗，效果不明显，说明全未对症。

由此竟然拖了两年未愈。

李几道接诊患者后，详细问了病情与发病经过，检查局部皮肤外表后，他认为，此乃风痒证，为血虚肝胆以致生风生燥，皮肤失养而成，开出五味子、乌梅、防风、炙甘草、白蜜、丹皮、紫草、金银花、生地等药，令患者连服五剂，痒停。数月后，又发一次，仍以原方服药，几日后痊愈。

弟子王实

颍川（今属河南）王实（即王寔），字仲弓，元丰元年（1078）来蕲水龙井村，师从庞安时，也是庞安时的高足之一。曾官至信阳太守。

王实自幼聪明，饱览群书，每读能记，记而能用。对医书极为喜爱。他家庭很富有，经常不断地添置书籍，特别是医书，发现哪里有新本，即千方百计购回来。一拿到手，就爱不释手，读完记牢为快。对张仲景的《伤寒论》，传说王实能倒背如流。对仲景的医术，他极为推崇。他常说："张仲景书在世，如法家有刑统，苟用之皆当，可使天下无冤人。而庸医多不解，其见于形候者，亦不尽审，是既不能用法，又不能察情。以故杀人。"时时处处推崇仲景之书。

王实认为，他的老师庞安时是运用仲景之书的高手，并有所发明，有所创造，有所丰富。

王实在学医过程中，既刻苦钻研仲景的书，也虚心听取庞安时的教诲，仔细揣摩庞老师开出的处方，牢记庞老师的每一操作细节。总见他在那里记录什么、思索什么。

一天，庞安时问王实："你跟我左右不离，可有什么收获吗?"

王实说："收获挺大的。"

庞安时说："你说说给我听。"

王实把他的一个小本子递给老师。

庞安时打开本子一看，里面记的每天跟老师在一起，诊治某个患者疾病，对老师向患者的望、闻、问、切情况，都一一记录在案，对老师的处方及治后效果，也详记不漏，并且，每次都记有观察心得和评价。

庞安时看了几页以后，脸上露出十分惊喜的神色。然后，把本子合上，对王实说："吾之医术，子得之矣！"

然后，他劝王实回到颍州，独立行医。他说："多一个名医，就多造福一方。你回到颍州，要好好为患者负责，这就是老师的最大心愿！"

遵照师训，治病救人，王实声名远播。

一天，王实到颍州郡城，看见城门口围着一大群人，挤进去一看，原来都在看告示。这告示的大意是：本府得了一种怪病，不病不痛，不冷不热，就是不想吃饭睡觉，形容枯槁，浑身无力，请过不少郎中，都未诊好。为此，昭告各方名医，凡能将我病诊好者，愿谢纹银一百两。王实把告示撕了。大家看他衣冠楚楚，一副贵家子弟模样，不像一个真医生，顶多是个过路郎中。都说："这个过路郎中好大的胆，府城里这么多高明的医生都治不好知府老爷的病，你算老几？你诊得好？可能是屁股发痒，想讨一顿板子。"

站在一旁的知府家人，左右犹豫：不带他回家，恐怕真的是高明医生，使老爷诊病错过了机会，定会大祸临头；带回去吧，要不能诊好疾病，老爷不说自己有眼无珠才怪呢。左思右想也想不出好办法，只有把王实带回去算了。

此时知府老爷已是骨瘦如柴，两眼凹陷进去像两个陶瓷酒盅，目光呆滞，神情抑郁，见到医生来了，想起床起不来。他有气无力地说："你是何方郎中，能治好我的病吗？"

王实不言不笑，只给他捺手脉，然后对知府说："你这个病其实算不了什么大病，就是被那些庸医滥用人参、鹿茸误诊了，才拖到今天这个样子。"

知府听得王实这么一讲，忙问："我得的什么病，快说，说准了，我要给你重赏。"

王实说："你得的是妇女病——经血不调，只要吃了我的药，包好。"

知府说："胡说！我一个堂堂男子汉，怎么得的妇女病？想必你是一个刁民，冒充郎中，来骗我的钱的。来人，把这个刁民给我赶出去！"

知府这么一喊，家奴一齐涌了进来。王实不慌不忙，对知府说："我说的句句是实话，你要是不信，我肯定你的病是不会好的。"知府气得要死，手拍床榻大叫："气死我了，你们赶快把这个疯郎中赶出去。"家奴们连打带推地把王实赶出门了。

王实说："你们不要打我，过些时候我还要来收看病钱的。"

家奴赶走了王实后，知府想了一阵大笑了起来，说："这个过路郎中，真疯！我一个大男人，咋会得妇女病？说我经血不调，我变成女人了？"

知府越想越好笑，那么多郎中就不如这个疯郎中？他们开的人参、鹿茸有什么坏处？疯郎中把男人当女人诊，真是千古奇闻。他越想越好笑。一连六七天，一无事就想到王实把他一个大男人当成女人诊，就要大笑一阵。

说起来也怪，往日他总不知道饿，现在每天笑过以后，忽然觉得肚子饿了，想吃些东西。开头只想要吃粥，过两三天想吃干饭了。再过几天，吃素的还不满足，想要吃荤的，肉呀、鸡呀，都挺合胃口的。二十天以后，也再没吃郎中的什么药，病就自动地好了起来。能吃能喝，面色红润了，脚走路也有劲了。

一天，知府正在后花园亭子里喝酒赏花。家人进来说王实又来了，口口声声要讨诊病的谢银，眼看要闯进来了。知府想，来了也好，我要戏弄戏弄他，看他凭什么找我要看病的钱。就叫家人把王实带到花园亭子中来。王实到后还没开口，知府就说："是不是又来跟我看病的?"

王实说："你的病上次我给你治好了，这次是来向你收诊费的。"

知府一听，咦，这个过路郎中，还想来讹诈我的钱不成? 也太胆大了!

知府把眼睛一横，对王实吼道："你何时给我看过病? 我的病是自己好的，你想敲诈老爷是嘛?"

王实哈哈一笑说："我看病从来都是按例收费，对贫寒人家分文不收，我还要给他送药，怎么我想敲诈你呢?"

知府说："你上次并没有给我看病开药，如何还来要钱?"

王实说："我未给你看病开药，那么你的病如何好了呢?"

知府说："上次胡说八道，胡说老爷的病是经血不调，男人得了女人的病，那怎么可能? 所以，老爷我一想起来就要发笑，我的病是笑好了的。"

王实说："这说明你的病是我诊好的，想赖银子，那是不行的。"

知府见王实说他赖账气得眼珠子翻白，他说："你说老爷的病是你诊好的，你说出证据来。要是你说得对，我就按告示兑现；要是说得不对，老爷要拿你治罪!"

王实说："实话相告，你得的是气闷在胸、三焦不通的抑郁惆怅之证。"

知府说："我既然得的是这个病，你为什么要说是得的经血不调的病?"

王实一笑说："你这病只能用笑来诊，才能散气顺心，通脉活血，变郁愁为轻松，改变心情和情绪，利用五科情志之间的相生相克之理，以达到治疗目的。如果我照直给你说了，你就笑不起来，病也诊不好。我故意说你男得女病，经血不调，使你觉得荒唐，一想起来，就要笑，病才好得了。"

知府听王实说得十分在理，哑口无言，乖乖地拿出一百两纹银交给了王实。

这件事简直是雷爆惊天，在颍川城乡很快传开了，以致家喻户晓。于是，有人称王实为"神医"，有人称王实为"活菩萨"。自此以后，求他诊治的患者，越来越多，越来越远，像阳翟、登封、宝丰、尉氏、郾城、新密、叶县、舞阳等州县，都有患者来请诊，王实整天忙得不亦乐乎。

由于王实是贵族子弟，加之医术很高，后来担任信阳太守。传说他在任信阳太守时仍坐堂替百姓治病，被尊为"坐堂大夫"。每逢初一、十五衙门大开，让患者进入公堂，把官衙变为诊所。久而成习，每到此时各方患者早已候诊于衙前。

一次，来衙门诊病的一个女患者，叫唤不停，王实捺脉后问其病情，该患者一言不发，其夫指其乳房，但患者不肯解衣。王实对其丈夫说："此为乳痈。"令他取鲜蒲公英，捣汁温服。其夫照做后，很快肿块即消，便痊愈了。

又一次，有一患者来衙门治病，王实一看，他患的是肿胀病，气虚不能化水所致从头到足皆肿，气喘声嘶，大小便不通，危在旦夕。他令家人用黄芪四两，糯米一酒杯，煎一大碗汤服用。结果效验如神，患者服下后，喘即平，大小便亦通，肿亦随消。继而加祛湿开胃之品，两个月后，只有脚面有钱大一块肿未消。

患者急于求成，后来变换了医生。这位医生极不赞成王实的补阳气方法，改用迭进祛湿之剂，结果病情不但未能好转，反而加剧，濒于死亡。

于是，患者又于某月初一，前来信阳太守衙门求诊。王实继续令他服用黄芪，经服数斤以后，直至痊愈。

王实与娄昌言、常器之、宋道方等为医友，曾集诸家伤寒方论，撰有《伤寒证治》三卷及其简略本《伤寒治要》和《局方续添伤寒证治》一卷。

宋太祖九世孙赵希弁曾说："《伤寒证治》三卷，右皇朝王实编，实谓百病之急无逾伤寒，故略举病名、法及世名医之言，为十三篇，总方百四十六首。或云颍川人，官至外郎，庞安常之高弟也。"（《郡斋读书后志》）

叶梦得曰：王仲弓（即王实）人物高胜，虽贵公子，超然不犯世故，居官数自免，博学多闻，又长于医。及与前世娄昌言、常颖士、宋道方诸子游，尝云：疾之伤寒，所在无岁不罹其患，然治法有证，传于经络，效于日数者，不可差以毫厘。张仲景书在世，如法家有刑统，苟用之皆当，可使天下无冤人，而庸医多不解，其见于形候者，亦不尽审，是既不能用法，又不能察情，以故杀人，不知其几何。因推仲景书，作《伤寒证治》，发明隐奥，杂载前数人议论，相与折衷，又恐流俗不可遍晓，复取其简直明白、人读而可知者，刊为《治要》，曰：苟能穷疾之所从来，而验之以候，按吾书而用之，虽不问医，十可得八九。此仁人之用心也。余尝病东南医尤不通仲景术，乃为镂版，与众共之，使家藏此书，人悟其术，岂特无冤人而已。调护之不失其宜，服饵之不失其节，虽使至于无刑可也。贤者尚无忽。（《石林居士建康集》）

弟子胡道士

庞安时还有一个学生胡洞微，人称胡道士。江西九江人，非常用功地向庞安时学习。庞氏治病时，他都紧跟其后，仔细询问、用心揣摩，医术深得庞氏的真传，九江人对胡洞微的医德医术，都是很赞许的。

庞安时高尚的医德医风，也感染着自己的学生。

元丰五年（1082），苏轼顺江而下，至庐山一带游览。一天，突然发病，他想到庞安时有个学生叫胡道士，住在九江（见第七章），就连忙去请胡道士治疗。

治疗结束后，苏东坡因两袖清风，无以酬谢，便做行、草数纸赠胡道士，并笑对胡道士说："此安常故事，不可废也。"胡欣然收下。

诗僧道潜，别号参寥子，于潜（浙江临安）人，是苏轼的好友，同苏轼游览九江一带，亦犯病。他求医于胡，自度无钱，且不善书画，求苏轼为书数幅。苏戏之曰："子是粲、可、皎、彻之徒（隋唐时代四位著名的僧人，以善诗文而见重于时），何不下转语作两首诗乎？庞、胡二君与吾辈游，不日索我于枯鱼之肆矣！"（语出《庄子外物》本谓身处穷途而待尽，这里仅戏喻被逼迫而穷困无奈之状）。

在庞安时的学生中，胡洞微与苏轼最为友善，他同苏轼交往较多，苏轼对他的评价较高（见第四章）。他所治患者穷困无钱时，就只收点书写字画的宣纸算了，而且他也喜欢收藏名人字画。庞安时在龙井病房对苏轼诊病，什么报酬不收，胡道士如同先生一样，只要苏轼作行、草数纸而已。苏轼曾谈到参寥求医时写道："庞安常为医，不志于利，得善书古画，喜辄不自胜。九江胡道士颇得其术，与予用药，无以酬之，为作行草数纸而已。且告之曰，此安常故事，不可废也。"像他的老师庞安时一样，在九江找胡洞微看病的人非常之多。

苏轼在《东坡集》卷二十中有"石菖蒲赞"一首，并序一篇。苏轼在序中云石菖蒲"忍寒苦，安淡泊，与清泉白石为伍，不待泥土而生者"的高洁品行。又说："余游慈湖山中，得数本，以石盆养之，置舟中，间以文石、石英，璀璨芬郁，意甚爱焉。顾恐陆行不能致也，乃以遗九江道士胡洞微，使善视之。余复过此，将问其安否？"

苏轼与胡道士交谊深厚，不是偶然的。因为胡道士不仅在医术上，在医德方面也继承了庞安时的传统——"为医不志于利"。在哲学观点上也有其共同之处。庞安时自号"蕲水道人"，"晚好佛学"。胡洞微自称道士，对佛学也甚为崇尚。他们都心地善良，重视人的生命，以济世活人为务。

弟子熊觉

蕲春县横车驸马坳熊觉，是庞安时的又一个弟子。

说起熊觉，首先得介绍一下驸马坳这个地名，它来源于一个真实的故事：东汉明帝刘庄永平年间（约60前后），熊觉的老祖先熊筹，袭父爵带军功入朝。刘庄见熊筹才思敏捷，文武兼备，仪表堂堂，便将熊筹招为小女龙英公主的驸马，赐封德化平侯。熊驸马果敢刚毅，秉公执法。东汉永平十三年（70），楚王刘英被诬叛乱一案，祸及无辜数千，冤案横生，满朝文武胆战心惊。熊筹奉旨稽核案情。为澄清是非，甄别真相，他多次亲临洛阳监狱复审，查证蛛丝马迹，后奏明皇上，使千余无辜人员死里逃生。

木秀于林，风必摧之；行高于众，言必非之。熊筹的刚正不阿，一丝不苟，无形中便得罪了专横跋扈的大将军梁翼及其党羽，他们向皇帝进谗言，使得明帝冷落熊筹，不久将其放于江西鄱阳东阁，封了个有职无权的闲官。龙英公主也随熊筹到郡阳赴任。熊筹上任后，整天无所事事，倍感无聊，便向皇帝上书告假回乡，到蕲春一里坳省亲。也许是汉明帝怜惜女儿，也许是深感对驸马有失公允，在准假的同时，拨重金为熊筹修建了驸马府第。这府第位于驸马坳境内的太阳堡之东，"三面环山，一水绕府，三重牌坊三重殿，五厢楼阁五重院"，风景秀丽，甚是壮观。这就是驸马坳地名之由来。

熊觉是熊筹的后世子孙。他家庭不算富裕，但他父亲特别重视读书，再苦再累，他也不忘把钱花在儿孙读书上。

熊觉早岁聪颖，跟老师读儒家的书不少，接着又读《黄帝内经》《针灸甲乙经》以及《伤寒论》等。因为这是个山区，穷乡僻壤，缺医少药，老百姓生了病想请医生诊治非常困难。熊觉有鉴如此，就开始做起医生来。他是边读书边临床，一边学习一边行医。小病他敢诊，大病他不敢诊，人命关天的大事，他不能不慎重。在内心深处，他是想边从师边实践，但附近无名医可从。

有一年暑夏季节，本村有个叫熊雨霖的人患病，腹泻，自汗，神倦，吃了几剂行乡郎中的温补药剂，病情非但未见好转，反而日趋加重，二便失控。

熊觉经患者家人延请，虽然去看了两次，但没有什么好办法治疗。后听说庞安时几付药下去，患者很快好起来，非常佩服。后又听说患者为感谢庞安时的救命之恩，两次上门以礼相谢，都被庞安时拒之门外。熊觉得知后更为感动。

他想：几年来，我总想求得名医终身师从，而不可得，庞医生可能是我真正师从的人了！他高尚的医德、精湛的医术，在这世界上是难寻到的。

于是，在这年中秋节前两天，他按照蕲州拜师学艺的规矩：准备两只母鸡、两百个鸡蛋、八斤猪肉、八斤油面，上了庞安时的家门。经庞安时允许后，熊觉即跪下向庞老师行了跪拜礼。

熊觉说："我是'走读生'，不住在先生家学，只是每月来先生处一次，把我在学习和实践中碰到的问题向先生请教。"

庞安时当时即允诺了。

熊觉就按这样的从师方式每月到庞先生家请示一次，聆听一次教诲，丰富自己的医学知识和实践经验，努力提高自己的医学水平。

但因为熊觉在庞家出面较少，所以在六十多个学生中，他的事迹是鲜为人知的。

弟子屠光远

屠光远是舒州（安徽安庆市）、蕲州（湖北蕲春县）一带的人。他在江南一带行医，是一位民间的良医，但爱好喝酒，过得有些落魄。晚年住在饶州乐平县（今江西东北鄱阳），乐安江横贯（鄱阳之东）一带。每次赴人邀请，只喝酒，绝不计较钱财，人们称呼他为"屠醉"。

县里酒官吕生的妻子临产，五天都没有生下来。有人说："没有屠醉良医出马，这个问题就解决不了。"吕生赶紧把屠醉喊过来，他到的时候就有些醉意了。屠醉径直走进屋内，隔着衣服稍微按摩了几下，说："把产妇扶起来坐着，不一会孩子就会生下来。"

不久，就听见婴儿的啼哭声——孩子生出来了。有人说，屠醉并没有施展什么技巧，只是正赶上孩子要生了，没有什么好惊奇的。

屠醉对吕生说："你仔细看看你儿子左手的虎口，那里肯定会有一个小孔。"吕生看了，果然看到个孔。

于是问屠醉其中的缘由。屠醉说："这不是一个温良的孩子，一定有什么宿怨，想要取走你夫人的性命（迷信说法），所以在母胎里就抓着母亲的肠子不放手（此说法不科学），所以一直生不下来。我用庞安时的方法针刺小儿手的虎口，小儿感觉疼痛，立即松手，所以才生得下来。"

吕生拜谢屠醉，那个婴儿也死了。又过了两年，吕生的妻子又怀孕生不下来，仍用以前的方法针刺治疗，他的妻子又生下了孩子，屠醉告诉吕生："事已至再，你的夫人应当一个人独居，如果不知悔改，他日又像这样怀孕，该怎么办？如果我不在现场，他人肯定也治不了。我通过我的脉象，发现我的年寿和气运将要耗尽，将不久于人世（这种诊疗技术与庞安时、张扩诊断自己病情的技术一致，可谓有异曲同工之妙）。你应为夫人的性命考虑，不要忘了我说的话。"

第二年，屠醉果然亡故了。又过了一年，吕生的妻子竟因为生产而丧命。吕生听信谗言，说妇人怀死胎，自己将沉沦于低谷永无出头之日，便亲自持刀剖开了妻子的肚子，将死婴取出丢弃了。

吕生相貌丑陋，头扁，被称为吕扁头，妻子极美，秉性温柔。族人均对此感到惊诧，感慨其妻子深深的不幸。

古人用针刺、砭刮治病，确有起死回生的功效。脉络交会的地方，药液不能发挥功效的地方，用针刺其腧穴，疗效都很神奇，各种方书传记，与此相关的记载不止一处。唐代皇妃怀皇子时也出现这种情况，临近生产，却数日都不能分娩。诏医博士李洞玄候诊把脉，李洞玄说："是因为孩子手抓着母亲的心脏，所以不能生产下来。"太宗问："那应该怎么办呢？"李洞玄说："留孩子则母亲不能保全，保母亲则孩子必死。"皇妃说："保孩子，帝业永昌。"李洞玄遂经皇妃腹部针刺胎儿之手，皇妃去世，皇子即出生了。

屠光远也用这种方法治疗过鄱阳湖东岸酒官的妻子。庞安时见孕妇有难产者，亦用此方法。三人治法如出一辙，疗效都如此神奇。大概当时的从医者，都是认同此治疗思想的。（由于受当时医疗水平限制，这种思想不科学，但针刺穴位促进胎儿生产是完全可能的。为什么都出现这样的记载，前面庞安时医案已解释。）

弟子栾氏

栾氏，不知道其具体名字。据宋·张耒《跋庞安常伤寒论》中说："予将去黄（黄州），栾仲实以黄别驾（指黄庭坚）后序求予书，而仲实之父为医，得庞君之妙，谓予言何如也。"足见栾仲实的父亲是一位医生，也是庞安时的学生，深得庞安常的学术奥秘，为庞氏的亲传弟子。

他跟着庞安时学医，把当医生作为自己的职业，传承庞氏的学术思想。他的儿子栾仲实为出版庞安时的《伤寒总病论》做过努力。栾仲实亦通医，由于师承父子关系，庞氏逝世后，栾仲实为他的伤寒著作请人写序、跋，联系雕版，是传播庞氏学术思想有功之人。栾氏之子栾仲实的医学传承也是来自庞安时。

弟子魏炳

庞安时还有一个学生叫魏炳，迄今为止，魏炳作为庞安时的弟子，在史料上仅见13字而已。其他籍贯、生平等都无从考证。传说，魏炳是浠水人，民间医生，淡泊名利，只热衷做学问、当医生。

《伤寒总病论》书后所附的《音训》一卷、《修治药法》一卷，均为其所编，其末注云："政和岁次癸巳，门人布衣魏炳编。"宋代手工业颇为发达，出现了许多前店后厂的药铺，专门炮制药材。但很少有关于药物炮制的专书，庞氏《伤寒总病论》后附有《修治药法》，为弟子魏炳所辑，从而弥补了炮制方面的不足。据此可知，《伤寒总病论》出版的时间在1113年，为庞安时去世十余年之后。他继承了庞安时制药和调剂方面的学术经验，所编《修治药法》等，对学习《伤寒总病论》有所帮助。

总之，庞氏弟子虽众多，但因其史料有限，时间久远，无法一一查考，但仅此数人，亦可见庞安时的医术医德对其弟子的良好影响。

数十年来，庞安时诲人无私，桃李盈门，如张扩、李百全、王实、胡道士等六十余人，而出类拔萃者甚多，皆精通医理，学识渊博，医德高尚，活人无数，闻名遐迩。

第八章　临终嘱托　迹垂后世

北宋哲宗元符元年（1098）冬庞安时痼疾发作，至元符二年（1099）二月初的一天，病情加重。其时，庞家已子孙满堂，夫人陈氏生有二男三女，长子庞璀、次子庞琪，两个孩子都修身笃孝，都跟随父亲学医。他们生有两个孙子，庞仲容、庞叔达，也都快成人了。三个女儿分别嫁于魏渊、郭迪、陈翔，三个女婿均考中进士，名显当时。

有一天，他的弟子和徒弟请他自己诊视脉象，他笑着说："吾察之审矣，且出入息亦脉也，予胃气已绝，死矣。"

于是庞安时摒弃药饵，拒绝服用药物。召集夫人陈氏、两个儿子庞璀、庞琪，两个孙子庞仲容、庞叔达等家人都来到身边，交代他的病情，做好家里的事项安排和嘱托，然后交代后事，包括完成《伤寒总病论》的出版发行，并请黄庭坚写后序，等等。最后授遗书一封，请他的孙子庞仲容交给友人张耒，拜托他为之作墓志铭。

同时，也通知他的三个女儿及三个女婿有时间过来一趟，其时，三个女婿皆为当朝进士，只有女婿魏渊能赶回家看望岳父。

后数日，在蕲水麻桥龙井村村家中，庞安时与宾客、弟子、子孙谈笑自如，"盖超然达者语也"。正如庄子的那句名言："适去，夫子顺也。安时而处顺，哀乐不能入也。"几天后，在元符二年（1099）二月初六这一天，庞安时正与女婿魏渊交谈，突然韵语数句，便安详地离开了人世，享年五十八岁。庞家根据庞安时遗

嘱，于九月二十七日墓葬于龙门乡佛图村（现今浠水县清泉镇麻桥龙井村），由好友张耒撰写墓志铭。（见柯山集·卷四十九）

众所周知，人类社会文明传承的方法主要有三种：即口口相传、文字留传和实物存证。庞安时一生不求官，为民服务，轻利重义，但颇重传承医术，留名青史。他著书立说、请名人作序、题跋，死前嘱咐子女一定要让苏门学士张耒为他写个墓志铭。当时，他熟悉的名人那么多，却偏偏看重被判重罪，正在（背时）走霉运的苏东坡为他的著作写序，即使是苏东坡后来被一贬再贬，最后流放到海上荒岛，他也未改变初衷。最后虽苏东坡因病写序未果。他又趁另一个背时贬官黄庭坚到来的机会，请他作后序。当他将要离开人世的最后时刻，还亲手留字，要追随苏东坡的"顽固分子"张耒为他撰写墓志铭。世人皆说，人如果耳朵聋了就会变傻，但这位庞聋子不仅不傻，而且还识人如神，多年来与他们交情甚笃。

庞安时不仅崇拜苏东坡并认定他一定会成为"一代文章之宗"，而且还认为黄庭坚、张耒也将成为后世楷模。果然，随着苏东坡名誉的恢复，黄庭坚也被南宋朝廷谥为"文节"，其诗书作品与苏东坡齐名。张耒恢复名誉后，其著作也以多种版本广传于世。苏轼、黄庭坚、张耒三人所写的有关庞安时的文字作品至今全部藏于他们的文集之中。其中苏东坡在蕲水所写的《清泉寺》《绿杨桥》《寒食雨》等诗词作品在中国流传甚广，有的还被选入学生课本。

庞安时及其医学著作也由此在中国历史和中医学界占有一席之地，这无疑也大大提升了蕲水（今浠水）的社会知名度。

北宋以后，蕲水文人深知苏东坡及黄庭坚、张耒在中国社会的巨大影响力，他们在宋朝以来（包括非汉人当权的元朝和清朝）的《蕲水县志》中，均比较详细地记录了庞安时与苏东坡交往的故事。

一些看过苏东坡文集的中国文人，到蕲水后要做的第一件事，就是追寻苏东坡的足迹，寻麻桥、访清泉寺、卧绿杨桥、观龙潭秋月。在这些遗址中步韵和诗，亲身感受历史的沧桑，体验社会的文明。

翻开宋、元、明、清的蕲水地方志，记录这些追星活动的诗文在志书中占有相当大的比重。北宋以来，蕲水的当权者和老百姓更是对此津津乐道，以此为傲、以此为荣。

他们还在麻桥、凤栖山、玉台山、龙潭山和莲花山修建了许多纪念物。如凤栖山上巨大的"凤棲石"石刻和纪念王羲之、陆羽、苏东坡的"三贤祠"，玉台山上的绿杨亭、春晓亭，龙潭山上的文昌阁、苏公亭。这些诗文、故事与纪念物既使磨难中的苏东坡形象更为鲜活，又使庞安时在中国二十四史和医学史上留名。既提高了浠水县在中国文化史上的知名度，也让庞安时作为北宋医王的形象彪炳史册，永远留存于人们的记忆之中。

稍有遗憾的是，由于浠水县在中国历史变迁中，几次更名，几次改变隶属关系，有人不仅不知道轪县为何地，而且对于希水、圻水、兰溪、蕲春、蕲州、蕲水、浠水等地域名称之间的关系也不清楚。著名诗人臧克家在回忆录中也把蕲州码头当成闻一多的故居地——浠水巴河。这样的误会必然会使庞安时、苏轼的"异人会"受到影响。作为后代的浠水人，我们应该正确了解浠水的历史文化，认真讲好浠水故事，让留传千古的浠水名人故事流传不竭，让承载浠水名人故事的历史遗迹能够得以恢复保留，再现辉煌。

清代进士、湖北地方志专家陈诗所写的《蕲水棹歌十首》(之一)，就是一个很好的明证：

斗鸡走狗日相邀，声伎弹棋色色饶。

赖有苏门题品在，居人犹自说麻桥。

浠水方志学家王祖佑，编写中华人民共和国成立后第一部

《浠水县志》时也留下这样一段文字和两首绝句：

莲花山侧（今实验中学所在地），旧有庞安常庙（即妙华庵），门额"洞天福地"四字，供奉庞安时、苏东坡塑像。

一、福地原来有洞天，塑成庞老与坡仙。文章医术皆名世，异地馨香八百年。

二、华佗扁鹊噪当时，邑有庞公足媲之。博得苏髯数来往，清泉寺里有题诗。

王祖佑不仅考察了当时的历史遗迹，还对庞安时医术和庞安时与苏轼相会给予了高度的评价。

张耒从苏轼游，与秦观、黄庭坚、晁补之称苏门四学士。后两度因党籍受贬：在黄州大约两年的时间，住在柯山（今黄冈市黄州区陶店），便自号柯山，并以这个地名作为他的诗文集的名称。当张耒收到庞安时弟子的儿子栾仲实转递的书信后，即刻动手，很快完成了《伤寒总病论》跋文的写作。他的跋文对庞安时的《伤寒总病论》给予了很高但又符合客观事实的评价，"其用心为术，非俪古人""庞安时能与伤寒说话，岂不信然哉"。认为张仲景的《伤寒论》不预为方，论病处方，乃通神造妙之术；而庞安时的《伤寒总病论》提出，伤寒有寒热之分，解决了仲景书中有病而无方的问题，因此功可并列前人。

元符二年（1099）二月初六，庞安时逝世，于九月二十七日墓葬于龙门乡佛图村。张耒为其写就《庞安常墓志铭》：

绍圣丁丑，予得罪谪官齐安，而得蕲水庞君焉。其于医，殆所谓聪明微妙者也……时时为人治病，有奇功，率十愈八九。而君性恺悌明豁，好施而廉。于是有舆疾自千里踵门求治者，君为辟第舍居之，亲视饘粥、药物，既愈而后遣之，如是常数十百人不绝也。其不可为者，必实告之，亦不复为治。活人无数，病家持金帛来谢，不尽取也。戊寅之春，予见君于蕲水山中。深衣幅巾，延客坐堂上。视其貌伟然，听其议博而不繁，妙而易晓。

"戊寅之春"即绍圣五年（1098）春，在张耒笔下，庞安时精诚大医的形象已跃然纸上。

关于庞安时著医书之事，其墓志铭中写道：

予欲以其说告后世，故著《难经解》数万言；观草木之性与五脏之宜，秩其职位，官其寒热，班其奇偶，以疗百疾，著《主对集》一卷；古今异宜，方术脱遗，备伤寒之变，补仲景《伤寒论》；药有后出，古所未知，今不能辨，尝试有功，不可遗也，作《本草补遗》一卷。

墓志铭文最后，张耒以传统四字文形式对庞安时的一生进行了概括性总结和评价：

生民之病，尧舜是医。惟周与孔，世之良师。遭疠于身，扁鹊善治。惟民与身，同一矩规。狩钦庞君，有见于兹。独显以方，用不大施。孰疾于衷，孰毒于肢？有来求予，径取无遗。饮酒著书，终身邀嬉。欲知其仁，吊者垂涕。即化而安，不爽厥知。有考其书，铭以昭之。

《补仲景伤寒论》书稿完成后，庞安时专门托人送与苏东坡，要他兑现给书稿写题首（序言）的承诺。苏东坡当时远谪海南，身体及生活环境十分不好，仍坚持为庞安时写了回信，信中说：

久不为问，思企日深。过辱存记，远枉书教。具闻起居佳胜，感慰兼集。惠示《伤寒论》，真得古圣贤救人之意。岂独为传世不朽之资，盖已义贯幽明矣。谨当为作题首一篇寄去，方苦多事，故未能便付去人，然亦不久作也。老倦甚矣，秋初决当求去，未知何日会见。临书惘惘，惟万万以时自爱。"回信写完，苏东坡又添加几行字："人生浮脆，何者为可恃，如君能著书传后有几？念此，便当为作数百字，仍欲送杭开板也，知之。（东坡续集·卷六）。

从这封回信我们可清楚得知，"老倦甚矣"的苏东坡对旧日老友庞安时仍然保持着关怀和敬意，他对庞安时从事医师职业的选择和著书传后的精神表示真诚的赞许。信中，苏东坡一再叮嘱庞安时"好好保重身体，万万以时自爱"。然而，《补仲景伤寒论》（即《伤寒总病论》）这部书稿传到他手中的时候，他的好友庞安时已于一年前即元符二年（1099）二月辞世了。

庞安时去世三年后，家人遵照其遗嘱，将庞安时倾注一生心血所著的主要医学著作《补仲景伤寒论》定名为《伤寒总病论》，贡献给社会，公开出版发行，完成庞安时的遗愿。

第九章　北宋医王　为人敬仰

　　庞安时，号蕲水道人，被誉为"北宋医王"。苏轼对庞安时的医术医德称赞有加，说他还善用针术，治疗别人的病很是神奇，称他为神医，说他不把钱财看得很重，"不志于利""不尽取之"。他曾说："庞安常者，亦以医闻，……加之以针术绝妙。……而愈人之病如神。安常皆不以贿谢为急，又颇博物，通古今，此所以过人也。"他写道："元丰五年三月，予偶患左手肿，安常一针而愈，聊为记之。"黄庭坚称赞庞安时说："庞安常自少时喜医方，为人治病，处其死生多验，名倾淮南诸医。""苏门四学士"之一的张耒，多次到蕲水造访庞安时，庞安时不仅治好了他多年不愈的风痹病，还使他经常发作的哮喘病也得到了有效治疗，因而两人的关系非同一般。张耒在与庞安时的交往中，亲眼看到他用中药、针灸、推拿、贴敷等多种手段为不同患者治好病痛的精湛医技，看到他对"远道踵门求诊者辟第舍居之，亲视汤药，必待愈而后遣之"的崇高医德，看到他边行医、边总结经验、边著书立说，并以其医术和体会告于后世的传承精神，内心敬佩不已。"试将多病问医王"，在张耒看来，庞安时的确称得上"一代医王"。以下简要总结北宋医王庞安时的特点及其对后世的影响和学术贡献。

承于文化积淀，博览群书，矢志如一

　　自古以来，黄冈文化积淀丰厚，据《黄冈市教育志》载，自隋唐至明清，历代官府，兴学治郡，启迪民智，教化日兴，科举取士，"吾黄冠楚"，这对黄冈文化事业的发展起到了极大的推进作用。同时，中国传统文化的学习和继承，也有利于中医事业的传承和发展，中医根深于中国传统文化，自古有"儒医不分"之说。所以，习近平总书记指出：中医药学凝聚着深邃的哲学智慧和中华民族几千年的健康养生理念及其实践经验，是中国古代科学的瑰宝，也是打开中华文明宝库的钥匙。

自北宋庞安时之后，黄冈历代名医辈出，见于史志记载的所属各县医家，达210余名，且医学大家，代有人出。《湖北医学史稿·人物·医坛英杰》，选载医药大家六人，黄冈籍即有庞安时、李时珍、万密斋三人。

庞安时祖籍襄阳，世代为业医。大约北宋开国皇帝赵匡胤时期，庞安时的曾祖庞愐，就带着他的祖父庞震、父亲庞庆及全家从襄阳隐居到蕲水。来到蕲水（浠水）时，庞家对外称道教世家，且以道行医，为人治病。但从庞家几代人在蕲水生活的实践看，庞家不仅品德高尚，行为正派，而且家族里的人文化素养很高。一代一代都是传承着中国传统医药技能和知识的能人。

庞安时的父亲庞庆是祖传的医师，深刻体会到传统文化对中医思想和理论的影响。他对儿子的传统文化教育非常重视，在父亲的影响下，庞安时热衷于诸子百家经典的学习。藏书已过万余卷，他都广泛涉猎，博览群书，旁涉经史百家，融会贯通，重要读书，反复精读，为成就一代名医，打下坚实的基础。

父亲曾经拿《脉诀》来教他。年少的庞安时却说："学习号脉，看这本书是不够的。"他自己找来了黄帝、扁鹊的脉学著作来钻研。通过深入的理论学习，不仅弄通了医书中的道理，结合自己的临床经验，还能提出一些新的看法。后来，他写下了《庞安时脉论》，流传后世。不幸的是，十八岁时，庞安时生了一场病，出现了耳聋的症状。于是他更加努力地、重新研读《灵枢》《太素》《针灸甲乙经》等重要的医书。"于书无所不读，而尤精于伤寒，妙得长沙遗旨。"历时三十年，写下了《伤寒总病论》这部著作。元符三年黄庭坚序："中年乃屏绝戏弄，闭门读书。自神农黄帝经方，扁鹊《八十一难经》，皇甫谧《甲乙》，无不贯穿。其简策纷错，黄素朽蠹，先师或失其意；学术浅薄，私智穿凿，曲士或窜其文，安常悉能辩论发挥。"学贵有恒，勤而不辍，终成一方名医，誉满江淮。

交文坛俊彦，著医药方书，医术奇妙

庞安时为医，后世医家论庞安时"能启扁鹊之所秘，法元化（即华佗）之可法，使天假其年，其所就当不在古人下"。他"为人治病率十愈八九""处其死生多验"。他的主要医疗活动，除蕲水境内，主要在江淮一带。宋神宗、哲宗年间，颇有医名，前来求治者，"日满其门，达官显贵，争相应聘"。

苏轼的《东坡杂记》《仇池杂记》，袁文之的《瓮牖闲评》，均记有庞安时的医迹。苏轼评价庞安时"精于伤寒，妙得长沙（指汉代名医张仲景，曾任长沙太守）遗旨"，张耒《柯山集》中记载："淮南人谓庞安常能与伤寒说话"。

庞安时的著作《伤寒总病论》为研究《伤寒论》（中医四大经典之一）较早的专著，对仲景思想做了补充和发挥。其突出特点是着意阐发温热病，主张把温病和伤寒区分开来，这对外感病学是一大发展。庞安时的著作对小儿伤寒、妊娠伤寒、暑病、斑痘等的论述，是对仲景学说的重要发展，"发仲景未发之旨，补伤寒未备之方，别温病于伤寒，使其另立门户"，为后世温病学派的建立开启了先河。

元丰二年（1079），苏轼因"乌台诗案"被贬为黄州团练副使，在前往沙湖看田的过程中，不幸得了左臂肿痛病。黄州城的医

生认为是伤风痹症，不愈。经好友潘大临牵线介绍后到蕲水找庞安时诊治。

庞安时查看苏东坡左臂，即断定"非风气所致，乃药石之毒也"。果断采用针灸疗法治之，一针即见奇效。后来，苏东坡专为这次会面写了一篇日记："黄州东南三十里为沙湖，亦曰螺蛳店，余买田其间，因往相田得疾。闻麻桥人庞安常善医而聋，遂往求疗。安常虽聋，而颖悟绝人，以纸画字，书不数字，辄深了人意。余戏之曰：余以手为口，君以眼为耳，皆一时异人也。"

回到黄州后，苏东坡给居住在麻城山中的陈季常写了一封信，详细讲述了他前一段时间到蕲水麻桥诊病的经过："近往螺蛳店看田，既至境上，潘尉与庞医来相会。因视臂肿，云非风气，乃药石毒也，非针去之，恐作疮乃已。遂相率往麻桥庞家，住数日，针疗，寻如其言，得愈矣。"苏东坡告知陈季常："所看田乃不甚佳，且罢之。"信的末尾，苏东坡还对陈季常说，趁诊病之机，他游览了蕲水风景，觉得"蕲水溪山，乃尔秀邃耶！庞医接之，乃奇士"（《东坡续集·卷五》）。

苏东坡在与黄州朋友的谈话中常将麻桥神医庞安时与老家四川神医单骧相提并论。他在《东坡志林·卷三》中记下了这样一段文字："蜀人单骧者，举进士不递，顾以医闻。其术虽本于《难经》《素问》，而别出新意，往往巧发奇中，然未能十全也。"苏东坡说，我来黄州，亲身体验到邻县人庞安常医术与单骧差不多，庞还善针灸，治病效果更好。庞虽治不好自己的耳聋（可能是耳膜穿孔所致），但治别人的病还真是神了。

黄庭坚，字鲁直，今江西九江市修水县人，生于北宋庆历五年（1045），比苏东坡小八岁。在赴黔途中转道黄州，追寻苏东坡故居旧友、以慰其崇师心愿。到黄州后，他专程到蕲水麻桥会见了庞安时，与庞安时从相识相知到相惜。庞安时早知黄庭坚声名，请他为自己撰写的医著《补仲景伤寒论》（后改名为《伤寒总病论》）写一篇后序，于是黄庭坚在元符三年（1100）写了《庞安常伤寒论后序》（宋·黄庭坚《豫章黄先生文集·卷十六》）。

苏门四学士之一张耒，在黄州的第一次贬谪生活中得到庞安时的不少关照，也治好了张耒的疾病，二人相见如故，也成了很亲密的朋友。张耒亲眼见到庞安时治病的神奇效果，非常钦佩，写诗称其为"医王"。为庞安时《伤寒总病论》写跋，庞安时去世以后，遵照他的遗愿，为其写《墓志铭》。张耒总结了他的医德医术，记录了庞安时的生平事迹，特别是他所著的多部医药方书。（见第十章）

这些诗文故事与纪念物既使磨难中的苏东坡、黄庭坚、张耒形象更为鲜活，也让庞安时作为北宋医王的形象彪炳史册，永远留存于人们的记忆之中。

开设病坊，医德高尚，不谋私利

庞安时医术精湛，能急患者之急，行医不谋私利，"其来也，病家如市；其疾已也，君脱然不受谢而去"。常让来诊者在自己家里住下亲自照料，亲自查看为患者熬的药物，直至治愈送走。他为人治病，不分贵贱，招待住食，尊老慈幼，就像是病在自己身上一样；其中不治者，必定如实相告，不再治疗；庞安时救活了无数的重患者，那些患者家属带着钱财礼物来感谢他，他也不尽取。他因少年时苦钻古典医学和大胆实践探索，在临床时无论医药针摩，都挥洒自如，疗效显著。但他是一个典型的不受前人理论束缚的人，坚持苦学多思，大胆探索，因而在中医事业上有许多建树、许多创新。

像开设病坊，留诊患者，这是北宋时期中医的一个创举，也是全国首创住院部（病坊）。庞安时当时刚到不惑之年，医疗事业正如日中天，十分红火，身旁已有不少弟子和高徒（六十余名）。不仅拥有麻桥中医诊所，还设有专门收治远路及危重患者的住院部。

庞氏医业经庞憺、庞震、庞庆到庞安时四代人百年打拼，在蕲水、英、罗等地以及长江下游江淮一带，具有颇高知名度。据了解，乡村郎中开设住院部（或叫医院）这在中国医疗界中属首创行为，它的开启运营，大大促进了庞氏家族医业的兴盛与发展。

苏东坡与王齐万、王齐愈两兄弟曾应庞安时之邀，在莲花山妙华庵住宿，参观蕲州莲花山，夜晚还了解了庞安时所写的医学著作，还和庞安时探讨医学上的问题。

庞安时对苏东坡说："要想当一名普通的看病郎中，可能不是那么难，但要当一名高明的医生，的确不那么容易。首要的是要学好国学，打好文化基础，然后再在博览历代经典医书、学好医药学理论的基础上，开展医学实践，深入研究，大胆创新，才有可能取得突破性成果。"他告诉苏东坡，他撰写《补仲景伤寒论》已经二十多年了，到现在还在反复参合，反复修改，进一步完善，希望这本书最终定稿后由苏先生写篇序言。对此，苏东坡欣然应允。他乐意为蕲水县的这位既会治病，又善著书的大医家做点宣传上的事。这次夜宿莲花山妙华庵，苏东坡还进一步了解到庞安时医德之高尚，医风之朴实。庞安时待患者如亲人，同情患者"如疾痛在己"，对所有患者一视同仁，不问贫富贵贱。"自适不肯入京医""常于民家"应诊。他还根据医药事业的需要，为了减少患者负担，种植、加工药材，实施药物产、供、用一条龙。

黄庭坚在为《伤寒总病论》作序时如是说道："盖其轻财如粪土，耐事如慈母而有常，似秦汉间任侠而不害人，似战国四公子而不争利，所以能动而得意，起人之疾，不可为数。他日过之，未尝有德色也。其所总辑《伤寒论》，皆其日用书也。欲掇其大要，论其精妙，使士大夫稍知之。"

庞安时曾经有机会去京城为医官而不去，却甘当一名乡村郎中，足见其为民治病朴实而崇高的情怀！庞安时的高尚品质让苏东坡极为感动。苏东坡这位伟大的文学家意识到自己与庞安时同为儒家学子、道家信徒，但心灵不如庞安时纯洁，人格不如庞安时高尚，决心向庞安时学习，克服自命清高自暴自弃的弱点，振作精神，争取机会，再为国家为社会做出贡献。

北宋钱功（自言十三岁见过苏轼，后也见过张耒与其父饮酒）在《澹山杂识》中记载了他拜谒庞安时的记录："庞安时，蕲州蕲水人也，隐于医，四方之请者，日满其门。安时亦饶于田产，不汲汲于利，故其声益高。余尝见其还自金陵，过池阳，先君命余往谒之。随行四五大官舟，行李之盛，侔部使者。一舟所载声乐也，一舟辎重也，一舟厨传也，一舟诸色技艺人，无不有也。然其人自言重听，不肯入京，或谓不然。医之妙，亦近世所无也。"庞安时平时遍阅诸书，于书无所不读，特别是医术，对伤寒特别精通，"可与伤寒对话"，对大医张仲景的医术和学术理论掌握得比较透彻。偶闻远地达官贵人和富豪奢侈之家，延请他到家诊病，庞安时为了求得患者家的心理安慰，必驾四巨船随诊，虽耗费巨大，但以家庭财力基础，仍不志于利，不尽取之。对于穷人治病，也是尽量少收钱。庞安时和他的弟子杨可在浠水城郊方郭乡杨家铺设计和策划的"杨可井"就是最好的证明。

关于庞安时为医"不志于利"的故事，苏东坡的《东坡志林·卷三》中有这样一段文字：安常为医，不志于利，得善书古画，喜辄不自胜。庞安时平素喜爱收藏字画，与苏东坡交往密切。因为苏东坡擅长书法，经常有朋友馈赠他好墨。

有一年，庞安时治愈了一个人的重病，患者要以重金致谢，庞

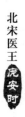

安时没要患者一文钱，考虑好友苏东坡喜欢名墨，只接受患者把祖传的名墨（自称是制墨名家李廷珪所制）送给他。事后庞安时立即把名墨送给苏东坡。苏东坡自然很高兴，连忙挥笔写了几幅字送给庞安时。

苏轼的诗友道潜，别号参寥子，善诗。东坡有诗"何妨却伴参寥子，无数新诗咳唾成"佐证。有一日道潜病了，苏轼把庞安时推荐给他。道潜觉得自己是个穷酸文人，付不起医药费，又不擅长书画，恳求苏轼帮忙。苏轼戏言："君乃才华横溢之人，为什么不变通一下，做两首诗送给他呢？"

浠水前辈方志学家王祖佑，编写中华人民共和国成立后第一部《浠水县志》时也留下这样一段文字和两首绝句：莲花山侧（今实验中学所在地），旧有庞安常庙（即妙华庵），门额"洞天福地"四字，供奉庞安时、苏东坡塑像。

其一

福地原来有洞天，塑成庞老与坡仙。

文章医术皆名世，异地馨香八百年。

其二

华佗扁鹊噪当时，邑有庞公足媲之。

博得苏髯数来往，清泉寺里有题诗。

庞安时治疗患者不但医术好，而且性情和气，平易近人，乐于施舍，可谓是后来医家们的楷模。当时的人们称之为"医王"，千年来一直为当地人所怀念，直到现在他的故乡浠水县还到处可见以他的名字命名的道路、商铺、药店。后世，人们为了纪念他，将他的住处改建成"药王庙"，庙门额有"洞天福地"四字，庙内设有苏东坡与庞安时两人对语的塑像。根据当地老人的回忆，每逢节假日，浠水人民都要到庙中烧香拜礼，以纪念这位伟大的医学家。

后世有人作诗《怀北宋名医庞安时》缅怀庞安时先生：

杏林齐仰止，医史著芳名。

一部伤寒论，毕生心血凝。

悬壶图济世，大德见高情。

身后千秋事，长灯照路明。

纵观庞安时的一生，无论是他的医疗技术实践及医德，还是他的医学学术思想及著作，都为人类医疗卫生保健事业做出了巨大贡献，对中医学伟大宝库的发掘、开创，发挥了先导作用。

第十章　精心论著　影响深远

北宋医王庞安时少时即喜医方，潜心研究《内经》《难经》《伤寒论》等医学专著。旁涉经史百家，融会贯通，一生都在勤求古训，博采众方。通过学习和钻研，庞安时在医学理论和实践上有许多真知灼见。

《宋史》记载：庞安时，字安常，蕲州蕲水人。儿时能读书，过目辄记。父，世医也，授以《脉诀》。安时曰："是不足为也。"独取黄帝、扁鹊之脉书治之，未久，已能通其说，时出新意，辨诘不可屈，父大惊，时年犹未冠。已而病聩，乃益读《灵枢》《太素》《甲乙》诸秘书，凡经传百家之涉其道者，靡不通贯……又欲以术告后世，故著《难经辨》数万言。

庞安时精究医术，钻研伤寒，晚年参考诸家学说，结合亲身临床经验，撰成《伤寒总病论》六卷，对张仲景的《伤寒论》做了补充和发挥。其学术思想，以《内经》《难经》为基础，阐发伤寒，推论温病，既肯定了《伤寒论》在临床各科广泛的应用空间，又看到了其在外感病应用方面的局限性。当时温病学说体系尚未诞生，庞安时提出"温病若作伤寒行汗下必死"这一观点，认为寒温是两个完全不同的体系，表现出其对疾病认识的深化，对寒温属性和寒温两大类疾病有了较为清晰的认识。

《伤寒总病论》于宋元丰五年至六年（1082—1083）基本成书，后经不断修订，至绍圣二年（1095）基本完稿，约成书于元符三年（1100）。元符三年（1100），黄庭坚为该书写序言，开始有多种传本。出版前自称为《补仲景伤寒论》《伤寒解》《伤寒解实》。正式出版时，定书名为《伤寒总病论》。苏轼曾受庞安时嘱托为《伤寒总病论》作序，写了一封信对《伤寒总病论》赞誉颇高。但由于苏轼贬职迁徙时，漂浮不定，漂泊海上，加上身体多病，后不幸因病逝世，终未写成书序，非常遗憾。

《伤寒总病论》对张仲景《伤寒论》思想做了补充和发挥。宗《伤寒论》之大法，还反映了庞安时对《伤寒论》的研究有正确态度，即不是墨守成规，而是不断继承创新。在理论上有所发展，发仲景未发之旨。在实践上有所充实，补伤寒未备之方，其突出特点是着意阐发温热病。他主张把温病和伤寒区分开来，这对外感病学是一大发展。在当时医界对温热病尚普遍缺乏正确认识，而一律用伤寒方治热病的情况下，已有很大进步，亦是难能可贵的，为后世温病学派的建立开启了先河。初刊于宋元符年间，之后，金、元、明都未见其他刊本，至清朝道光年间黄丕烈才据宋本复刻印行，该书被收入《四库全书》，推为中医经典。

《伤寒总病论》是庞安时潜心研究《伤寒论》的结晶，全书共六卷。卷一是叙论及六经分证；卷二论汗、吐、下、温、灸等治法；卷三至卷五论结胸、痞气、阴阳毒、暑病、时行寒疫、斑痘、天行温病、黄病及小儿伤寒等病；卷六载冬夏伤寒发汗杂方、妊娠伤寒方、伤寒暑病通用刺法、伤寒温热病死生候及瘥后禁忌、仲景脉说等。书末附《音训》和《修治药法》。每证之下，有论有方。其处方用药，在《伤寒论》的基础上，参以自己的临床实践经验，增补了若干确有疗效的方剂。此外，于书中正式提出寒温分治的观点，认为伤寒与温病是性质不同的两类外感热病，对温病的病因、病机及其治疗也提出了个人的见解，为后世温病学说的创立和发挥，提供了有益的借鉴。

苏东坡在为这部书写的信中说："惠示《伤寒论》，真得古圣贤救人之意，岂独为传世不朽之资，盖已义贯幽明矣。"以下对

《伤寒总病论》的主要精华和贡献作一解说。

一、对伤寒学说的阐发

庞安时治伤寒主要是从病因、发病入手，并结合体质、地理、气候等进行探讨。他承前人之说，认为伤寒的病因是"寒毒"，只不过是由于感受邪气的时间、地域、体质不同，而表现出伤寒（指狭义伤寒）、中风、风温、温病、湿病、暑病等不同的证候。

庞安时在《伤寒论》有关论述的基础上予以发挥，强调一切外感热病的共同病因是"毒"，虽然"毒"有阴阳寒热的不同属性，临床表现也有中风、温热、暑湿与缓急轻重等多种多样的变化，但只要抓住了"毒"，就抓住了一切外感热病的共性，说明治疗外感热病应重视"解毒"法。另外，他又指出"凡人禀气各有盛衰""寒毒与营互相浑""当是之时，勇者气行则已，怯者则著而成病矣"。认为寒毒虽已侵袭人体，但其能否发病，则取决于素体强弱与正气盛衰，而且在毒气"从化"的倾向上，庞安时也强调了体质的决定意义。认为"假令素有寒者，多变阳虚阴盛之疾，或变阴毒也；素有热者，多变阳盛阴虚之疾，或变阳毒也"。他对疾病的发生发展都以内因为根据的认识，颇有辩证法思想。同时，他还认识到外感发病与四时气候、地域居处密切相关，同是感受寒毒，冬时即发为伤寒，因春温之气诱发而为温病，因夏暑之气诱发而为热病，因暑湿诱发而为湿病等，都因四时气候变迁而发生不同的病症。不仅如此，居住在山较多地区的患者，多中风中寒之疾；平居者，多中湿中暑之疾。这说明发病与地域居处也有关系。

庞安时对伤寒治疗，虽宗仲景法则，但善于灵活变化，往往因时因地因人而异治，在治疗上也有不少宝贵经验，丰富了伤寒论的治疗方法。

他灵活运用《伤寒论》中的治疗大法，尤精于汗法。庞安时在《伤寒总病论》中列专篇讨论。如第二卷的可发汗证，不可发汗证；可下证，不可下证；可水证，不可水证；可吐证，不可吐证；可灸证，不可灸证；可火证，不可火证；可温证，火邪证等都进行了对比叙述，使后学在临床中一目了然，施治无误。

张仲景《伤寒论》以六经为辨证之纲，以八法为施治之法。历代医家认为《伤寒论》中备有三百九十七法（此"法"指三百九十七条原文，意即三百九十七条箴言），一百一十三方（后人认为一百一十三方中，汗、吐、下、和、清、温、消、补八法寓其中）。《伤寒论》中之八法，汗法冠其首，麻黄汤、桂枝汤是其代表方。庞氏在研究《伤寒论》的过程中特别重视汗法。他在《伤寒总病论》第二卷，首标"可发汗证"为题眉，内载原文（除仲景原文外）计十四条补仲景《伤寒论》未备之"可发汗证"。细究庞氏"可发汗证"中的十四条原文，可以归纳为三点：①汗法因时的制宜性；②汗法辨证的准确性；③汗法用药的创新性。

庞氏原文曰"大法春宜发汗"，指出了发汗法治疗的一般原则。此条原文源出于《伤寒论·辨可发汗脉证并治》："大法春夏宜发汗。"庞氏删一"夏"字，甚为精当。盖因春季，自然界阳气初升，人体阳气与之相应，亦浮盛于外，故此时若感受外邪，每在肌表，而适宜发汗。但夏季暑热，每多发为暑病热病，辛温发汗并不适宜，一字之删，却体现了庞氏的良苦用心。庞氏又曰："伤寒三日后，与诸汤不差，脉势如数，阳气犹在经络，未入脏腑，宜桂枝石膏汤。此方可夏至后，代桂枝汤用之，若加麻黄一两，可代麻黄青龙汤用之。"由此可知，庞氏用"汗法"的时令观念是很强的。

庞氏辨证精细入微，他指出："凡桂枝汤证，病者常自汗出，……手足指稍露之，则微冷，覆之，则温……始可行之。"

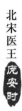

又云："手足指末必微厥，久而复温，掌心不厥，此伤寒无汗用麻黄证。"

庞氏不但辨证精细，而且描述症状十分贴切。如他在描述热病后期余热未尽而不了了的证候时，连用"终不惺惺""常昏沉似失精神""言语错谬""有似鬼祟"等，这一连串的描述，使人有患者就在眼前的感觉。

庞氏文中又云："脉浮紧无汗，服汤未中病，其人发烦……小衄而脉尚浮者，宜麻黄汤。"深合仲景提出的"观其脉证，知犯何逆，随证治之"的精神。

由于庞氏辨证的精细，判断疾病的转归是非常准确的。庞氏云："太阳病，下之后，气上冲，其脉必浮，可依证发汗，不与汗则成结胸也。"又云："凡发汗，脉浮大，虽大便秘，小便少者，可发汗而解也。合汗不汗，诸毛窍闭塞，闷绝而死。"此对太阳病误下后出现变证时，当汗不汗而出现的由轻转重、由重转危的两种转归，做出了准确的判断。

庞氏认为汗法不仅药物可为之，特殊情况下，用汤药而不得汗时，亦可采取外用发汗法，即蒸法。他指出："伤寒连服发汗汤七八剂，汗不出者死。如中风法蒸之，使温热之气外迎，无不得汗也。"他仿效古代用柴火烧地，烧较长时间后，去火扫地，再用水喷洒其上，尔后再取蚕沙、桃柏（桃树根皮，刮去粗皮，取白皮入药）、牡荆叶、糠及麦麸皆可，混合铺在所烧之地上，大约铺手掌厚薄，上面再铺垫席，叫患者躺卧于垫席之上再覆盖衣被取汗。庞氏此法，被后世医家所接受，并由此传入民间，为民间就地取材进行发汗治疗开辟了捷径。

麻黄汤、桂枝汤二方，为《伤寒论》中发汗解表之祖方。然皆辛温之剂，用于冬令伤寒固可，用于温病表证则不可。即令风寒表证，在夏至之后亦不适宜。庞氏不泥于古人，自创桂枝石膏汤，方中用石膏、栀子、黄芩等辛寒苦寒之品以清热，升麻发越阳气并能解毒，桂枝、生姜、葛根以发散表邪，甘草调和诸药。综观全方，是于辛温之剂加入辛寒、苦寒之品，变辛温为辛凉透解之剂，适用于热盛于表及夏至后，病见桂枝证、麻黄证者。其用药之创新精神，可见一斑。

庞氏创制新方，是有其自己的理论根据。他自设问答，申述其理："凡发汗以辛甘为主，复用此苦药者，何也？然辛甘者，折阴气而助阳气也，今热盛于表，故加苦以发之。"说理详尽，丝丝入扣。然恐后人疑之，紧接着引证了《内经》原文："《素问》云：热淫于内，以苦发之，故也。"

庞氏在上述这一思想的指导下，创立了不少发汗解表的新方，如葛根龙胆汤（葛根、生姜、升麻、大青叶、龙胆草、桂枝、甘草、麻黄、芍药、葳蕤、石膏），麦奴丸（麻黄、釜底煤、黄芩、灶底墨、梁上尘、小麦奴、灶中黄土、芒硝、大黄），这些方剂的组成也为后世温病学家创制新方开启了先河。

庞氏在研究"可发汗证"的同时，亦精研了仲景提出的"汗法禁例"。细究《伤寒论》中不可发汗的原文，归纳起来不外乎九个方面：①阳虚之人；②营血虚者；③阴液不足者；④下焦蓄热者；⑤气血两伤者；⑥阴虚火旺者；⑦气血大亏者；⑧卫阳不固者；⑨中焦虚寒者。上述九种禁例，成为后世不可发汗的金科玉律。庞氏精研伤寒，结合自己的临床实践，提出了许多独到的见解。在《伤寒总病论》中明确立题："不可发汗证"，计十四条文字，除尺中迟、淋家、疮家三条原文来自仲景《伤寒论》"麻黄九禁"外，其余十一条禁汗证，是庞氏的临床总结。归纳起来有以下五个方面：①阳虚自汗者，不可发汗。②里气虚弱者，不可发汗。汗则厥而烦躁，不得眠。③四逆者，不可发汗，汗则命将难全。④咽喉闭塞者，不可发汗，汗则吐。⑤诸动气（动气——心腹中虚气动——即气在腹内筑筑然跳动。成无己曰："动气者，筑筑然气动也。"）在心腹上下左右者，不可发汗。并对此进一步写出了自己的临床体会，动气在不同的位置，若发汗，则出现不同的变证：动气在左（为肝气虚）不可发汗，发汗则头眩，汗出则筋惕；动气在右（为肺脏有病）不可发汗，汗出则衄而渴，心苦烦，饮则吐水；动气在上（为心气虚弱），不可发汗，发汗则上冲；动气在下（为肾气虚），不可发汗，发汗则心中大烦，骨节苦痛，目运恶寒，食则反吐，谷不得前，先服大橘皮汤，后服建中汤。

庞氏在论"不可发汗证"的结尾时一言以括之："不当汗而强汗之，则津液枯竭而死。"提示人们不可妄自发汗，否则为害非浅。此乃庞氏对不可汗而强迫汗之的危害性做出的总结性论断。

由此可见，庞氏对汗法的禁例，在仲景《伤寒论》的基础上向前迈进了一大步。

二、对温病学说的阐发

对于温热病，庞安时基本上分为伏气和天行两类。前者是冬时中寒，随时而变病，如春之"温病"、夏之"热病"，以及"中风""湿病""风温"等，"其病本因冬时中寒，随时有变病之形态耳，故大医通谓之伤寒焉"。伏气又可有伏寒与伏热之分，但均不同于天行温病。因此他指出："天行之病，大则流毒天下，次则一方，次则一乡，次则偏着一家。"认为天行温病是感受毒性很强的异气引起，颇具流行性、传染性的病证，是外感热病中另一类性质不同的病证，其治疗与伤寒不同，伤寒"有可汗可下之理""温病若作伤寒行汗下必死"，提出了温病与伤寒分治，这对后世温病学说的形成有一定的影响。

庞安时从其丰富的临证实践中观察到，温病一类以温毒最为重险，他将温毒五大证与四时、五行、经络脏腑联系起来辨证论治，有一定见解，指出"自受乖气而成脏腑阴阳温毒者，则春有青筋牵，夏有赤脉攒，秋有白气狸，冬有黑骨温，四季有黄肉随，治疗各有各法"。对温毒五大证的治疗，他着眼一个"毒"字，使用大剂量清热解毒，辛温散毒之品，处方多加以大量石膏为主，效果显著。实为后来余师愚治温疫开了门径。另外，他还专立《辟温疫方论》列举"疗疫气令人不染"方，有屠苏酒、辟温粉、雄黄嚏法、千敷散等，体现出他治温病着重预防的思想。为以后的医生治疗温疫类的病证打开了门径。

庞安时在精研《伤寒论》的过程中，结合自己的临床实践，明辨伤寒与温病，指出二者是两种性质不同的疾病，一为寒，一为热（温），从发病学上指出温病的病因，是伏气和天行，认为温病与伤寒的治疗不同，其"死生不同，形状各异，治别有法"；特别强调地理气候、饮食起居与伤寒发病的关系，发病节气不同，致病症状表现以及传变也会不同。

《伤寒总病论·叙论》中有载庞曰：《素问》云"冬三月，此谓闭藏，水冰地坼，无扰乎阳"，又云"彼春之暖，为夏之暑；彼秋之忿，为冬之怒"。是以严寒冬令，为杀厉之气也，故君子善知摄生。当严寒之时，周密居室而不犯寒毒，其有奔驰荷重，劳房之人，皆辛苦之徒也。当阳气闭藏，反扰动之，令郁发腠理，津液强渍，为寒所搏，肤腠反密，寒毒与荣卫相浑。当是之时，勇者气行则已；怯者则著而成病矣。其即时成病者，头痛身疼，肌肤热而恶寒，名曰伤寒。其不即时成病，则寒毒藏于肌肤之间，至春夏阳气发生，则寒毒与阳气相搏于荣卫之间，其患与冬时即病候无异。因春温气而变，名曰温病也。因夏暑气而发，名曰热病也。因八节虚风而变，名曰中风也。因暑湿而变，名曰湿病也。因气运风热相搏而变，名曰风温也。其病本因冬时中寒，随时有变病之形态尔，故大医通谓之伤寒焉。其暑病、湿温、风温，死生不同，形状各异，治别有法。

"庞曰：阴阳虚盛者，非谓分尺寸也。荣卫者，表阳也。肠胃者，里阴也。寒毒争于荣卫之中，必发热恶寒，尺寸俱浮大，内必不甚躁。设有微烦，其人饮食欲温而恶冷，谓阳虚阴盛也，可汗之则愈，若误下则死也。若寒毒相搏于荣卫之内，而阳胜阴衰，极阴变阳，寒盛生热，热气盛而入里，热毒居肠胃之中，水液为之干涸，燥粪结聚，其人外不恶寒，必蒸蒸发热而躁，甚则谵语。其脉浮滑而数，或洪实，或汗后脉虽迟，按之有力。外证已不恶寒，腹满而喘，此皆为阳盛阴虚，当下之则愈。若误汗则死也。仲景载三等阳明，是阳盛阴虚证矣。"

他主张寒毒发病，取决于身体的强弱与正气的盛衰，而且在毒气变化的趋势上，身体具有决定性的作用，认为"假令素有寒者，多变阳虚阴盛之疾，或变阴毒也；素有热者，多变阳盛阴虚之疾，或变阴毒也"。同时，他还认识到外感发病与四时气候、地域居处密切相关，同是感受寒毒，冬时即发为伤寒，因春温气诱发而为温病，因夏暑气诱发而为热病，因暑湿诱发而为湿病等，都因四时气候变迁而发生不同的病证。不仅如此，居住在山较多地区的患者多中风中寒之疾，平居者多中湿中暑之疾，说明发病与地域居处也有关系。此外，在治疗中还强调要根据不同的病因灵活变化，因人因地因时而辨证治疗，丰富了伤寒病的治疗方法。

庞氏在《伤寒总病论·暑病论》中首先指出："冬伤于寒，夏至后至三伏中，变为暑病，其热重于温也。有如伤寒而三阳三阴传者，有不依次递传。"本条提纲挈领，统论暑病，反映了庞氏对暑病的概念、传变、治则的认识。文中明确指出自"夏至"到"三伏"这段时间内发病者，称为暑病。这是对《素问》"冬伤于寒，春必病温"的进一步发挥。

庞安时在精研《伤寒论》的过程中，结合自己的临床实践，明辨伤寒与温病，指出二者是两种性质不同的疾病，一为寒，一为热（温）。并在其所著的《伤寒总病论》中设专篇论述天行温病的因证脉治，对急性热病的辨证论治提出了切合临床实际的有效方药。

伤寒与温病，历代医家争论颇多，皆无定见。临床治病，则法不离《伤寒》，方不外辛温。庞氏在急性热病的治疗过程中，认识到只用伤寒之方去通治温病是很难十全的。他认为伤寒与温病"死生不同，形状各异，治别有法"。庞氏在《伤寒总病论·暑病表证》中明确指出：暑病表证当汗解但不能拘泥于辛温发汗，须在辛剂中加入苦寒之品，方为对证。故他根据暑病在表的不同情况创制解表四方：暑病代桂枝并葛根证（桂枝、芍药、知母、生姜、甘草、黄芩、葛根、枣），暑病代麻黄证（桂枝、杏仁、知母、麻黄、甘草、黄芩），暑病代青龙汤证（麻黄、石膏、知母、桂枝、甘草、杏仁、生姜、枣），暑病代葛根麻黄证（葛根、麻黄、桂枝、甘草、知母、黄芩、芍药、生姜、枣）。从上四方的药物组成不难看出，均是在《伤寒论》麻桂二方基础上加寒凉的知母、黄芩等品。由此可见，庞氏在当时已初步认识到暑病之治法，应有别于伤寒，应当加寒药以制势。尽管其制方仍未摆脱伤寒的束缚，但在当时医界对热病尚缺乏认识而一律用伤寒方治热病的情况下，是很大的进步。

庞氏又云："暑病三日外至七日，不歇内热，令人更相染，大青消毒汤。"本条系庞氏为传染性暑病所确立的治法而选的方药。大青消毒汤由大青叶、芒硝（各二两），山栀子（一两），石膏（四钱），豆豉（半斤），湿地黄（半升）六味药组成。方中大青叶苦寒为君，以清热解毒；辛苦咸寒之芒硝为臣，泄热导滞，使邪有出路；佐以栀子、石膏、豆豉以清除脏腑之热使以甘寒之湿地黄滋阴扶正。全方旨在泄热解毒。很显然，庞氏将这种具有传染性的暑病与一般暑病（即伏气暑病）是截然分开的。这种学术思想从当时"治不离伤寒法，药不离伤寒方"占统治地位的角度来说，是一大突破。

庞氏认识到，温病具有相当强的传染性和流行性，他对温病的预防、预后、康复有着全面而独到的认识和应对的办法。

他认为伏气还有伏寒、伏热的分别，故指出："天行之病，大则流毒天下，次则一方，次则一乡，次则偏着一家。"意思就是说天行温病是因为接触了毒性很强的变异空气而引起，具有流行性强、传染性强的特征，是外感热病中一种另类的病证。庞安时认为在温病类的病证中，治好温病类的病证着眼点就是毒字，并结合其临床实践，指出天行温病愈后调养的重要性。

在卷二中分可发汗证，不可发汗证；四逆证，和表证；可下证，不可下证；可水不可水证；可吐不可吐证；可灸不可灸证；可火不可火证；可温证；火邪证（医以火卧床下，或通身用火迫劫汗，或熨或误灸，皆属火邪也）。在论"不可发汗证"的结尾时一言以括之："不当汗而强汗之，则津液枯竭而死。"提示人们不可妄自发汗，否则为害非浅。此乃庞氏对不可汗而强迫汗之的危害性做出的总结性论断。

在卷三发汗吐下后杂病中提出："伤寒下利如烂肉汁，赤带下，伏气腹痛，诸热毒悉主之，薤白栀子汤。"（薤白栀子汤由豆豉、薤白、栀子组成）方后注明：服后"必解下恶积"。卷六载伤寒杂方、妊娠杂方、伤寒暑病通用针刺法、伤寒温热病死生候、瘥后禁忌、仲景脉说等。每证之下，有论有方。其处方用药，在《伤寒论》的基础上，参考诸家学说并结合个人实践经验，有所补充和发挥。

治疫名方圣散子方的传世与苏轼有不解之缘。苏轼在《圣散子序》中盛赞："圣散子主疾，功效非一""真济世卫家之宝也"。据《苏沈良方》记载："谪居黄州，连岁大疫，所全活者不可胜数。巢甚秘之，此方指松江水为誓盟，不得传人。予窃隘之，以传蕲水庞君安时。庞以医闻于世，又善著书，故以授之，且使巢君名与此方同不朽也。"

苏轼为"乌台诗案"所牵连，被贬至黄州，其同乡好友巢谷巢元修千里来相陪。赶上黄州及邻近州郡大疫流行，苏轼苦无良策，巢谷却用其家传秘方圣散子治好了垂死病患。之后此方可谓活人无数，巢谷囿于祖训，不愿此方公诸于世，后让苏轼以松江水为誓盟，不得传人。东坡以为这样狭隘，未能守誓，将其传给了名医庞安时，他认为庞安时是可传之人，因为他是名医，又善著书，可以普救众生。同时这样也可以使巢谷的名字和圣散子一起传世。

而庞安时果然按苏东坡授意，将"圣散子"方写入《伤寒总病论》作为治疗寒疫之剂传留下来，并有《圣散子方》一卷流传，以后被收入《苏沈良方》中，圣散子借苏东坡和庞安时之名流传开了。

庞安时在学术上的成就，不仅依据《内经》《难经》《针灸甲乙经》《脉经》等书，还对张仲景《伤寒论》之外感热病的理论进行了发挥和发展，以善治伤寒名闻当世，苏轼曾赞其"精于伤寒，妙得长沙遗旨"。时人有"庞安时能与伤寒说话"之称。在学术思想方面，他既精于伤寒，也熟谙温病。

设专篇论述天行温病的因证脉治及有效方药

庞安时在治疗急性热病的临床实践中总结经验，根据伤寒与温病"死生不同，形状各异，治别有法"的原则，在《伤寒总病论》中设专篇"天行温病论"，论述天行温病的因证脉治，并对急性热病的辨证论治提出了切合临床实际的有效方药。

庞安时在"天行温病论"中指出："辛苦之人，春夏多温热者，皆由冬时触冒寒毒所致。自春及夏至前为温病者，《素问》、仲景所谓伤寒也。有冬时伤非节之暖，名曰冬温之毒，与伤寒大异。即时发病温者，乃天行之病耳。"庞氏勇于突破医圣仲景伤寒学说的理论框架，大声疾呼：冬温之毒与伤寒是大不相同的，证不宜混，药莫乱投。"毒"乃病之因，温乃病之性，"温毒"并提，实为首创。庞氏在临床实践中进一步认识到：绝大多数温病具有很强的传染性，所以他紧接着指出："即时发病温者，乃天行之病耳。""天行"二字字义本身就具有传染性和流行性。庞氏对此观察得十分详细、具体，故他对"天行之病"的总结是"大则流毒天下，次则一方，次则一乡，次则偏着一家"。与现代对传染病的描述是一致的，距今九百余年的庞氏有此真知灼见，实属难能可贵。

关于一般温病与天行温病的概念，《内经》《诸病源候论》等著作中已有所论及。庞氏则在前人的基础上重点从一般温病与天行温病在名称、发病原因、发病季节等方面进行了更为细致的探讨。他首先指出了一般温病皆由"冬时触冒寒毒"所致，这种思想与《素问》"冬伤于寒，春必病温"的思想是一致的。同时指出：四时感受"乖气"而发病者，谓之天行温病，如冬月感非时之暖，即时发病者，名曰冬温；未及时发病，而至春夏天气渐热后发病者，为温毒。因为此类疾病系感受温热之气而发，与一般温病之感寒毒而后发者截然不同，故治法亦与伤寒大异。

庞氏根据"四时自受乖气而腑脏阴阳温毒者"，即冬应寒而反暖之气，夏应热而反凉之气，秋应凉而反热之气，春应暖而反寒之气，人感而成病，随四时气候不同，会出现不同的病证。春为青筋牵证，夏为赤脉攒证，秋为白气狸证，冬为黑骨温证，四季之末十八日发病者，为黄肉随证。庞氏提出的上述五种病证的名称，显然是根据五行与五季、五色、五脏、五体的配属关系及该病的证候特点而拟定的。庞氏对上述五种温病的发病机制、证候有详细的阐述并载有行之有效的方药。

青筋牵证 "春三月青筋牵证，其源自少阴、少阳，从少阴而涉足少阳"，明确指出此证的发生与少阴、少阳有关。因为春三月为少阳之气始发、少阴之气始衰之季，人身亦如此。此时，若遇非时之气，则阳不能升，阴无以衰，阴阳之气不畅，"阴阳怫郁于腠理皮毛之间，因生表里之疴。"若病发轻者，则肌表经络受之，病发重者由脏腑受之。由于肝主筋，足少阳胆经循项背下行，阴阳壅遏于经脉，经气不利，故见"颈背双筋牵急，先寒后热"。若脏腑之气不足为阴邪所伤，则更见"腰强急，脚缩不伸，腑中欲折，眼中生花"诸症，用柴胡地黄汤（柴胡二两半，生地黄五合半，香豉五合，生姜、石膏各四两，桂枝半两，大青叶、白术、芒硝、栀子仁各一两半）治疗，清其热毒，促邪外透。若脏腑之气足，"则为阳毒所损"，阴阳毒气壅遏经脉，充斥脏腑，则见"眼黄，颈背强直，若欲转动，即合身回侧"诸症，用石膏竹叶汤（淡竹叶二升，栀子仁、黄芩、升麻、芒硝各一两半，细辛、玄参各半两，石膏四两，车前草一升）治疗，清热泻火，透毒外发。以上为"青筋牵证"所表现的两种不同证候类型。前者为郁遏型，后者为外发型。二者所用之方均为寒凉清热之剂，但前者在清热的基础上增加了香豉、生姜等透发之品；后者则着意清热泄毒。

赤脉攒证 "夏三月行赤脉攒病，其源自少阴、太阳"，肯定了"赤脉攒病"是流行在夏季的三个月中，此病的发生与手少阴、手太阳经脉有关。心感受阴阳毒气，因温毒为热邪，最易伤津耗液，迫使血行加快，腐败津血，故见"身热，皮肉痛起"。又根据脏腑之气的虚实不同，所表现证候亦别：脏腑正气足者为阳毒所侵，则兼见口渴、舌溃烂、咽喉不利等热毒外露之候；脏腑之气不足者为阴邪所伤，则兼见肢体抖动，摇摆不定等热郁津伤失养之象。用石膏地黄汤（石膏、生葛根各四两，麻黄二两，玄参三两，知母半两，栀子仁、大青叶、黄芩、芒硝各一两半，湿地黄半升）治之。方中石膏、知母、芒硝清泄阳明胃热，栀子仁、黄芩清三焦伏热，葛根、麻黄解肌透散，生地、玄参、大青叶凉血解毒。诸药合用，使温毒得以下泄和外透。

黄肉随证 "四季月终，余十八日行黄肉随病，其源从太阴、阳明相格"，肯定了此病病位在脾胃。脾主肌肉，在色为黄，故名之"黄肉随证。"由于此病的发病季节在四季终月的最后十八天中，此时正值四季寒温交替之时，寒温最易失调，一旦遇非时之气，即感受疠气而发病。由于脾主肌肉，胃经行于头项，故温毒郁遏于脾胃及其经络，而见"头重项直，皮肉强"诸症。若脏腑之气足为阳疫所伤，则温毒有透发之机，多表现为项部结核或肌肉生疮外露之象，此为热毒发于肌肤，热灼痰聚所致。由于热毒与痰湿裹结，出现"隐隐而热，不相断离"。故热势不同，持续时间长为其特点。用玄参寒水石汤（羚羊角屑、大青叶各一两，升麻、射干、芒硝各一两半，玄参四两，寒水石二两半，栀子仁二两）治之。方中重用玄参泻火解毒，以消颈结；寒水石、栀子、芒硝清泻内热，羚羊角咸寒软坚以消结核；大青叶、射干消痰核以利咽喉，更加升麻解阳明热毒，其上走之性，引诸药直达病所。全方共奏清热解毒，利咽散结之功。庞氏对"黄肉随证"补录扁鹊之"灸肝阳二腧"一法，从五行的生克角度进行治疗，也是可取的。

　　白气狸证　"秋三月行白气狸病，其源从太阳系于太阴"，肯定了"白气狸病"是先由太阳经气受邪，而后累及太阴经脉。故其病位终归在手太阴肺脏及其所主的皮毛。由于太阴受温毒邪气的侵袭，故"经络壅滞，毛皮坚竖"。肺脏温病，由于患者的体质不同，其证候也不一样。若脏腑之气不足为阴邪所伤，则见"乍寒乍热……暴嗽呕逆"诸症，用石膏杏仁汤（石膏四两，杏仁、前胡各二两，甘草一两，栀子仁、麻黄、紫菀、桂枝、大青叶、玄参、葛根各一两半）治之。若脏腑之气足为阳毒所损，则见"体热生斑，气喘引饮"诸症，用石膏葱白汤（豆豉半斤，葱白连须二两，石膏、生姜各四两，栀子仁、升麻、大青叶、芒硝各一两半）治之。"白气狸病"所表现的两种不同证型，前者属于温毒内郁型，后者属于温毒外发型。前者以咳逆为主症，故治疗以清热泄毒，降气止咳为主；后者以高热、发斑为主症，故治疗以清泻里热，透邪达表为主。

黑骨温证 "冬三月行黑骨温病，其源从太阳、少阴"，肯定了"黑骨温病"始于足太阳经。太阳与少阴相表里，太阳经受邪后不外解，则内传入阴经，病变部位在足少阴肾及其所主的骨。由于邪气内壅，"三焦上下壅塞，阴毒内行，脏腑受客邪之气，则病生矣"。由于人体脏腑之气盛衰不同，其证候表现亦异。若脏腑之气不足为阴毒所伤，无力以抗邪，则见"里热外寒，意欲守火而引饮，或腰痛欲折"诸症；脏腑之气足为阳毒所损，极力抗邪于外，则见"胸胁切痛，类如刀刺，心腹膨胀"诸症。用苦参石膏汤（苦参、生葛各二两，石膏、湿地黄各四两，栀子仁、茵陈、芒硝各一两半，香豉、葱白各半两）治之。庞氏虽然对"黑骨温证"的证候描述欠详，但其明确指出当用寒药治之，这在当时医界普通以伤寒法治温病的状态下，又前进了一步。黑骨温病本在肾，但鉴于脾土为其所胜，肝木为其所生，为防土克或传木，故在治肾的同时，兼治肝脾。庞氏又从五行"所胜""所生"的角度补录扁鹊之"灸脾肝肾三俞"进行治疗是可取的。

庞氏所述的"青、赤、黄、白、黑"五种温病，显然是据五行与五色、五脏、五体的配属关系及该病的证候特点而定。这种依据季节的不同，将脏腑、经络有机结合的分证方法，源自《千金要方》，虽然叙述简洁，但却颇具特色。

五种温病所选七方均出自《千金方》，但《千金方》中有药而无方名，庞氏在选用后冠以方名。细究七方方名，除一方冠以柴胡，一方以玄参外，其余五方均冠以石膏，突出了石膏在温病中的治疗作用，不难看出庞氏的良苦用心——温病用药应大别于伤寒，明确提出温病"服冷药瘥"（注：冷药指寒凉性药物）的观点，同时告诫医者："过而便洞泄。"

五种温病的名称、发病机制、证候特征、治疗方药，虽非庞氏首创，而是源于《千金要方》。但《千金要方》中所载并不系统，且方证不同卷。庞氏在《千金要方》的基础上删繁就简，进行了比较系统的归纳，并补以病名，冠以方名，使五种温病规范化、系统化。

庞氏温毒五大证治

季节	五行	经络	脏腑	证候	症状	汤方
春	木	少阴少阳	病毒在肝	青筋牵证	常见颈背双筋牵急、腰强急、脚挛急、先寒后热等症	柴胡地黄汤 石膏竹叶汤
夏	火	少阴太阳	病毒在心	赤脉攒证	常见身热、皮肉痛、口干舌破而咽塞等症	石膏地黄汤
长夏	土	太阴阳明	病毒在脾	黄肉随证	常见头重项直、皮肉强、结核起于颈下等症	玄参寒水石汤
秋	金	太阳太阴	病毒在肺	白气狸证	常见乍寒乍热、暴咳呃逆等症	石膏杏仁汤 石膏葱白汤
冬	水	太阴少阴	病毒在肾	黑骨温证	常见里热外寒、意欲守火而引饮、腰痛欲折，胸胁切痛、心腹䐜胀等症	苦参石膏汤 知母解肌汤

编者按：

柴胡地黄汤：柴胡二两半，生地黄五合半，香豉五合，生姜、石膏各四两，桂枝半两，大青叶、白术、芒硝、栀子仁各一两半。

石膏竹叶汤：淡竹叶二升、栀子仁、黄芩、升麻、芒硝各一两半，细辛、玄参四两、石膏四两，车前草一升。

石膏地黄汤：石膏、生葛根各四两，麻黄二两，玄参三两，知母半两，栀子、大青叶、黄芩、芒硝各一两半，地黄半升。

玄参寒水石汤：羚羊角屑、大青叶各一两，升麻、射干、芒硝各一两半，玄参四两，寒水石二两半，栀子仁二两。

石膏杏仁汤：石膏四两，杏仁、前胡各二两，甘草一两，栀子仁、麻黄、紫菀、桂枝、大青叶、玄参、葛根各一两半。

石膏葱白汤：香豉半斤、葱白连须二两，石膏、生姜各四两、栀子仁、升麻、大青叶、芒硝各一两半。

苦参石膏汤：苦参、生葛各二两，石膏、地黄各四两，栀子仁、茵陈、芒硝各一两半，香豉、葱白各半升。

知母解肌汤：麻黄、甘草各一两，知母、葛根各一两半，石膏三两。

四、对温病的预防、预后、康复有全面的认识和应对办法

庞安时除精通于伤寒——"能与伤寒说话"外，尤对温病的预防、预后、康复有着全面而独到的认识和应对方法。

（一）预防上多法并用，内外兼施

庞氏认识到，温病具有相当强的传染性和流行性。他明确地指出："天行之病，大则流毒天下，次则一方，次则一乡，次则偏着一家。"接着阐述了温病发生和流行的原因："悉由气运郁发，有胜有伏，迁正退位，或有先后，天地九室相形，故令升之不前，降之不下，则天地不交，万化不安。"由于自然的气运反常，温毒势必侵犯人体而引起广泛流行。在当时历史条件下，庞氏为预防温疫的传染和流行，提出了"饮""涂""嚏""扑""熏""念"等多种方法。

1. 饮"屠苏酒"

"疗疫气令人不相染，及辟温病伤寒屠苏酒。"其方源出《千金方》，系民间辟疫之方。方用大黄、桂枝、桔梗、川椒各十五铢，乌头、菝葜、防风各六铢。方后注云："㕮咀、缝囊盛，以十二月晦日早，悬沉井中至泥，正旦平晓，出药置酒中，屠苏之东，向户饮之。屠苏之饮，先从小起，多少自任，一人饮一家无病，一家饮一里无恙。饮药酒三朝，还置井中。若能岁岁饮，可代代无病。当家内外井皆悉着药，辟温气也。忌猪肉、生葱、桃

李、雀肉等。"从全方药物组成看，药性偏温，但经井水浸渍后，其温性必减。全方旨在正其内，固其表，以防邪气侵犯，此正合《内经》"正气存内，邪不可干"的思想。且药浸井内，药性必然渗透到井水之中，故一人饮屠苏酒，而一家人饮用井水，也可达到预防目的。若一里一井，一家人为饮屠苏酒而浸药于井内，药性必渗透于井水中，一里人饮之可达一定的预防目的。故庞氏曰"一人饮一家无病，一家饮一里无恙"，是有其道理的。

2. 涂雄黄于鼻窍

庞氏云："水研光明雄黄，以笔浓蘸涂鼻窍中，则疫气不能入……五更初洗面后，及临时点之。"他认为用之特效，即使"与病同床，亦不相染"。此法至今仍为民间所沿用。

3. 嚏法

"入温家令不相染，研雄黄并嚏法。"凡患温疫病的人家，产生秽浊之气，旁人若闻及此气，有可能染病，应用雄黄末"即时以纸筋探鼻中，嚏之为佳。"庞氏断言此法"神良"。总之，雄黄避秽解毒力强，庞氏以此法作为辟疫法之一，说明他在当时对温疫的传染途径已有清楚的认识。

4. 扑法

用辟温粉（川芎、白术、白芷、藁本、零陵香等分）常扑身上。本方诸药皆辛香之品，意在取其香窜之气以驱秽浊之气，从而达到辟疫的作用。

5. 熏法

"辟温杀鬼丸，薰百鬼恶气。"该方由雄黄、雌黄各二两，羚羊角、虎头骨各七两，龙骨、鳖甲、鲮鲤甲、猬皮各三两，樗鸡十五枚（无，以芫青五枚代），空青一两（无，以石绿代），川芎、真朱砂各五两，东门上鸡头一枚组成。庞氏在方后注明："正旦门前烧一丸……天阴大雾烧一丸于门牖前，极佳。"本方的辟温作用主要是通过诸药燃烧后所散发的浓烈气味以驱除秽浊之气，从而达到预防的作用。

6. 念四海神名经

庞氏曰："常以鸡鸣时，存心念四海神名三七遍，辟百邪恶鬼，令人不病温。东海神阿明，南海神祝融；西海神巨乘，北海神禺强。每入病人室，存心念三遍，口勿诵。"庞安时宗《内经》之旨，通过意念达到精神内守，存正以御邪。

7. 药食结合

对急性热病和传染病的预防，庞氏把药疗和食疗结合起来进行，这一观点是十分新颖的。原文云："预防热病、急黄、贼风，葛粉散（葛粉二升，生干地黄一升，香豉半升）。"方后补注："细末，食后服方寸匕，牛乳、蜜汤、竹沥、米饮、乌梅汤任性调下，日三服。"方中葛根解肌透达，生地凉血滋阴，牛乳、枣汤、米饮等甘能补正。故本方系急性热病或传染病的预防方。说明庞氏在当时对传染性温病采取了多种控制办法，并在药物结合食疗以预防传染方面，具有一定的经验。

（二）预后上判断准确

庞氏在其著作中摘录《素问·刺热》中的原文，说明五脏热病，各有向愈时，各有加重日，各有死亡期：

"肝热病者……庚辛甚，甲乙大汗，气逆则庚辛死。"

"心热病者……壬癸甚，丙丁大汗，气逆则壬癸死。"

"脾热病者……甲乙甚，戊己大汗，气逆则甲乙死。"

"肺热病者……丙丁甚，庚辛大汗，气逆则丙丁死。"

"肾热病者……戊己甚，壬癸大汗，气逆则戊己死。"

这些愈、甚、死期的判断是根据五行的生克乘侮的规律推演的，尤其是对急性热病的预后判断，仍有其适用价值。

庞氏云："热病得汗，身冷脉欲绝……急与四逆辈，令手足温，不尔，熟寐而卒。"此为阳脱之证，故死得安静而突然。又云："热病阳进阴退，头独汗出，死；阴进阳退，腰以下至足有汗出，亦死；阴阳俱进，汗出已，热如故，亦死；阴阳俱退，汗出已，寒栗不止，口鼻气冷，亦死。"从阴阳的进退，汗出的部位，寒热的表现，以判热病的死候，实为经验之谈。

庞氏在临床实践中还观察到，热病在不同的脏腑，有不同的死候：

热在骨髓——"热病不知痛所在，不能自收，口干渴热甚，阴头有寒者，热在骨髓，死，不治。"此证为热邪灼精，真阴耗竭，故预后危重。

热在肺脾——"热病身面发黄，面肿，心热口干，舌卷焦黄黑，身麻而臭，伏毒伤肺，中脾者死。"此证热毒内伏伤肺，再伤脾则断其后天之本，就更难有回天之望，预后不良。

热在肝脏——"热病瘛疭狂言，不得汗，瘛疭不止，伏毒伤肝，中胆者死。"此证热伏于肝，伤津耗血，筋失所养，热盛阴微，预后十分危重。

热在胆腑——"热病汗不出，出不至足，呕胆吐血，善惊不得卧，伏毒在胆足少阳者死。"此证为伤津败脏之象，藏气衰败，预后多不良。

庞氏临床经验丰富，不但能判断出温病的死候，还能判断其死期。庞氏云："热病七八日，脉微小病者，溲血，口中干，一日半死；代脉一日死。"又云："热病七八日，脉不躁不数而喘，后三日有汗，三日不汗，四日死，未曾汗，勿庸刺。"再云："凡温病患三二日，身热，脉疾，头痛，食饮如故，脉直疾，八日死；四五日，头痛，脉疾，喜吐，脉来细，十二日死；此病不疗，八九日，脉不疾，身不痛，目不赤，色不变而反利，脉来牒牒，按不弹手指，时时大，心下硬，十七日死。"

粗看似乎荒诞武断，细玩味之，乃庞氏的临床经验总结，医理的真知灼见。

庞氏在"热病死生候"中还提出了热病"并阴、并阳"两种症候："热病所谓并阴者，热病已得汗，因得泄，是谓并阴，故治；热病所谓并阳者，热病已得汗，脉尚躁盛，大热汗出，虽不汗，身和而血衄，是谓并阳，故治。"说明并阴、并阳二证，只要热随汗（或衄）解、身和的，一般预后良好。

（三）康复上见解独到

庞氏在一生的临床实践中，指出天行温病瘥后调养的重要性。温病后期，盛邪已去，正气大伤，在这种特殊情况下，如何使病体康复，庞氏的体会颇精。他在"天行瘥后禁忌"中主要提出了三个方面：

1. 饮食方面

由于温病后期，元气大伤，脾胃虚弱，运化不及，饮食上应以清淡流质易消化的食物为主，忌食生冷、辛辣、肥甘之品，故庞氏明确提出：忌食"生鲙、煮面、酒、韭、蕈、鳝、莼、豆粉、犬羊肉、肠血、生果、油肥之类"，若不忌口而食之，轻则发热、发黄，重则"下利不救"。

2. 劳作方面

温病过程中，由于温毒甚盛，病程又长，病至后期邪虽去，而元气大伤，五脏六腑俱虚，应当休息静养，恢复元气及脏腑的正常生理功能。若带病劳动而不注意养息，则其病必复发。故庞氏云："诸劳作，皆致复。"病虽复发，只要立即停止劳作，静息调养，还是"可治"的。

3. 房事方面

久病及肾，穷则及肾。肾为先天之本。温病病程长，毒气盛，损及肾脏是必然的。故在温病恢复期间，应节制房事。若误犯之，耗竭先天肾气而复发者，多死。

总之，庞氏对温病瘥后调养，要注意的主要问题，不外"助热""伤精""败胃"三大禁忌，确属温病后期康复的宝贵经验。

五、以"新感""伏邪"阐述外感疾病的成因和分类

庞安时认为：任何外感疾病的发生均是"正"与"邪"斗争的结果。"正"在发病学中占主导地位，是矛盾的主要方面，是发病的内因，"邪"是发病的外因。人体居于自然界之中，邪气随时有侵犯人体的可能，这就看人体正气的强弱与否。为了顺应自然，调养正气，人们必须随四季气候的更变而应变。《素问·四气调神大论》云："冬三月，此谓闭藏，水冰地坼，无扰乎阳。"这就是秋冬养阳最早的理论提示，也是后来历代医家强调秋冬养阳以防寒邪入侵的理论根据。庞氏对此研究甚深。他说："当阳气闭藏，反扰动之，令郁发腠理，津液强渍，为寒所搏，肤腠反密，寒毒与营卫相浑……其即时成病者，头痛身疼，肌肤热而恶寒，名曰伤寒。"这段话，指出了外感疾病的病因——寒毒，病位——营卫，病机——寒毒与营卫相浑。总之，外感疾病是"正"与"邪"斗争的结果。

庞氏认为："正虚"与"寒毒"是外感疾病（即广义伤寒）发病的两大根本因素，通过长期的临床实践，他将外感疾病分为两大类——"新感"与"伏邪"。即时成病者，症见头痛身疼，肌肤热而恶寒，是为"新感"；其不即时成病者，则寒毒藏于肌肤之间，到春夏阳气发生之时，则寒毒与阳气相搏于营卫之间而成病者，是为"伏气"。

"伏气"之中，庞氏在前贤认识的基础上，有进一步的发挥，因四时气候的不同，阴阳消长程度的差异，而病变表现各异。庞氏曰："因春温气而变，名曰温病也；因夏暑气而变，名曰热病也；因八节虚风而变，名曰中风也；因暑湿而变，名曰湿病也；因气运风热相搏而变，名曰风温也。其病本因冬时中寒，随时有

变病之形态尔。"这些病证，是因不同的时令感受了不同的邪气所致。病名不同，分类有异，但庞氏认为均是外感疾病的范畴。

六、发仲景未尽之意，补伤寒未备之方

庞安时所著《伤寒总病论》，在论述厥阴证的"厥热胜复"时，既宗仲景之意，又独抒己见，对热厥的证候特征，有较大的发挥。"《伤寒论》原文为"厥应下之，而反发汗者，必口伤赤烂"，庞氏改为"厥不过五日，六日不厥者，必愈。若六日厥者，必发热愈甚，仍下利也"。从而可知，庞氏把"厥热胜复"证看成热厥证，并指出其证候特征是"厥、热、利"，故六日厥者，发热愈甚，下利仍在。由此可见，后世以热厥识厥阴病，其源盖出于此。

《伤寒论》中的麻黄升麻汤，药味甚多，组方严谨，为清上温下，扶阳益阴，发越郁阳之剂，此是仲景为误下的变证而设之方，其所主证候，临床上亦属罕见，故后世医家将麻黄升麻汤用于临床者甚少。然伤寒大家庞氏在其方后补注曰："有不因下而自利，加衄血者，永宜此方。"由此可见，庞氏是将麻黄升麻汤活用于临床的范例，从而推广了该方的运用范畴。

庞氏在学伤寒之理，用伤寒之方时，往往能由博反约，抓住实质。他说："凡厥，通用四逆汤。"真可谓一语中的。凡虚寒厥逆，总属阳衰阴盛，阳不外温所致。而方有通脉四逆汤、白通汤等，然皆由四逆汤加减而成，与四逆汤并无本质差异，故抓住了四逆汤，就是抓住了根本，就是抓住了治疗虚寒厥逆的要领所在。

医者皆知，一部《伤寒论》论的是六经病证及其传变规律。然而仲景只论述了足经，而只字未提手经，故后世有"详足忽手"之说。医圣张仲景未言手，谁敢言手！因而自《伤寒论》问世后，研究伤寒者，只言足不言手。安常独树一帜，在"三阴三

阳传变证"中曰："伤寒一日，巨阳受病，前所说膀胱详矣……虽则误其标本，其手足阴阳自有并病者……假令第一日脉不躁，是足太阳膀胱脉先病。脉加躁者，又兼手太阳小肠也……假令第四日脉静者，足太阴始传病也。脉加数，又兼手太阴病也……用药则同，若用针，须取足与手之经也。"庞氏此文不仅提出了六经依次相传的规律，更指出手足两经并病相传的规律，丰富了六经传变的内容。

庞氏云："服桂枝汤，大汗出，脉洪，证候不改者，服桂枝汤，如前法。"原文系《伤寒论》第25条。所不同的是，原文"脉洪大"，本文"脉洪"，原文无"证候不改"，庞氏加"证候不改"，可谓抓住了关键，深得仲景之要。

桃仁承气汤，仲景在《伤寒论》中为太阳病不解，邪热与瘀血搏结膀胱而见"其人如狂"者设。而安常创立一条"桃仁承气汤又治产后恶露不下，喘胀欲死，服之十瘥十"，诚属庞氏的经验之谈，推广了桃仁承气汤运用的领域，可资后世借鉴。

又《伤寒论》中的瓜蒂散，本用于治疗痰实壅塞胸膈痞闷、脉浮或滑之证。而庞氏在论述瓜蒂散后，接云："产后六七日内下泻，诸药不效，得此脉者，吐之，泻立止。"此系庞氏活学伤寒之理，活用伤寒之方的表现。

庞氏对伤寒烧针及火劫后出现的烦躁惊狂证，提出"用六石风引汤尤良，柴胡加龙骨牡蛎汤亦通用"这一见解，打破了内伤与外感病用药的框架。考六石风引汤，出自《金匮要略》，该方有清热息风，潜镇安神之功；而柴胡加龙骨牡蛎汤，出自《伤寒论·辨太阳病脉证并治法上第五》治疗寒下后的变证——胸满烦惊。二方活用，确有一定道理。临床常用治疗癫狂及惊痫，故用于治疗惊狂，亦属对证。

刚痉与柔痉二证，证候不同，用方有别，仲景论之甚详。而庞氏曰："刚柔痉，加减葛根麻黄汤。"该方由葛根、麻黄、生姜各一两，防风、芍药、白术、人参、川芎、黄芩、防己、桂枝、甘草各半两，附子一枚组成。所治之证为：寒邪郁闭体表，风热内灼津液，内而阴阳两损，阴伤筋脉失于滋养濡润，阳伤筋脉失于温煦，背项四肢强急。《难经》云："气主煦之，血主濡之。"本方扶正祛邪。庞氏在方后云："柔痉自汗者，去麻黄，加葛根成一两半。"意在以升津为主。此方是庞氏用伤寒之理于临床中探求的经验之方，由此也可以看出庞氏选方用药的灵活性。

庞氏在临床实践中很注意护理问题。在厥阴证中云："寒热而厥，面色不泽，冒昧者，当用绵衣包手足，令温暖，必大汗而解也。"这是庞氏对厥证提出的正确护理方法。对于热病中饮水方法问题，庞氏明确提出："凡病，非大渴，不可与冷水。若小渴，口咽干，小小呷，滋润之。若大渴，烦躁甚，能饮一斗者，与五升；能饮一升者，与半升。若乃不与，则干燥，无由作汗，烦喘而死者多矣。但勿令足意饮也。若大汗将来，躁渴甚者，但足意饮之勿疑。"这段文字对热病中的饮水问题，区别详细，十分正确。

庞氏对伤寒的研究，除证因脉治、选方遣药、调养护理之外，还针对古今剂量的不同，进行了认真的研究。他在芍药甘草汤证后明确指出："按古之三两，准今之一两，古之三升，今之一升。若以古方裁减，以合今升，秤则铢两，升合之分毫，难以从俗。莫若以古今升秤均等，而减半为一剂，稍增其枚粒，乃便于俗尔……有姜枣者，每服入姜三片，枣三枚，一日三服，未中病可六七服也。有不可作煮散者，是病势大，宜依古方行之。凡汤一剂，有附子一枚，增半之剂，合用附子一枚半。古不折枚者，是枚力要完也。半两以上大附子可当一枚半，四钱以下者，可用两枚为准。"庞氏指出了古今剂量不同，介绍了古今剂量简易折算法及使用法。他在医疗实践中，灵活对待古方及其剂量，遵古而不泥于古。

庞安时在卷三发汗吐下后杂病中提出："伤寒下利如烂肉汁，赤带下，伏气腹痛，诸热毒悉主之，薤白栀子汤（薤白栀子汤由豆豉、薤白、肥栀子组成）。"方后注明：服后"必解下恶积"。这方后的五字注，说明庞氏在临床实践中是在多人次用药后得到印证的，否则"必"字难用。又云："时行头痛，心如醉状，面爱向黑处，不欲见人，此为坏热不散，速行大青汤与服，不尔，狂走赶人。"按：大青汤由大青叶、秦艽、吴蓝、升麻、荠苨、天花粉、甘菊、石膏、竹沥、朴硝组成。

此外，庞安时对伤寒劳复证、伤寒杂证，补充了很多有效方剂，特别值得一提的是，庞氏认为：妇人有经、孕、产、乳的特点，尤其在妊娠期间患伤寒证，若调治不当，对孕妇及胎儿均会带来不良后果，故庞氏补妊娠杂方一篇；小儿稚阴稚阳之体，脏腑娇嫩，形气不充，易寒易热易惊，庞氏又补小儿伤寒方专篇，对《伤寒论》的证治做了很好的补充。

庞氏在论述《素问·热论》两感证时，补充了脉象，说："其脉候，《素问》已脱，今详之。凡沉者，皆属阴也。一日脉当沉而大，沉者少阴也，大者太阳也。二日脉当沉而长，三日脉当沉而弦，乃以合表里之脉也。沉长沉弦，皆隐于沉大。凡阴不当合病，惟三阳可以合病，今三阴与三阳合病，故其脉似沉紧而大，似沉实而长，亦类革至之死脉也。"值得指出的是，庞氏此段文字补充了两感证的脉象，可以补《内经》之未逮。

庞氏在"少阳证"引《伤寒论》原文："本太阳病不解，转入少阳者，胁下硬满，干呕不能食，往来寒热，尚未可吐下，脉紧者，小柴胡汤主之。"在"小柴汤主之"之后补曰："少加牡蛎。"这是庞氏根据"胁下硬满"一症，加牡蛎以收软坚之功。

《伤寒论》载："少阳中风，两耳无所闻，目赤，胸中满而烦，不可吐下，吐下则惊悸。"仲景此原文后无方治，庞氏录此原文时，在"吐下则惊悸"之后补曰"小柴胡汤主之"，对证甚为精当。

　　庞氏在"少阴证"列一条原文:"凡少阴病,四逆者,宜温之。"《伤寒论》原文中无此条,庞氏补出此条,可谓匠心独具。盖因少阴病而见四肢厥冷,多属虚寒厥逆,治宜温阳散寒,此乃不易之法。由此可知,庞氏对于《伤寒论》,并不拘守原文,而能结合实际提出一些独到的见解。

　　庞氏对少阴病的麻黄细辛附子汤证之"沉脉",设问自答,"少阴病脉沉,不知何沉也……详此脉,或沉而濡或沉而微"。庞氏对沉脉的不同情况进行了分析,文中以紧、沉、数之脉为对举,提出麻黄附子细辛汤证之脉沉,当是沉濡或沉微,是属外感寒邪而少阴里阳虚弱,脉属里却有表证发热。证之临床,庞氏之见堪称卓识。

　　庞氏在"厥阴证"中云:"厥阴之为病,消渴,气上冲心,心中痛热,饥而不欲食,食则吐蛔,下之利不止,乌梅丸主之。"历代《伤寒论》本,将此条冠于厥阴病之首,而作为厥阴病之提纲。庞氏将其列于第2条,认为此条实际上主要论述的是上热下寒证,并不能概括所有厥阴病。而庞氏宗《内经》与《伤寒论》之旨,将"尺寸俱微者……烦满而囊缩"列为厥阴病之提纲,对于临床实际来说,确更具有指导意义。再则,《伤寒论》中此条无方治,庞氏补入"乌梅丸主之"。考乌梅丸乃寒热并用,苦辛并投,清上温下之剂,用于本条证候,甚为合拍。故清代柯韵伯云:"看厥阴诸证,与本方相符……则乌梅丸为厥阴主方,非只为蛔厥之剂也。"可见庞氏对此条补入乌梅丸,是很正确的。

　　在厥阴证候中,庞氏曰:"手足厥冷,皆属厥阴。"真可谓要言不烦,一语中的。考《伤寒论》厥阴篇,以极大的篇幅论厥,故将"厥"(逆冷)归属于厥阴是十分正确的。同时对"正厥"的治禁亦提出了独特的见解:"不可下,亦不可汗。"除"正厥"以外,其他厥逆,论述甚详,"有须下证者,谓手足虽逆冷,或有温时，手足虽逆冷而手足掌心必暖，非正厥也，故可消息汗下也"。此乃庞氏结合临床发《伤寒论》之微旨，真可谓善读古人书，善用古人法也。

七、把六经证候与脏腑经络有机地结合起来进行辨证施治

庞安时深究《伤寒论》的辨证施治，把六经证候群与脏腑经络有机地结合起来。仲景六经分证法是在《素问·热论》篇的基础上充实发展起来的。《伤寒论》中的六经分证法即太阳、阳明、少阳、太阴、少阴、厥阴病证。其传变规律为：由阳经（太阳经开始），递次传入阴经。庞氏深究其理扩充了辨证的含义，从临床实践出发，把六经证候与脏腑经络有机地结合起来，使脏腑经络成为辨证的基础。

庞氏论六经传变时明确指出："天寒之所折，则折阳气，足太阳为诸阳主气，其经夹脊脊，贯五脏六腑之腧，上入脑，故始则太阳受病也。以其经贯五脏六腑之腧，故病有脏腑传变之候。以其阳经先受病，故次第传入阴经。以阳主生，故足太阳水传足阳明土，土传足少阳木，为微邪。以阴主杀，故木传足太阴土，土传足少阴水，水传厥阴木，至第六七日，当传足厥阴，肝木必移气克于脾土，脾再受贼邪，则五脏六腑皆危殆矣。"由此可见，庞氏突破了仲景六经分证的框架，以脏腑学说为基础，运用"六经层次学说""气化学说""运气学说"多种学说充实了六经分证的内容。足太阳膀胱经夹脊两侧，抵腰脊上行而与五脏六腑之腧穴相通。足太阳经气主一身之表，为人体藩篱，外邪入侵人体，太阳首当其冲。太阳经受病后，由于个体正气不足，或医护不当，其邪则循由阳经而阴经次递传入（除寒邪直中以外），其传变次序是按阴阳规律进行的。由于三阳在前，三阴在后，三阳之中，太阳主表，阳明主里，少阳为枢机，故在阳经中的传变次序为：一曰太阳，二曰阳明，三曰少阳。阳经病不解而入阴经，

其传变次序为：四曰太阴，五曰少阴，六曰厥阴。六经层次学说在此体现得十分明确。同时提出了：三阳主生，层次在外，病在腑，邪浅病轻；三阴主杀，层次在内、病在脏，邪深病重。病至厥阴，六七日不解，无以复传。此时厥阴肝木定要横逆乘伐脾土。脾土乃人类赖以生存的后天之本，本伤则五脏六腑俱危殆。庞氏的这一思路十分清晰，犹如剥茧抽丝，层层深入，说理详明。

此外，庞氏在六经分证的条文中，首列脏腑经络的病证纲要。如少阳证，他指出"脉尺寸俱弦，少阳受病也，当二三日发，以其脉上循胁，络于耳，故胸胁痛而耳聋"，此为少阳经脉的病证；口苦、咽干、目眩，此为少阳胆腑的病证。又如太阴证，他指出"脉尺寸俱沉细，太阴受病也，当四五日发，其经布胃中，络于嗌，所以腹满而嗌干"，此为太阴经脉的病证；腹满而吐，食不下，自利益甚，时腹自痛若下之，必胸下结硬，自利不渴属太阴，其脏有寒故，此为太阴脾脏的病证。由此说明，伤寒六经证候的产生，是在风寒外邪的作用下，联系所属脏腑经络病理传变的反映。庞氏的这种认识，目前仍为多数医家所赞同。

八、临证治病，要因时、因地、因人制宜

临证治病要因时、因地、因人制宜。庞安时倍加推崇魏晋医学家王叔和所说的"土地温凉高下不同，物性刚柔餐居亦异，是以黄帝兴四方之问，岐伯立四治之能，以训后贤，开其未悟，临病之工，宜两审之。"庞氏对王叔和这段文字有感而叹谓："叔和非医之圆机，孰能臻此也？"接着对王氏之说大加阐发，强调指出："时令不同，治法不同；地区不同，治亦相异；人之禀赋不同，治疗亦殊。"庞氏举桂枝汤为例："自西北二方居人，四时行之，无不应验。自江淮间地偏暖处，唯冬及春可行之，自春末及夏至以前，桂枝、麻黄、青龙内宜黄芩也，自夏至以后，桂枝内

又须随证增知母、大青、石膏、升麻辈取汗也。"地域结合时令，阐发详尽。同时指出：也有冬季或初春寒甚的时候，人患此种疾患，由于发汗攻下，邪气内陷，偶尔变为狂躁不解，证属内热，必须按内热治疗，可以不受时令的约束。这是常中有变的见解。又云："南方无霜雪之地，不因寒气中人，地气不藏，虫类泄毒，岚障间作，不在此法，治别有方也。"

庞氏在《伤寒总病论·时行寒疫治法》中云："摩膏火灸可行于西北二方，余处难施，莫若初服解散、赤散之类。如转发热而表不解，乃行后四方为佳。"这是庞氏对时行寒疫治法的独到见解，这种因地制宜的治疗思想是可取的。

上文所述，地有南北之异，气有寒温不同，对汗法的药物选择有别。庞氏进一步提出，即使一州之内，有居住在高山上的人，有居住在平地上的人，二者其体质亦殊。他认为其理在于，居住在高山上的人，其所居之地，为阴气聚集的地方，即使炎热的夏天也结冰下雪，其气候寒冷，人的腠理致密，不易被外邪伤害，人的寿命高，人所患的多为中风、伤寒之类的疾病。居住在平地上的人，所居之地是阳气聚集的地方，即使严寒的冬季也生长草木，其气候温暖，人的腠理疏松，容易被邪气伤害，人的寿命短，人所患的大多是中湿、中暑之类的疾病。

庞氏先从大势上叙述一国之中有南北之异，后从局部分析一州之内有高下之异。若非医理渊博，临床注重观察的医者，是很难有如此精细的论述的。

除上所述治病时要注意时令、注意地域以外，庞氏还进一步阐述治病必须因人制宜的重要性。因人制宜较之因时、因地制宜更为复杂，因为人体有禀赋的强弱、阴阳的盛衰、饮食的偏嗜、精神的刺激等不同。故庞氏设专段文字论述之："其饮食五味禽鱼虫菜果实之属，性偏有嗜者，或金石草木药，素尝有饵者。人五脏有大小、高下、坚脆、端正偏倾，六腑亦有大小、长短、厚薄、缓急，令人终身长有一病者。贵者后贱，富者乍贫，有常贵，有常富，有暴富，有暴贫，有暴乐，有暴苦，有始乐后苦，有离绝蕴结，忧恐喜怒者。"从饮食到情志，从脏腑到经络，从贵贱到苦乐，其观察可谓细致入微。庞氏意犹未尽，进一步阐述：先为权贵，后来变为低贱之人的，名叫脱营；先富有，后来变为贫穷的，名叫失精；精神上突然快乐或突然痛苦，或开始快乐而后来痛苦，则情志郁结，精气耗竭，身体势必损坏。先为权贵，后来变为低贱，则精神内伤。羡慕尊崇富贵者，丧失志向。原来富有后来贫穷，则精神焦虑，阴精暗耗而皮毛焦枯，筋脉挛急。长期富贵而厌恶劳动者，则骄横堕落，精气内消。与亲爱的人关系破裂则失魂落魄，精神恍惚。庞氏对七情所伤更进一步地指出："所怀者，意丧；所虑者，神劳；结怨恨者，志苦；忧愁者，闭塞而不行；盛怒者，迷惑而不治；恐惧者，荡惮而不收；喜乐者，惮散而不藏，此皆非外邪所中，而得之于内也。"自然界的事物千奇百怪，人类本身，个体之间，千差万别，致病原因错综复杂，庞氏似能工巧匠，剥茧抽丝，层层深入，条分缕析，一目了然。最后庞氏严肃地告诫医者："良工必预审问其由，先知脏腑经络受病之所，可举万全。"同时用反诘语气训斥庸医："（粗）工不思晓，令五脏六腑血气离守，迨至不救，又何言哉！"意为一般的医生不明白这个道理，不审致病之因，不查受病之所，致令五脏六腑气血相离，直至不可挽救，还有什么可谈的呢？

九、注重摄生，强调人体正气的重要作用

人类生存于大自然之中，大自然是人的生命源泉，人与自然息息相关。但自然界地有高下，天有"四时""六气"，"气能生万物，亦能害万物"。庞安时认为，自然气候的变化影响人体亦可产生疾病，"四时之中，有寒暑燥湿风火相搏，喜变诸疾"，"彼春之暖，为夏之暑；彼秋之忿，为冬之怒，是以严寒冬令，

为杀厉之气也"。严寒、暑热、燥火、湿气、贼风等自然气候因素侵袭人体，应按各自不同特性，避之有时，使外邪不能伤人。譬如善知摄生的人，到了严寒的冬天"周密居室"而不受"寒毒"的侵犯。平时，要宗《素问·四气调神大论》"圣人春夏养阳，秋冬养阴"之旨，顺应自然，养阳养阴。何谓养阳养阴？唐·王冰注："阳气根于阴，阴气根于阳，无阴则阳无以生，无阳则阴无以化，全阴则阳气不极，全阳则阴气不穷。春食凉，夏食寒，以养于阳；秋食温，冬食热，以养于阴。"后有注者与此相反，有的从四时阴阳的过用易竭立论；有的从四时的阴阳互根立论；有的从顺应四时阴阳升降浮沉立论。庞安时秉承王冰注，加以阐发说："时当温，必将理以凉；时当暑，必将理以冷；凉冷合宜，不可太过，故能扶阳气以养阴气也，时当凉，必将理以温，时当寒，必将理以热，温热合宜，不可太过，故能扶阳气以养阴气也。阴阳相养，则人气和平。""人气"即人之神气。顺四时之序，适其寒温，调和阴阳，使神气平和，则疾病无所生。庞安时的这些论述，进一步阐发了《内经》顺应四时自然而调养的养生观。

"当是之时，勇者气行则已，怯者则著而成病矣。"这一"勇"、一"怯"，是指人体正气的盛衰，气盛则勇，气衰则怯。疾病的发生与否，关键在于人体的正气是否充盛。正气强则能抗御外邪，"气行则已"，人体不病；正气衰则不能抗御外邪，邪气内侵，"著而成病矣"。可见正气在发病中具有抗御外邪入侵的固护作用，"正气存内，邪不可干""邪之所凑，其气必虚"，内因决定外因，外因通过内因而起作用。所以，要固护正气，重视阳气的卫外作用。具体来说，是人体足太阳之阳气，"天寒之所折，则折阳气。足太阳为诸阳主气，其经夹脊膂，贯五脏六腑之腧，上入脑，故始则太阳受病也"。足太阳为人身之表，主持诸阳之气，为外在屏障，外邪入侵，即首当其冲。因此，庞安时充分揭

示了摄生要调养正气以固卫阳，防止邪气著而为病，损伤人体的
道理。

神离则形虚，人的生活环境，特别是富贵、贫贱、苦乐等相
对不平等的社会现象和离合、苦乐、忧思、悲恐等情志的突变，
都能令人"五脏六腑气血离守"。所以，庞氏在论述病因学说中
告诫，若要善知摄生（养生），必惜其精神，排解不良的心理精
神，达到"恬惔虚无，真气从之，精神内守，病安从来"的
状态。

十、根据妇科、儿科生理及病理特点，增补妊娠杂方及小儿伤寒证

（一）妊娠杂方

经、带、胎、产为妇女的四大生理特点。庞安时对"经"
"带"不危及妇女生命安全的二证，为省笔墨，略而未谈；着重
阐述"胎""产"二证，设妊娠杂方，计原文十四条，载方十六
首。细究十四条原文的内容，可以归纳为五大类病证。

1. 妊娠期间，感受邪气，有伤胎之势，但尚未正始伤胎，从
预防的角度出发，先服药以固胎元，计四条原文（第二、三、
四、六条）。其叙述的类别有四。

其一为："妊娠伤寒，内热极甚，令不伤胎，吞鸡子法。"盖
孕妇以血养胎，若妊娠期间患伤寒，而现内热极甚，势必耗伤阴
血，则胎失所养而易伤之。欲使胎体不伤，急需清热养阴，用
"吞鸡子法"治之。鸡子为血肉有情之品，有滋阴填精，补血益
气之功，故可除热以安胎。庞氏用方简单，用药奇特。如方后标
明："取鸡子，以绢袋贮，投井底，浸令极冷，旋破吞六七
枚，佳。"

其二，若妊娠期间，邪热壅遏肠胃，而出现"腹胀，大便不
通，喘急"者，势必伤及胎元，庞氏以牵牛散（大黄、郁金、青
皮橘皮各一两，甘草三分，牵牛子取末二两，姜汤调下）治之。

观全方药物峻猛，孕妇本当禁用，若不立通其腑，以泄其热，反伤胎元。庞氏本着《内经》的"有故无殒，亦无殒也"的原则而用之，真可谓艺高胆大。方后明言"以利为度"，意在慎用，不要过服。

其三，妊娠伤寒拖延时日过长，"四五日以上"而伤及脾胃，脾胃运化失司气机不畅，津液不布，而见"心腹胀，渴不止，腰痛重"诸证，当投以理气燥湿健脾为主要功效的橘皮枳实汤。

其四，妊娠期间患伤寒证，"服汗下诸药，热已退"，但伤寒初愈正气未复，故见"觉气虚不和"等证，在这种"气虚不固，血虚不养"的情况下，必然会导致胎动不安。庞氏创用温而不燥，补而不滞，振奋中土以资气血化源之黄芪人参汤（黄芪、人参、半夏、陈橘皮、麦冬、当归、赤茯苓各半两）治之。

上述妊娠期间感受外邪而出现的四种不同证候，庞氏所用的四首方，有简易无毒的鸡子法，有峻猛攻下的牵牛散，有运脾药缓的橘皮枳实汤，有大补中州的黄芪人参汤，真可谓"观其脉证，知犯何逆，随证治之"。

2. 妊娠期间，邪气内侵，胎动不安，有小产之虞，必须安胎。计两条原文（第一、二条）。庞氏曰："妊娠时气，令子不落，伏龙肝散。"本条所言孕妇感受时气，热毒扰动胎宫而胎动不安的情况，欲使之不流产，须用伏龙肝散以保胎元。伏龙肝又名灶心土，是当时家家户户可取到的药材。但庞氏的用法是独特的："水调涂脐下"。考《救急良方》"治横生逆产，用伏龙肝酒调涂脐中"；昝殷《产宝》"治胞衣不下，用伏龙肝醋调纳脐中"。不难看出庞氏的用法与上二者区别在水与酒、醋之别，脐下与脐中之分，而功效却有护胎与催产（下胞）之异。大医用药精细，用法只毫厘之差，功效却有天壤之别。

3. 邪热内扰，胎死腹中，需急下死胎，计一条原文（第七条）。庞氏对"妊娠热病，胎死腹中"提出以鹿角屑汤（鹿角屑一两，水一碗，葱白五茎，豉半合，煎六分，去滓，温作二服）和益母草饮子（益母草绞汁，饮半升，即出）治之。在当时妇产科十分不发达的历史条件下，为腹中有死胎的孕妇提供了生存的希望。

4. 小产后的证治，计四条原文（第八、九、十一、十四条）。四条原文记载了四种不同的小产伤寒证：

其一，为小产后，气血损伤，正气不足，寒邪乘虚而入，寒邪与胞宫内残留的余血浊液互结，滞而不行，而见"恶露不行，腹胀，烦闷欲死"诸症，此属瘀血性出血。瘀血不去，新血不能归经，诸症不愈，故选用活血祛瘀的大黄桃仁汤（朴硝、大黄二味等分，末之，每一钱或二钱，桃仁去双仁皮尖，碎之，浓煎汤调下，以通为度，日三服）。

其二，为小产后，血室空虚，血热搏结血室，而见"其恶露被热蒸断不行"之症，此为小产后的"虚多实少"之候，故用地黄饮子治之（地黄汁、藕汁、生姜汁）。方中地黄，徐之才《别录》云："主产后血上薄心……瘀血留血……捣饮之""为散血之专药"。藕汁解热，破血。姜汁破血调中。全方清热凉血，散瘀而不伤正，用药十分精当。

其三，为小产伤寒，若在夏天，多有"烦闷运死者"，其治"宜少用醋炭"。夏月阳气偏盛，阳可胜阴，虽感寒而较轻，故其治重在活血通经。《随息居饮食谱》治产后血晕："用铁器烧红，更迭淬醋中，就患者之鼻以熏之。"庞氏以炭火淬之，与此同义。醋，《伤寒论》称"苦酒"，其味酸苦，其性温，可散瘀血，治产后血晕。庞氏吸取促景之精髓而法犹新。

其四，为小产伤寒，寒邪入里化热，阴不胜阳，阴液大伤，而见"烦闷、大躁渴"之症，用石膏瓜蒌汤（黄连、黄芩、甘草、栝蒌根各一两，石膏一两半）。庞氏此方一反"胎前宜凉，产后宜温"之戒，而投以大剂苦寒之品，是"有是病用是药也"

之举。

5. 产后伤寒的证治，计三条原文（第十、十二、十三条），三条三证立三方。

其一，为血晕证——突然头晕、目眩眼花，不能起坐，或心下满闷，恶心呕吐，甚则神昏口噤，不省人事，此为产后常见证，庞氏立红花散（红花、荷叶、姜黄等分，末之，炒生姜，小便调下二钱）治之。全方具有温经散寒、活血通络止痛的作用，故治产后伤寒血晕证甚宜。

其二，为恶露不行——产后伤寒，致使恶露不行，见"恶血冲心"，心胸满闷，烦乱而口干，说明寒已化热，有郁热津伤之象，庞氏立生姜小便饮子（生地黄汁、藕汁、小便各一盏。注：应有生姜，缺疑待考）治之。其中小便一味在《本草经疏》中谓："妇人产后血晕闷绝之圣药。"

其三，为恶露与热搏结不下——产后伤寒，化热，恶露与热相搏，瘀滞不下，扰乱心神，而见烦闷狂言，上迫于肺则胀喘不适，庞氏以抵当汤及桃仁承气汤（抵当汤由水蛭、虻虫各十枚，桃仁七枚，大黄一两组成；桃仁承气汤由桃仁二十四个，大黄二两、甘草、桂枝、芒硝各一两组成）治之。

综上所述，庞氏在《伤寒总病论·妊娠杂方》中用方16首，除抵当汤及桃仁承气汤2方外，自制14首。14首方中累计用药34种。分析归纳庞氏的用药特点有：其一，组方药物少而精。有9味药组方1首（黄芪人参汤），6味药组方1首（牵牛散），5味药组方2首（红花散、石膏瓜蒌汤），4味药组方2首（橘皮枳实汤、生姜小便饮子），3味药组方3首（鹿角屑汤、大黄桃仁汤、地黄饮子），2味药组方1首（阿胶散），1味药成方4首（伏龙肝散、吞鸡子法、益母草饮子、醋炭法）。其二，就地取材药物占40%。34味药物中，有13味可就地取材，如鸡子、生姜、竹沥、葱白、豆豉、藕汁、醋、石膏、小便、灶心土、青橘皮、益母草、荷叶。这种选药组方的特点是医大"药"不杂，艺高"方"才精。

（二）小儿伤寒证

我国历代儿科医家通过长期的观察和临床实践，认识到儿科的生理特点是"稚阴稚阳"和"纯阳之体"。它概括了小儿机体生理功能的两个方面。"稚阴稚阳"是指小儿机体柔弱，阴阳二气均较幼稚不足；"纯阳之体"是指小儿在生长发育过程中，既是生机蓬勃，又相对地有阴的不足。生理决定病理，因此，小儿的病理特点主要是："肝常有余""脾常不足""易寒易热""易虚易实"。庞安时在当时的历史条件下亦清楚地看出了小儿的这些生理和病理特点。

小儿科古称"哑科"，其病证千头万绪，错综复杂。对于变证多端的小儿疾病，庞氏未一一详尽阐述，只设专篇论述小儿伤寒证。然而小儿伤寒证中只有 8 条原文，这 8 条简短的文字没有也不可能全部概括小儿伤寒外感诸疾。但细究 8 条原文的内容，也能看出庞氏立文的主旨。

1. 寒初起，截邪于藩篱，勿使入内。庞氏立"葛根芍药汤"一条，主治"小儿伤寒发热，自汗多啼"之证。庞氏没有沿用"伤寒"即投桂枝汤之习，是颇有见地的。因为小儿有"易寒易热"的病理特点，药不宜大辛大温之品。而葛根芍药汤（葛根三分，芍药、甘草、黄芩、桂枝各半两），此方对于伤寒初起，表证未罢，邪欲入里而未入的征象，用之以调和营卫，解肌透邪，兼清里热。方后还告诫医者："热盛者，去桂，加升麻半两。"由此可以看出庞氏遣方用药一丝不苟的精神，方中一味黄芩之功，紧扣小儿"易热"的病理特点。

2. 小儿伤寒失治，寒邪入里化热，耗伤阴津，当泄热保液，以防传变。庞氏立犀角黄芪汤一条，主治"小儿伤寒后，盗汗，体热咽干"之证。庞氏在长期的临床实践中，对小儿"易虚易实"的病理特点体会颇深，伤寒化热入里，虽呈现一派"实证"征象，但随着内热炽盛，势必耗气伤津，而出现气阴两伤的"虚证"，故此投以犀角黄芪汤，泄热、生津、益气，最为合拍。

3. 小儿伤寒后，化热入里，热结阳明胃肠，必须急清胃热。庞氏指导思想十分明确，因为小儿有"脾常不足"的病理特点，食滞于胃，积而蕴热，外邪易从热化而结于胃肠，胃热炽盛，灼津耗液，而症见"烦闷不食，至日晚潮热颊赤，躁乱呕吐"，庞氏立芦根汤治之。全方甘淡清利，有祛邪而不伤正，养津而不恋邪之力。

4. 小儿伤寒后，风寒壅肺，凝聚为痰，阻遏气道而致咳。小儿脏腑娇嫩，形气未充，寒邪外入，首先侵犯小儿的娇脏——肺。庞氏深知此道，从而明言"小儿伤寒，咳嗽，胸膈痰壅，喉中呀呻声"，立射干汤、甜葶苈汤治之。前者重在宣肺化痰止咳，后者重在泻肺行水平喘。清代的"小儿病，多伤寒，稚阳体，邪易干"之说，不能说不是受庞氏此论影响而悟到的。

5. 小儿伤寒后，入里化热，热极动风，出现惊搐证候。小儿伤寒后容易出现高热、惊风等证，这是由于小儿脏腑娇嫩，感受病邪，每易邪气枭张而壮热。同时小儿神气怯弱，邪易深入，内陷心包则惊悸、昏迷；引动肝风则抽搐；肝风心火交相扇动，则火热炽盛，真阴内亏，柔不济刚，筋脉失养，故壮热、惊搐、昏迷，甚则角弓反张。庞氏深知这些均是由于小儿具有"肝常有余"这一病理特点所决定的，加之惊风证为临床上的常见病，故庞氏另立2条，阐述了小儿惊风的脉因证治。文曰："小儿伤寒，蒸起风热发病，手足搐搦不省，蛇皮汤。"又曰："小儿伤寒里不解，发惊妄语，狂躁潮热，钩藤大黄汤。"蛇皮汤清热保阴，息风镇惊为要；而钩藤大黄汤妙在大黄与钩藤同用，泄热与镇惊并进，使热除惊止。庞氏考虑到小儿脏腑娇嫩，不耐攻伐，故在服法中反复强调"以利为度"。

6. 小儿伤寒，辨证不准，用药不当，变证百出。庞氏在《伤寒总病论·小儿伤寒证》中，用2条文字叙述小儿本患伤寒证，而庸医误用"汤丸下后"，出现"项强眼翻，弄舌搐搦，如发痫状"诸证，似惊风实非惊风。"医以为惊风，屡服朱砂、水银、牛黄、录粉、巴豆、竹沥之类。"庞氏指出这不是惊风，而是小儿伤寒误下所致——"毒气结在心胸，内热生涎，涎裹诸药，不能宣行所致也。"而立荡涎散（粉霜一钱，腻粉二匣，芫花一分）治之。又曰"小儿结胸，亦如前状，但啼声出"，庸医"多作惊风治之"。若症见"其脉浮滑，试以指按心下，则痛而啼，宜半夏黄连瓜蒌汤斟酌服"。二方皆治伤寒误治出现的痰涎为患之症，庞氏认为病位不同，治疗有别，荡涎散为痰热阻遏于胸部，故用药偏上；半夏黄连瓜蒌汤为痰热结于心下（即胃脘），故以半夏、瓜蒌辛开苦降之品，泄其热，散其结。

《庞安常脉论》

《蕲州县志》云："庞安常……宋元祐间人，自号蕲水道人，著《伤寒卒病论》《脉法》。""庞安常脉法"见《庞安常墓志铭》所云。庞安常脉法是经庞安常敲定后（或手稿），交由张耒记入《庞安常墓志铭》中，是庞氏的脉学著作专篇，不是独立书本，故称脉法篇，后世称为"一撮金"脉法。

《庞安常脉论》如下：

察脉之要，莫急于人迎寸口，是二脉阴阳相应，如两引绳，阴阳均，则绳之大小等。凡平人之脉，人迎大于春夏，寸口大于秋冬。何谓人迎？喉旁取之，《内经》所谓别于阳者也。越人不尽取诸穴之脉，但取手太阴之行度，鱼际后一寸九分，以配阴阳之数，而得关格之脉。然不先求喉手引绳之义，则昧尺寸阴阳关格之所起。

寸四倍于尺，则上鱼际而为溢，故言溢者，寸倍尺极矣。溢之脉，一名外关，一名内格，一名阴乘之脉。曰外关者，自关以上外脉也，阴拒阳而（外）出，故曰外格（误，当作内），（尺寸阴阳互根），阴生于寸动于尺，今自关以上溢于鱼际，而关以后脉伏行，是为阴壮乘阳而阳竭，阳竭则死，脉有是者死矣。此所谓寸口四倍于人迎，为关阴之脉者也。

关以后脉当取一寸而沉，过者谓尺中倍于寸口至三倍（误，当作四倍）则入寸（误，当作尺）而为覆，故言覆者，尺倍寸极矣。覆之脉，一名曰内关，一名曰外格，一名曰阳乘之脉。曰内关者，自关以下内脉也。外格者，阳拒阴而内入也。（尺寸阴阳互根），阳生于尺，动于寸，今自关以下覆入赤泽，而关以前脉伏行，则为阳亢乘阴而阴竭，阴竭亦死，脉有是者死矣。此所谓人迎四倍于寸口，为格阳之脉也。

经曰：人迎与寸口皆盛，过四倍则为关格。关格之脉赢，不能极天地之精气而死。所谓关格者，覆溢是也。虽然，独覆独溢，则补泻以生之。尺部一盛，泻足少阳，补足厥阴；二盛，泻足太阳补足少阴；三盛，泻足阳明，补足太阴，皆二泻而一补之。四盛，则三阳极，导之以针，当尽取少阳、太阳、阳明之穴，脉静者取三阳于足，脉数者取于手，泻阳二，当补于阴一。至寸而反之。脉有九候者，寓浮、中、沉于寸、关、尺也。且越人不取十二经诸穴，直以二经配合于手太阴行度，自尺至寸，一寸九分之位，复分三部，部中有浮、中、沉以配天、地、人也。又曰：中风木，伤寒金，湿温水，热病火，温病起于湿，湿则土病，土病而诸脏受害，其本生于金、木、水、火四脏之变也。阳浮阴濡为风温，阳数阴实为温毒，阳濡阴急为湿温，阴阳俱盛为温疟。其治之也，风温取足厥阴木、手少阴火，温毒专取少阳火，伤寒取手太阴金、手少阴火，湿温取足少阴水。乡人皆谓我能与伤寒语，我察伤寒与四温之变，辨其疑似而不可乱也。故定阴阳于喉手，配覆溢于尺寸，寓九候于浮沉，分四温于伤寒。此皆扁鹊略开其端，而予参以《内经》诸书，考究而得其说。审而用之，顺而治之，病不得逃焉。

庞安常在脉法上有自己独到之处："察脉之要，莫急于人迎寸口，是二脉阴阳相应，如两引绳，阴阳均，则绳之大小等……故定阴阳于喉手，配覆溢于尺寸，寓九候于浮沉。"所以在以脉象论"关格"时，正体现了这种思想。

脉法上，庞安常将《灵枢·终始》和《难经·三难》的"人迎""寸口""尺""寸"诊法结合起来，如对"关格"之义进行论述时，指出："所谓关格者，覆溢是也。"提出了"阴生于寸，动于尺""阳生于尺，动于寸"的尺寸阴阳互根理论，论述了寸口四倍于尺中，脉象自关以前溢于鱼际，而关后之脉伏行，乃阴盛乘阳，曰外关内格者，为阴拒阳而外出，此即所谓寸四倍于人迎为关阴之脉者也；尺中四倍于寸口，脉象自关以下覆入赤泽，而关前之脉伏行，乃阳亢乘阴，曰内关外格，为阳拒阴而内入者，此即所谓人迎四倍于寸口，为格阳之脉者也。这两种脉象均主死候。

具体是，外关内格（溢）：是寸口四倍于尺中，则上鱼际而为溢，故言溢者，寸倍尺极矣……为关阴之脉者也。内关外格（覆）：是尺中倍于寸口至三倍（误，当作四倍），则入尺而为覆，故言覆者，尺倍寸极矣……此所谓人迎四倍于寸口，为格阳之脉（者）也。"庞安常对法的考究，"以之视浅深，决生死"多验。

庞安时五十八岁时，得了一场大病，弟子请他号自己的脉象开药吃，庞安时笑着说，我已经号了自己的脉象，从我的脉象可以看出，我的胃气已经没有了，生命不会长久，没有必要再吃药了。于是停止服药，交代后事，几天后，与客人谈笑而死。从这个事例可以看出庞安时脉学水平之高超。他的弟子当中有一个叫张扩（见第七章），去世之前几天也是用庞安时号脉的方法来判断自己的疾病，说自己"胃气已绝"，诊为不治之症，无药治疗，且命不久矣，几天后，果如其言。可惜这些相关内容失传了。

《难经解》

《宋史·方技传》《黄州府志·艺文志·子部医家类》《湖北通志·子部·医家类》均有记载。

安时尝说："世所谓医书，予皆见之，惟扁鹊之言深矣。盖所谓《难经》者，扁鹊寓术于其书，而言之不详，意者使后人自求之欤！予之术盖出于此。以之视浅深，决死生，若合符节。"并认为"察脉之要，莫急于人迎、寸口。是二脉阴阳相应，如两引绳，阴阳均，则绳之大小等，此皆扁鹊略开其端，而予参以《内经》诸书，考究而得其说。审而用之，顺而治之，病不得逃矣"。又欲以术告后世，特别是对脉象的描述，独树一帜，故著《难经辨》数万言。该书表述，人迎、寸口之脉在手，在喉，上下齐等，引绳曰平，过胜即病，而有三阴三阳之分，甚是详切。

庞安时还说："予欲以其说告后世，故著《难经解》数万言。"以此可知《难经解》的价值。

元代滑寿在《难经本义》上说："蕲水庞安常，有《难经解》数万言，惜乎无传。"

庞安时的《难经辨》《难经解义》《难经解》三书，实为一书，是一部研究《难经》的著作，应通称《难经解》。

（编者按：《难经本义》为元·滑寿撰，刊于1366年。参元代以前《难经》注本及有关医籍而诠注，对其中部分内容予以考订辩论。博采诸家之长，结合个人见解予以发挥，发前人之未发，深达奥妙，价值较高，被誉为注《难经》的范本。）

《本草补遗》

张耒的《柯山集》、乾隆十四年《黄州府志·人物志·方技》和《湖北通志·艺文志·子部·医家类》记载，庞安常尝说：

"古今异宜，方术脱遗，备伤寒之变，补仲景伤寒论，药有后出，古所未知，今不能辨，尝试有功，不可遗也，作《本草补遗》。吁其备矣。"意思是说，古今时世和草药等的不同，一些方子和治疗技术的失传，为了"备伤寒之变"，补张仲景《伤寒杂病论》之不足。后世发现的新药，古人并不知道它，现在人也不辨识它，但这些药非常有效，不可使这些失传，所以编写了《本草补遗》这部书，请大家备用。可见这本书也很重要。

庞安时著有《本草尔雅》是尊苏轼与陈季常之说，苏轼与陈季常写信说："庞医熟接之，乃奇士，知新撰《本草尔雅》，欲走观。"意思是说庞安时医术熟练高超，热情接待我，保健我的身体，他确实是一个奇士，我知道他新近撰写了一本书《本草尔雅》，但还没看，想看一下。

据考证分析《本草尔雅》实为《本草补遗》，是庞氏增补考证本草之著，可惜也已佚。

《主对集》及《验方书》

张耒的《柯山集》、光绪十年《黄州府志·艺文志·子部医家类》记载，安时尝说："……观本草之性与五脏之宜，秩其职任，官其寒热，班其奇偶，以疗百疾，著《主对集》一卷"。全卷讲药物性味、归经、功效、主治和应用，惜已失传。

庞安常还著有《验方书》（亦称《验方集》）一卷已佚；《庞氏家藏秘宝方》五卷，此书南城吴炎晦父录以见遗。

由此可见，庞安时除在医学临床上有高深造诣以外，著述亦颇丰，既有历时三十年写成的《伤寒总病论》，又有《主对集》《本草补遗》等本草学专著，表明其对本草亦有深入研究。还曾撰有研究《难经》方面的《难经解》，有研究脉学方面的庞安时《脉法》，有总结自己临床经验的《验方书》。《宋史·庞安时传》曰庞氏："观草木之性与五脏之宜，秩其职任，官其寒热，班其奇偶，以疗百病，著《主对集》一卷"。又考虑到"药有后出，古所未知，今不能辨，尝试有功，不可遗也，作《本草补遗》"。前者是论述药物正确适宜的配伍，后者是对旧有本草的补充。这类内容在古代是很受临床医生重视的。

宋代手工业颇为发达，出现了许多前店后厂的药铺，专门炮制药材。但很少有关于药物炮制的专书，庞氏《伤寒总病论》后附有《修治药法》，为其弟子魏炳所辑，从而弥补了炮制方面的不足。因年代久远，这些医学著作现在大多遗失，现仅存一部《伤寒总病论》。

明·熊宗立《名方类证医书大全·医学源流》有《庞安常小传》言："庞安常，宋哲宗元祐时人，自号蕲水道人，以医闻淮南。尝著《伤寒卒病论》，有《脉法》，其略曰：'乡人皆谓我能与伤寒语，我察伤寒与四温之变，辨其疑似而不可乱也。故定伤寒于喉手，配覆溢于尺寸，寓九候于浮沉，分四温于伤寒，此皆扁鹊略开其端，而余参以《内经》诸书，考究而得其说，审而用之，顺而治之，病不得逃焉。'详见《医说》。安徽歙人张扩留意于医，听闻蕲水庞安常善医，径往从之游。一日，丐者叩门，自言为风寒所苦，庞以药济之，丐者问当用何汤数？庞君见其手执贼蒲扇，指以此煎。"

（编者按：庞氏著作称《伤寒卒病论》者，并非始于熊氏，宋代张藏序《南阳活人书》时就说过"蕲水道人庞安常作《伤寒卒病论》"，则《伤寒卒病论》可能是庞安常《伤寒总病论》的又一别称，而不是指东汉末年张仲景的《伤寒杂病论》。）

总之，庞安常在学术上的成就，不仅依据《内经》《难经》《针灸甲乙经》《脉经》等医籍，对张仲景《伤寒论》之外感热病进行了发挥和发展，对脉法进行了深刻探讨和研究，而且在治疗内科杂病和妇儿科疾病等方面亦有着十分丰富的经验。如在痰病形成的机制及治疗方面，庞氏认为："人身无倒上之痰，天下无逆流之水。"指出："人之气道贵乎顺，顺则津液流通，决无痰饮之患……治疗当顺气为先。"这就为痰病明确指出了治疗原则。再如安常用抵当汤及桃仁承气汤以治"伤寒产后恶露为热搏不行，烦闷，胀，喘，狂言"之症，足见他的临床经验丰富，胆识过人。从《严氏济生方》《普济本事方》《卫生家宝产科备要》《难经本义》（元·滑寿），以及《医学纲目》（明·李时珍）等后世医著的引用，表明了庞安常学术思想对后世有深远的影响。

纵观庞安常的一生，无论是他的医疗技术实践及医德，还是他的医学学术思想及著作，都对人类医疗卫生保健事业做出了巨大贡献，对中医学伟大宝库的发掘、开创，发挥了先导作用。今天，我们探讨他的生平、著作及学术思想，无疑对当今我国中医学的发展，具有重大的现实意义。

附录一

参 考 文 献

1. 《二十五史·宋史》，上海古籍出版社，1986

2. 《鄂东四大名医》，熊传海. 中国古籍出版社，1998

3. 《伤寒论讲义》，范恒，沈霖主编，全国高等医药院校中西医结合专业"十一五"规划教材，中国医药科技出版社，2010. 2

4. 《温病学》，吴智兵主编，普通高等教育"十三五"规划教材，科学出版社，2017. 8

5. 《中医学》（第三版），范恒主编，全国高等医药院校规划教材，科学出版社，2015. 8

6. 《庞安时史料汇编》，毛德华，1989

7. 《中国历代名医传》，陈梦赉，科学普及出版社，1987

8. 《中国医籍通考》，严世芸主编，上海中医药大学出版社，1994. 10

9. 《中国历代名医名术》，刘祖贻，孙光荣主编，中国古籍出版社，2002. 6

10. 《中国医学史》，陈邦贤主编，商务印书馆，1955

11. 《苏东坡全集》，苏轼（宋），北京燕山出版社，2009. 10

12. 《苏东坡黄州作品全编》，丁永淮，武汉出版社，1996

13. 《黄庭坚传记资料》，朱传誉，台北天一出版社，1985

14. 《柯山集》，张耒（宋），商务印书馆，1936

15. 《张右史文集》，张耒（宋），上海商务印书馆，1936

16. 《说郛·澹山杂记》，钱功（宋），陶宗仪编（明），上海古籍出版社，2012.12

17. 《独醒杂志》，曾敏行（宋），商务印书馆，1937

18. 《夷坚甲志》，洪迈（南宋），中华书局，1981

19. 《鄂州小集》，罗愿（宋），商务印书馆，1935

20. 《医说》，张杲（南宋），中国古籍，1224

21. 《齐东野语》，周密（宋），上海古籍出版社，2012.11

22. 《古今医统大全》，徐春甫（明），人民卫生出版社，2008.7

23. 《蕲水县志》，光绪六年

24. 《黄州府志》，光绪十年

25. 《黄州府志拾遗》，宣统二年

26. 《湖北通志》，民国十年

27. 《庞安时宗谱》

28. 《朱弘庞安时》，田思胜，中国中医药出版社，2015.1

29. 《金匮要略讲义》，范恒，沈霖主编，华中科技大学出版社，2011.9

附录二

重要史料选录

1. 元·脱脱等撰《宋史·庞安时传》

（卷四百六十二）

庞安时，字安常，蕲州蕲水人。儿时能读书，过目辄记。父，世医也，授以《脉诀》。安时曰："是不足为也。"独取黄帝、扁鹊之脉书治之，未久，已能通其说，时出新意，辨诘不可屈，父大惊，时年犹未冠。已而病聩，乃益读《灵枢》《太素》《甲乙》诸秘书，凡经传百家之涉其道者，靡不通贯。尝曰："世所谓医书，予皆见之，惟扁鹊之言深矣。盖所谓《难经》者，扁鹊寓术于其书，而言之不详，意者使后人自求之欤！予之术盖出于此。以之视浅深，决死生，若合符节。且察脉之要，莫急于人迎、寸口。是二脉阴阳相应，如两引绳，阴阳均，则绳之大小等，此皆扁鹊略开其端，而予参以《内经》诸书，考究而得其说。审而用之，顺而治之，病不得逃矣。"又欲以术告后世，故著《难经辨》数万言。药有后出，古所未知，今不能辨，尝试有功，不可遗也。作《本草补遗》。

为人治病，率十愈八九。踵门求诊者，为辟邸舍居之，亲视、药物，必愈而后遣；其不可为者，必实告之，不复为治。活人无数。病家持金帛来谢，不尽取也。

尝诣舒之桐城，有民家妇孕将产，七日而子不下，百术无所效。安时之弟子李百全适在傍舍，邀安时往视之。才见，即连呼不死，令其家人以汤温其腰腹，自为上下抑摩。孕者觉肠胃微痛，呻吟间生一男子。其家惊喜，而不知所以然。安时曰："儿已出胞，而一手误执母肠不复能脱，故非符药所能为。吾隔腹扪儿手所在，针其虎口，既痛即缩手，所以遽生，无他术也。"取儿视之，右手虎口针痕存焉。其妙如此。

有问以华佗之事者，曰："术若是，非人所能为也。其史之妄乎！"年五十八而疾作，门人请自视脉，笑曰："吾察之审矣。且出入息亦脉也，今胃气已绝。死矣。"遂屏却药饵。后数日，与客坐语而卒。

《宋史·卷四百六十二》

2. 宋·张耒《庞安时墓志铭》

吾尝谓医之在天下，其资民生之用，盖与谷帛等，窃怪世之工其道者何少也。自三代以来，以医名世者多矣，其为论说方术大备矣。又尝怪夫世之医者，皆忽而不学，大抵从里闾俗师，其治病苟不杀人，众已指为良医矣。使孝子慈孙，不能无恨于疾苦之际者以此也，可不悲哉！予少多病，世之医往往与之游，率按前人成说而用之，未有心得而能原其所以说者也。盖医之为道，推本天地阴阳，经纪寒暑日星，考验国土山川，而人身外则骨节脉络腧穴，内则脏腑焦膈井谷，其出入会通之变，甚多且微，非夫致至精之察、不惑之知，不足以尽之。而世医不以术易衣食者鲜矣，何暇及此哉！宜工之者寡，而古学之废也。意必有聪明微妙之君子，悯兹学之不振，悼生人之疾疠，独治其道，修其术，而莫或知之者焉。

绍圣丁丑，予得罪谪官齐安[①]，而得蕲水庞君焉。其于医，殆所谓聪明微妙者也。君讳安时，字安常，蕲州蕲水人。其在孕时颇有异，及儿时读书，隽颖绝人，一经目辄终身不忘，乡党奇之。其父讳之庆，号高医，年老且病。君问医于父，父授以《脉诀》，君曰："是不足为也。"独取黄帝、扁鹊之脉书治之。未久，已能通其说，时出新意，辨诘不可屈，父大惊。君时未冠也，已而病聋，君曰："天使我隐于医欤！"乃益读《灵枢》《太素》《甲乙》诸秘书，凡经传百家之涉其道者，靡不贯通。时时为人治病，有奇功，率十愈八九。而君性恺悌明豁，好施而廉。于是有舆疾自千里踵门求治者，君为辟第舍居之，亲视饘粥、药物，既愈而后遣之，如是常数十百人不绝也。其不可为者，必实告之，亦不复为治。活人无数，病家持金帛来谢，不尽取也。

戊寅之春，予见君于蕲水山中。深衣幅巾，延客坐堂上。视其貌伟然，听其议博而不繁，妙而易晓。告予曰："世所谓医书，予皆见之，惟扁鹊之言深矣。盖所谓《难经》者也，扁鹊寓术于其书，而言之不详，意者使后人自求之欤！予之术盖出于此，以之视浅深，决死生，若合符节。且察脉之要，莫急于人迎、寸口，是二脉阴阳相应，如两引绳，阴阳均，则绳之大小等。凡平人之脉，人迎大于春夏，寸口大于秋冬。何谓人迎？喉旁取之，《内经》所谓别于阳者也②。越人不尽取诸穴之脉，但取手太阴之行度，鱼际后一寸九分，以配阴阳之数，而得关格之脉③。然不先求喉手引绳之义，则昧④尺寸阴阳关格之所起。寸四倍于尺，则上鱼际而为溢。故言溢者，寸倍尺极矣。溢之脉：一名外关，一名内格，一名阴乘之脉。曰外关者，自关以上外脉也，阴拒阳而出，故曰外关。阴生于寸，动于尺，今自关以上，溢于鱼际，而关以后脉伏行，是为阴壮乘阳而阳竭，阳竭则死，脉有是者死矣。此所谓寸口四倍于人迎，为关阴之脉⑤者也。关以后脉当取一寸而沉，过者谓尺中倍于寸口，至三倍则入尺⑥而为覆。故言覆者，尺倍寸极矣。覆之脉，一名曰内关，一名曰外格，一名曰阳乘之脉。曰内关者，自关以下内脉也。外格者，阳拒阴而内入也。阳生于尺，动于寸，今自关以下覆入赤泽，而关以前脉伏行，则为阳亢乘阴而阴竭，阴竭亦死，脉有是者死矣。此所谓人迎四倍于寸口，为格阳之脉⑦者也。《经》曰⑧：人迎与寸口皆盛，过四倍则为关格。关格之脉赢，不能极天地之精气而死。所谓关格者，覆溢是也。虽然，独覆独溢，则补泻以生之⑨。尺部一盛，泻足少阳，补足厥阴；二盛，泻足太阳，补足少阴；三盛，泻足阳明，补足太阴，皆二泻而一补之。四盛，则三阳极，导之以针，当尽取少阳、太阳、阳明之穴，脉静者取三阳于足，脉数者取于手。泻阳二，当补于阴一。至寸而反之。脉有九候者，寓浮、中、沉于寸、关、尺也。且越人不取十二经诸穴，直以二经配合于手太阴行度，自尺至寸，一寸九分之位，复分三部，部中有浮、中、沉，以配天、地、人也。"又曰⑩："中风木，伤寒金，湿温水，热病火，温病起于湿，湿则土病，土病而诸脏受害，其本生于金、木、水、火四脏之变也。阳浮阴濡为风温，阳数阴实为温毒，阳濡阴急为湿温，阴阳俱盛为温疟。其治之也，风温取足厥阴木、手少阴火，温毒专取少阳火，伤寒取手太阴金、手少阴火，湿温取足少阴水。乡人皆谓我能与伤寒语，我察伤寒与四温之变，辨其疑似而不可乱也。故定阴阳于喉手，配覆溢于尺寸，寓九候于浮沉，分四温于伤寒。此皆扁鹊略开其端，而予参以《内经》诸书，考究而得其说。审而用之，顺而治之，病不得逃焉。"君为予言者尚多，独著其大者。又曰："予欲以其术告后世，故著《难经解》数万言。观草木之性与五脏之宜，秩其职位，官其寒热，班其奇偶，以疗百疾，著《主对集》一卷。古今异宜，方术脱遗，备伤寒之变，补仲景《伤寒论》。药有后出，古所未知，今不能辨，尝试有功，不可遗也，作《本草补遗》一卷。"吁！其备矣。予问以华佗之事，君曰："术若是，非人所能为也，其史之妄乎！"

末尝病风痹数年余，苦未尽瘳，君切脉曰："脏病传所胜，君之疾，肝传于脾，脾气欲转运而肝制之也。去木邪、行土气而后愈。"因授予以方，少焉疾有间。又曰：一方不可瘳，当增损之以应疾。"时时致方与药之难得者，察君于予尽心焉。

见君之岁，是冬而君痼疾作。明年春而剧。门人请自视脉，君笑曰："予察之审矣，且出入息亦脉也。予胃气已绝，死矣。"因尽屏药饵，忽焉韵语数句，授其婿魏渊，盖超然达者语也。后数日，与客坐语而卒，年五十八，时二月初六也。

君性喜读书，闻人有异书，购之若饥渴，书工日夜传录，君寒暑疾病，未尝置卷。其藏书至万余卷，然皆以考医方之事。晚好佛学，盖有得焉。以是年闰九月二十七日，葬于蕲水龙门乡佛图村[11]。

君曾祖讳愭，祖讳震，及父皆不仕。娶陈氏，生二男子曰瓘，曰琪，皆笃孝修饰。二孙曰仲容、叔达。三女已嫁，魏渊、郭迪、陈翔，其婿也，各举进士。君临终以书遗予，若托以铭其墓者。嗟夫！予名微位卑，又方得罪于时，何足以为君重。然君尝有德于予，且其孙必以见嘱，不得辞也。既铭其藏，又著所尝治而愈，人所传道者，更刻于碑阴，且以为法。铭曰：

生民之病，尧舜是医。惟周与孔，世之良师。遘疠于身，扁鹊善治。惟民与身，同一矩规。猗欤庞君，有见于兹。独显以方，用不大施。孰疾于衷，孰毒于肢？有来求予，径取无遗。饮酒著书，终身邀嬉。欲知其仁，吊者垂涕。即化而安，不爽厥知。有考其书，铭以昭之。

宋·张耒《柯山集·卷四十九》

注：

①齐安：即齐安郡，属黄州，地在今湖北省黄冈市黄州区。

②别于阳者也：《素问·阴阳别论》"别于阳者，知病处也；别于阴者，知死生之期"云云。

③关格之脉：《内经》关格之脉调"三阳在头，三阴在手"，以人迎寸口对待而言，《难经》关格之脉仅以尺寸对待而言。庞氏则以《难经》为本，有时参用《内经》。

④眛：原文作"脉"，今据《医说》改。

⑤关阴之脉：参见《素问·六节藏象论》。

⑥入尺：原文作"八寸"，今据《医说》改。

⑦格阳之脉：参见《素问·六节藏象论》。

⑧《经》曰：下文出自《素问·六节藏象论》。

⑨补泻以生之：下文补之法，为庞氏从《灵枢·终始》中套出，但不完全相同。

⑩又曰，说见《伤寒总病论》。

⑪佛图村：原文作"图佛村"，今据《张右史文集》改。

按：张耒（1054—1114 年），字文潜，又字柯山，楚州淮阴人，熙宁进士，曾官起居舍人（修撰起居注，古称右史）。绍圣初出知润州。从苏轼游，与秦观、黄庭坚、晁补之称苏门四学士。后两度坐党籍受贬，曾谪居黄州，与庞安时交往甚密。晚年居陈州宛丘邑。有诗文集一百卷，因散佚，后人编集卷数不一。今有影印手抄本《张右史文集》六十卷；《四库全书》本名《宛丘集》，七十六卷《武英殿聚珍版书》本名《柯山集》五十卷（另又有补辑本。张氏通医药，辑有《治风方》一卷，凡三十二方，今佚。本篇墓志铭是受庞安时临终前嘱托而作。

3. 宋·黄庭坚《伤寒总病论后序》

庞安常，自少时善医方，为人治病，处其死生多验，名倾江淮诸医。然为气任侠，斗鸡走狗，蹴鞠击球①，少年豪纵事，无所不为；博弈音技，一工所难而兼能之。家富多后房，不出户而所欲得。人之以医聘之也，皆多陈其所好，以顺适其意。其来也，病家如市；其疾已也，君脱然不受谢而去之。中年乃屏绝戏弄，闭门读书。自神农、黄帝经方，扁鹊《八十一难》、《灵枢》、《甲乙》，葛洪所综缉百家之言，无不贯穿。其简策纷错，黄素朽蠹②，先师或失其读，学术浅陋，私智穿凿，曲士或窜其文，安常悉能辩论发挥。每用以视病，如是而生，如是而不治，几乎十全矣。然人以病造，不择贵贱贫富，便斋曲房，调护以寒暑之宜；珍膳美馐，时节其饥饱之度。爱其老而慈其幼，如痛在己也，未尝轻用人之疾尝试其所不知之方。盖其轻财如粪土而乐义，耐事如慈母而有常，似秦汉间游侠而不害人，似战国四公子③而不争利。所以能动而得意，起人之疾不可偻数④。它日过之，未尝有德色也。其所论著《伤寒论》，多得古人不言之意。其所师用而得意于病家之阴阳虚实，今世所谓良医，十不得其五也。余始欲掇其大要，论其精微，使士大夫稍知之，适有心腹之疾，未能卒业。然未尝游其庭者，虽得吾说而不解，诚加意⑤读其书，则过半矣。故特著其行事，以为后序云。其前序海上道人⑥诺为之，故虚右以待。元符三年三月豫章黄庭坚序⑦。

宋·黄庭坚《豫章黄先生文集·卷十六》

注：

①斗鸡走狗，指以嬉戏驰逐为事；蹴鞠，古代之踢球运动。

②简策纷错，黄素朽蠹：指广集前代的典籍，尤以竹木、帛之类的古代书籍为多。

③四公子：指战国时，齐孟尝君、魏信陵君、赵平原君、楚春申君四位当权的贵族公子，亦称四豪。

④偻数：逐一屈指而数。一作"缕数"，亦通。

⑤诚加意以下一句，《文献通考》作"若有意于斯者，读其书自足揽其精微"。

⑥海上道人：《伤寒总病论序》及《四库全书提要》作"海上人"。海上道人指苏轼，轼曾致书答应为庞安时作序。

⑦元符三年句乃据《伤寒总病论·序》补。

4. 宋·张耒《跋庞安时伤寒论》

古之良医，皆不预为方，何也？病之来无穷，而方不能尽，使不工者惑其疑似而用之，则害大矣。惟仲景《伤寒论》论病处方，纤悉必具,又为之增损进退之法,以豫告人。嗟夫! 仁人之用心,且非通神造妙者不能为也。庞安常又窃忧其有病证而无方者,续著为论数卷,其用心为术,非俪^①古人,何以及兹! 淮南^②人谓庞安常能与伤寒说话,岂不信然哉。予将去黄,栾仲实以黄别驾后序^③求予书,而仲实之父为医,得庞君之妙,谓予言何如也。

宋·张耒《柯山集·卷四十四》

注:

①俪:并列。

②淮南:《宋史·地理志》:"至道三年,分天下为十五路。"淮南东、西路,本淮南路,东至于海,西抵滍、滶,南挨大江,北界清、淮。"约相当于今江苏、安徽省的大部分和河南、湖北省的一部分。

③黄别驾后序:指黄庭坚所作的庞安常伤寒论后序。庭坚曾贬涪州别驾(别驾为州府的辅佐官,涪州在今重庆涪陵),故称。

5. 清·黄丕烈:题宋刻庞安常《伤寒总病论》

郡中藏书家所谓朱奂文游者,余犹及见其人。家多书,以老,故大半散去。最后一单中有庞安常《伤寒总病论》,亦第与群籍并出。主人不以为宋刻,佁人之买者,亦未知为宋刻也。杂置坊间,有识者过而识之,以青蚨五星^①易归。自是我辈之好言收藏者,皆争相购矣。是书先至小读书堆顾抱冲家,既而五砚楼袁寿阶知之,余亦知之。因寿阶先与议易,故归之。抱冲先见是书,遂先录其副。抱冲所录,余未之见,见其友人施君少谷手录本。少谷时在抱冲家,教其子弟习书法,故见而借抄,抄毕,原书归寿阶。余从之倩工影钞一本。统而计之,宋刻一,影宋刻者,抱冲、少谷与余有三矣。厥后余与寿阶以影钞易宋刻,是书遂为百宋一尘中物。年来力绌,举而赠诸艺芸书舍,不意寿阶之影钞者,亦于其身后展转归艺芸。于是刻与钞尽为他人所有，余则一无所有矣。刻洪氏《集验方》之冬，余忽得一梦，有人谓余：何不再刻庞《伤寒》？醒而异之，遂商诸艺芸，思借钞入刻，奈艺芸不允让影钞付梓，而允借宋刻备校。适少谷哲嗣稻香，欣然掇赠其先人手泽，付诸剞劂，于是复以宋刻较影钞，而知少谷之影钞为功不小也。三卷三十三页，唯少谷影钞本有之，余本都缺。想少谷钞后，抱冲始钞，钞时偶失之。自是宋刻缺此页，已后影钞本皆失之。非余之重刻，不知宋刻缺此页；非少谷之影钞，不知宋刻之原未缺此页也。书之经人拆散传录，其弊有如此者，不可不警也。其中五卷十五页，宋本缺，惟薛性天家钞本有之，字迹行款与原本殊，未知何据。后见抱冲所钞者中，亦有此页，谓是从王宇泰活字本补入。今余复刻，据薛本补，据顾本校，存其异同可耳。宋刻不无误处，余复借张莳塘家藏钞本，薛性天家藏钞本，顾容安家藏钞本，虽未知其同出一源与否，而字有异同，悉为标出。可从者或改正文以就之；未敢信者或存校语以参之。余友张君䜣庵，素谙医理，共相参订，以定校勘数十条。其任检阅而草创者，余长孙美镠之力也。是书自王宇泰活字印行之后，未见重梓。即王本相传，止有二百部，故行世绝少。余侄曾有之，为友人借去被焚，故未及一校为憾。朋好中皆想望是书，渴欲一见，故命工梓行。至于是书之深奥，昔安常友人苏、黄两公已详言之，不复丐当代名流之儒医兼通者赘一言已。道光癸未仲春黄丕烈②识。

注：

①青蚨五星：青蚨为传说中的虫名，比喻银钱。星，为戥、秤上的记数点，银子一钱称为一星，五星即五钱。

②黄丕烈：清江苏吴县人，字绍武，号荛。藏书，得宋刻百余种。所刊士礼居丛书为收藏家所重。本篇及下篇均录自《荛圃刻书题识》，因标题过长，未冠以书名。特此说明。

6. 清·黄丕烈：重雕宋刻《伤寒总病论》札记

此书摘取张长沙之大要，辩论精妙。其有证而无方者，上溯《内经》，旁及他书，参以已见，为增损进退之法，实能发仲景未尽之意，而补其未备之方。是为庞氏之撰著，非仅述而不作也。故所引原文，每有删削。观诸家抄本，多有异同，或未见宋刻，传写互异；或根据张书，增补失真。故今将宋刻庞论翻雕，未敢辄改原文，即有抄本，义长者，亦第摘取备考。别疏为札记附于后。

丕烈又识。

7. 宋·苏轼《与庞安常书》

端居静念，思五脏皆止一，而肾独二，盖万物之所终始，生之所出，死之所入故也。《太玄》罔直蒙酋冥，罔为冬，直为春，蒙为夏，酋为秋，冥复为冬，则此理也。人之四肢九窍，凡两者，皆水属也。两肾、两足、两外肾、两手、两目、两鼻，皆水之升降出入也。手足外肾。旧说固与肾相表里，而鼻与目，皆古未之言也。岂亦有之，而仆观书少不见耶。以理推之，此两者其液皆咸，非水而何？仆以为不得此理，则内丹②不成，此又未易以笔墨究也。古人作明目方，皆先养肾水而以心火暖之，以脾固之，脾气盛则水不下泄，心气下则水上行，水不下泄而上行，目安得不明哉！孙思邈以磁石为主而以朱砂、神曲佐之，岂此理也夫？安常博极群书，而善穷物理，当为仆思之，是否一报，某书。

宋·苏轼《东坡续集·卷四》

8. 宋·苏轼《寄庞安常圣散子》

●昔尝览《千金方》三建散云，风冷痰饮，癥癖痎疟，无所不治。而孙思邈特为著论，以谓此方用药节度，不近人情，至于救急，其验特异。乃知神物效灵，不拘常制，至理开惑，智不能知。今仆所蓄圣散子，殆此类耶？自古论病，惟伤寒最为危急，其表里虚实，日数证候，应汗应下之类，差之毫厘，辄至不救。而用圣散子者，一切不问。凡阴阳二毒，男女相易，状至危急者，连饮数剂，即汗出气通，饮食稍进，神宇完复，更不用诸药，连服取差。其余轻者，心额微汗，正尔无恙。药性微热，而阳毒发狂之类，服之即觉清凉。此殆不可以常理诘也。若时疫流行，平旦于大釜中煮之，不问老少良贱，各服一大盏，即时气不入其门。平居无疾，能空腹一服，即饮食倍常，百疾不生。真济世之具，卫家之宝也。其方不知所从出，得之于眉山人巢君谷。谷多学好方，秘惜此方，不传其子。余苦求得之。谪居黄州，比年时疫，合此药散之，所活不可胜数。巢初授余，约不传人，指江水为盟，余窃隳（违背之意）之，乃以传蕲水人庞君安时。安时以善医闻于世，又善著书，欲以传后，故以授之，亦使巢君之名与此方同不朽也。

宋·苏轼《东坡集·卷二十四》

9. 宋·苏轼答庞安常兼《伤寒总病论前序》

咨，久不为问，思企日深，过辱存记，远枉书教。具闻起居佳胜，感慰兼集。惠示《伤寒论》，真得古圣贤救人之意。岂独为传世不朽之资，盖已义贯幽明矣。当为作题首一篇寄去，方苦多事，故未能便付去人，然亦不久作也。老倦甚矣，秋初决当求去，未知何日会见。临书惘惘，惟万万以时自爱，不宣。再拜。常安处士阁下。

五月二十八

人生浮脆，何者为可恃，如君能著书传后有几？念此，便当为作数百字，仍欲送杭州开板也，知之，知之。又白。

宋·苏轼《东坡续集·卷六》

按：此二篇为苏轼远谪海南时，允诺为庞安常《伤寒总病论》作序的回札。

10. 宋·洪迈《夷坚甲志》：庞安常针术

朱新仲①祖居桐城②时，亲识间一妇人妊娠将产，七日而子不下，药饵符水，无所不用，待死而已。名医李几道偶在朱公舍，朱邀视之。李曰："此百药无可施，惟有针法。然吾艺未至此，不敢措手也。"遂还。而几道之师庞安常适过门，遂同谒朱。朱告之故，曰："其家不敢屈先生。然人命至重，能不惜一行救之否？"安常许诺，相与同往。才见孕者，即连呼曰："不死。"令家人以汤温其腰腹间。安常以手上下拊摩之。孕者觉肠胃微痛，呻吟间生一男子，母子皆无恙。其家惊喜拜谢，敬之如神，而不知其所以然。安常曰："儿已出胞，而一手误执母肠，不复能脱，故虽投药而无益。适吾隔腹扪儿手所在，针其虎口，儿既痛，即缩手，所以遽生，无他术也。"令取儿视之，右手虎口针痕存焉。其妙如此。新仲说③。

宋·洪迈《夷坚甲志·卷十》

注：

①朱新仲：朱翌，字新仲，自号潭山居士。政和中登进士，南渡后为中书舍人，因不附秦桧而遭贬。

②桐城：今安徽省桐城县。

③新仲说：原文为小字，为作者自注此条资料，来源于朱新仲讲述他祖父的亲身事件。

按本篇所述庞安常针治难产的病案，在诸家史料中最早。周密《齐东野语》中亦有转述（见第四部分），周守忠《历代名医蒙求》说"安常针儿，几道谒翁"，其下之注文亦出自本篇。元·脱脱等编撰《宋史》时，将本篇采入《庞安时传》，此后，各家称引者更多。

11. 宋·张杲《医说》述庞安常脉法

　　察脉之要，莫急于人迎、寸口，是二脉相应，如两引绳。阴阳均，则绳之大小等。凡平人之脉，人迎大于春夏，寸口大于秋冬。何谓人迎？喉旁取之，《内经》所谓别于阳者也。越人不尽取诸穴之脉，但取手太阴之行度，鱼际后一寸九分，以配阴阳之数，而得关格之脉。然不先求喉手引绳之义，则昧尺寸阴阳关格之所起。寸四倍于尺，则上鱼而为溢，故言溢者，寸倍尺极矣。溢之脉：一名外关，一名内格，一名阴乘之脉。曰外关者，自关以上外脉也，阴拒阳而出，故曰外关。阴生于寸，动于尺，今自关以上溢于鱼际，而关以后脉伏行，是为阴壮乘阳而阳竭，阳竭则死，脉有是者死矣。此所谓寸口四倍于人迎，为关阴之脉者也。关以后脉当一寸而沉，过者谓尺中倍于寸口，至三倍则入尺而为覆。故言覆者，尺倍寸极矣。覆之脉，一名曰内关，一名曰外格，一名曰阳乘之脉。曰内关者，关以下内脉也。外格者，阳拒阴而内入也。阳生于尺动于寸，今自关以下覆入尺泽，而关以前脉伏行，则为阳亢乘阴而阴竭，阴竭亦死，脉有是者死矣，此所谓人迎四倍于寸口，为格阳之脉也。《经》曰：人迎与寸口皆盛，过四倍则为关格。关格之脉赢，不能极天地之精气而死。所谓关格者，覆溢是也。虽然，独覆独溢，则补泻以生之。尺部一盛，泻足少阳，补足厥阴；二盛，泻足太阳，补足少阴；三盛，泻足阳明，补足太阴，皆二泻而一补之。四盛，则三阳极，导之以针，当尽取少阳、太阳、阳明之穴，脉静者取三阳于足，脉数者取于手。泻阳二，当补于阴一。至寸而反之。

　　脉有九候者，寓浮、中、沉于寸、关、尺也。且越人不取十二经穴者，直以二经配合于手太阴行度，自尺至寸，一寸九分之位，复分三部，部中有浮、中、沉，以配天、地、人也。

　　又曰：中风木，伤寒金，湿温水，热病火，温病起于湿，湿则土病，土病而诸脏受害，其本生于金、本、水、火四脏之变也。阳浮阴濡为风温，阳数阴实为温毒，阳濡阴急为湿温，阴阳俱盛为温疟。其治之也，风温取足厥阴木、手少阴火，温毒专取少阳火，伤寒取手太阴金、手少阴火，湿温取足少阴水。

乡人皆谓我能与伤寒语，我察伤寒与四温之变，辨其疑似而不可乱也。故定阴阳于喉手，配覆溢于尺寸，寓九候于浮沉，分四温于伤寒。此皆扁鹊略开其端，而余参以《内经》诸书，考究而得其说。审而用之，顺而治之，病不得逃焉。

宋张杲《医说·张右史文集》

按：《医说》，书十卷，宋张杲撰。杲家三世业医，伯祖张扩曾受业于庞安时。此篇是张杲从《张右史文集》中摘出，并冠以篇名。考庞安时精于脉学，门生张扩亦以诊法见长，而《蕲水县志》（影明刊本）又谓庞氏著有《脉法》一书，但未见传本。所谓《脉法》一书，即承此篇《庞安常脉法》而来，观熊宗立《医学源流》（见前第一部分）自知，今不惮烦重录于此，以备识者鉴之。

上各家记庞氏著作，除伤寒一书外，今皆不传，但其分并存佚及刻板流传情况，大致可窥。《本草尔雅》并非庞氏所著，查对原文自知。《伤寒总病论》之宋刻原本，黄氏刊刻后，归陆心源氏。据陆氏云，此本曾经明代沈石田、袁尚之收藏，是名家尤物。四库收书时亦未曾出世，后为日人所得，海内不复有传者。

12. 明·熊宗立《名方类证医术大全》：庞安常小传

庞安常，宋哲宗元祐时人，自号蕲水道人，以医闻淮南。尝著《伤寒卒病论》，有《脉法》，其略曰：乡人皆谓我能与伤寒语，我察伤寒与四温之变，辨其疑似而不可乱也。故定伤寒（作阴阳解）于喉手，配覆溢于尺寸，寓九候于浮沉，分四温于伤寒，此皆扁鹊略开其端，而余参以《内经》诸书，考究而得其说，审而用之，顺而治之，病不得逃焉，详见《医说》。歙人张子充留意于医，长闻蕲水庞安常善医，径往从之游。一日，丐者叩门，自言为风寒所苦，庞以药济之，丐者问当用何汤数？庞君见其手执败蒲扇，指以此煎汤调服。子充初不省其意，乃曰：岂非本草所谓败蒲扇能止汗者乎？庞曰：然。翌日，其疾果愈，子充辞归，叹曰庞君用药真善矣。

明·熊宗立《名方类证医书大全·医学源流》

13. 清·乾隆《四库全书总目》录《伤寒总病论》

《伤寒总病论》六卷，附《音训》一卷，《修治药法》一卷。大学士于敏中家藏本。

宋庞安时撰。安时字安常，蕲水人。安时本士人，习与苏轼、黄庭坚游。第六卷末附与苏轼书一篇，论是编之义甚悉。卷首载轼答安时一帖，犹从手迹钩摹，形模略具。又以黄庭坚后序一篇冠之于前，序末称前序海上人诺为之，故虚其右以待，署元符三年三月作。时轼方谪儋州①，至五月始移廉州②，七月，始渡海至廉，故是年三月犹称海上人也。然轼以是年八月北归，至次年七月，即卒于常州③。前序竟未及作，故即移后序为弁④也。序中剷去庭坚名，帖中亦剷去轼名。考卷末附载《音训》一卷，《修治药法》一卷，题"政和癸巳⑤门人董炳编"字，知正当禁绝苏、黄文字之日⑥，讳而缺之。此本犹从宋本抄出，故仍其旧耳。《宋史·艺文志》但载安时《难经解》，前后两见，而不载此书。《文献通考》载《庞氏家藏秘宝方》五卷，引陈振孙之言，谓"安时以医名世者，惟伤寒而已。此书，南城吴炎晦叔录以见遗"。似乎别为一书，而下列庭坚之序与此本同。疑当时已无刻本，故传写互异欤？又载张耒一跋云："张仲景《伤寒论》，病方纤悉必具，又为之增损进退之法，以预告人。嗟夫，仁人之用心哉！自非通神造妙不能为也。安常又窃忧其有病证而无方者，续著为论数卷。淮南人谓安常能与伤寒说话，岂不信哉！"此本未载此跋，殆传写偶佚欤？又，耒作《明道杂志》，记安时治验，极其推挹，而叶梦得《避暑录话》，乃颇不满于安时。盖耒，苏轼客；梦得，蔡京客，其门户异也。然曾敏行《独醒杂志》亦记其治泗州守王公弼中丹石毒甚奇，又记其治公弼之女尤神异。敏行于元祐、绍圣两局⑦均无恩怨，则所记当为公论矣。

清·《四库全书总目·卷一百三》

注：

①儋州：今海南岛西部境内。

②廉州：今广西合浦、灵山等县境内。

③常州：今江苏常州市。

④弁：放在最前面。

⑤政和癸巳：为政和三年，即 113 年。

⑥禁绝苏、黄文字之日：徽宗崇宁元年，蔡京执政，标榜新法，打击异己，树党人碑，查禁苏轼、黄庭坚等元祐旧党的文字甚严，后屡罢屡起，凡四掌政柄，贬窜元祐诸臣，略无幸免。

⑦元祐、绍圣两局：哲宗元祐元年，司马光为相，尽废神宗熙宁、元丰间王安石新法，恢复旧制；绍圣元年，章惇为相，又复熙宁元丰之制，斥司马光等为奸党，贬逐出朝。苏轼列为元祐旧臣，亦在贬逐之列。曾敏行以病废不能仕进，未卷入新旧党争。